中医历代名家学术研究丛书

主编 潘桂娟

# 薛己

刘桂荣 编著

Academic Research Series of Famous
Doctors of Traditional Chinese
Medicine through the Ages

"十三五"国家重点图书出版规划项目

中国中医药出版社

·北 京·

**图书在版编目（CIP）数据**

中医历代名家学术研究丛书 . 薛己 / 潘桂娟主编；刘桂荣编著 .
—北京：中国中医药出版社，2017.9
ISBN 978-7-5132-1755-2

Ⅰ . ①中… Ⅱ . ①潘…②刘… Ⅲ . ①妇科病—临床—医学—
经验—中国—明代 Ⅳ . ① R249.1 ② R271.1

中国版本图书馆 CIP 数据核字（2016）第 291990 号

**中国中医药出版社出版**

北京市朝阳区北三环东路 28 号易亨大厦 16 层
邮政编码 100013
传真 010 64405750
河北新华第二印刷有限责任公司印刷
各地新华书店经销

开本 880×1230 1/32 印张 12.5 字数 307 千字
2017 年 9 月第 1 版 2017 年 9 月第 1 次印刷
书号 ISBN 978 – 7 – 5132 – 1755 – 2

定价 49.00 元
网址 www.cptcm.com

社 长 热 线 010-64405720
购 书 热 线 010-89535836
侵 权 打 假 010-64405753

微信服务号 zgzyycbs
微商城网址 https://kdt.im/LIdUGr
官方微博 http://e.weibo.com/cptcm
天猫旗舰店网址 https://zgzyycbs.tmall.com

如有印装质量问题请与本社出版部联系（010 64405510）
版权专有 侵权必究

项目来源及国家重点图书出版计划

2005 年度国家"973"计划课题"中医理论体系框架结构与内涵研究"（编号：2005CB532503）

2009 年度科技部基础性工作专项重点项目"中医药古籍与方志的文献整理"（编号：2009FY120300）子课题"古代医家学术思想与诊疗经验研究"

2013 年度国家"973"计划项目"中医理论体系框架结构研究"（编号：2013CB532000）

国家中医药管理局重点研究室"中医理论体系结构与内涵研究室"建设规划

"十三五"国家重点图书、音像、电子出版物出版规划（医药卫生）

前言

中医理论肇始于《黄帝内经》《难经》，本草学探源于《神农本草经》，辨证论治及方剂学发轫于《伤寒杂病论》。在此基础上，历代医家结合自身的思考与实践，提出独具特色的真知灼见，不断革故鼎新，充实完善，使得中医药学具有系统的知识体系结构、丰富的原创理论内涵、显著的临床诊治疗效、深邃的中国哲学背景和特有的话语表达方式。历代医家本身就是"活"的学术载体，他们刻意研精，探微索隐，华叶递荣，日新其用。因此，中医药学发展的历史进程，始终呈现出一派继承不泥古、发扬不离宗的繁荣景象。

中国中医科学院中医基础理论研究所，自2008年起相继依托2005年度国家"973"计划课题"中医学理论体系框架结构与内涵研究"、2009年度科技部基础性工作专项重点项目"中医药古籍与方志的文献整理"子课题"古代医家学术思想与诊疗经验研究"、2013年度国家"973"计划项目"中医理论体系框架结构研究"，以及国家中医药管理局重点研究室"中医理论体系结构与内涵研究室"建设规划，联合北京中医药大学等16所高等院校及科研和医疗机构的专家、学者，选取历代具有代表性或学术特色突出的医家，系统地阐释与解析其代表性学术思想和诊疗经验，旨在发掘与传承、丰富与完善中医理论体系，为提升中医师理论水平和临床实践能力和水平提供参考和借鉴。本套丛书即是此系列研究阶段性成果总结而成。

综观历史，凡能称之为"大医"者，大都博览群书，学问淹博赅洽，集百家之言，成一家之长。因此，我们以每位医家独立成书，尽可能尊重原著，进行总结、提炼和阐发。此外，本丛书的另一个特点是，将医家特色学术观点与临床实践相印证，尽可能选择一些典型医案，用以说明理论的实践价值，便于临床施用。本丛书现已列入《"十三五"国家重点图书、音像、电子出版物出版规划》中的"医药卫生"重点图书出版计划，并将于"十三五"期间完成此项出版计划，拟收载历代102名中医名家，总字数约1600万。

丛书各分册作者，有中医基础学科和临床学科的资深专家、国家及行业重点学科带头人，也有中青年教师、科研人员和临床医师中的学术骨干，分别来自全国高等中医院校、科研机构和临床单位。从学科分布来看，涉及中医基础理论、中医各家学说、中医医史文献、中医经典及中医临床基础、中医临床各学科。全体作者以对中医药事业的拳拳之心，共同努力和无私奉献，历经数年成就了这份艰巨的工作，以实际行动切实履行了传承、运用、发展中医药学术的重大使命。

在完成上述科研项目及丛书撰写、统稿与审订的过程中，研究团队暨编委会和审订委员会全体成员，精益求精之心始终如一。在上述科研项目负责人、丛书总主编、中国中医科学院中医基础理论研究所潘桂娟研究员主持下，由常务副主编张宇鹏副研究员、陈曦副研究员及各分题负责人——翟双庆教授、刘桂荣教授、郑洪新教授、邢玉瑞教授、钱会南教授、马淑然教授、文颖娟教授、陆翔教授、杨卫彬研究员、崔为教授、柳亚平副教授、江泳副教授、王静波博士等，以及医史文献专家张效霞副教授，分别承担或参与了团队的组织和协调，课题任务书和丛书编写体例的起草、修订和具体组织实施，各单位课题研究任务的落实和分册文稿编写和审订等工作。编委会还多次组织工作会议和继续教育项目培训，组织审订委员会专家复审和修订；最终由总主编逐册复审、修订、统稿并组织作者再次修订各分册文稿。自2015年6月开始，编委会将丛书各分册文稿陆续提交中国中医药出版社，拟于2019年12月之前按计划完成本套丛书的出版。

2016年3月，国家中医药管理局颁布了《关于加强中医理论传承创新的若干意见》，指出"加强对传承脉络清晰、理论特色鲜明的古代医家的学术思想研究，深入研究中医对生命、健康与疾病认知理论，系统总结中医养生保健、防病治病理论精华，提升中医理论指导临床实践和产品研发的能力，切实传承中医生命观、健康观、疾病观和预防治疗观"。上述项目研究及丛书的编写，是研究团队对国家层面"加强中医理论传承与创新"号召的积极响应，体现了当代中医学人敢于担当的勇气和矢志不渝的追求！通过此项全国协作的系统工程，凝聚了中医医史、文献、理论、临床研究的专门人才，培育了一支专业化的学术队伍。

在此衷心感谢中国中医科学院及其所属中医基础理论

研究所、中医药信息研究所、研究生院，以及北京中医药大学、陕西中医药大学、山东中医药大学、云南中医学院、安徽中医药大学、辽宁中医药大学、浙江中医药大学、成都中医药大学、湖南中医药大学、长春中医药大学、黑龙江中医药大学、南京中医药大学、河北中医学院、贵阳中医药大学、中日友好医院等16家科研、教学、医疗单位，对此项工作的大力支持！衷心感谢中国中医药出版社有关领导及华中健编审、伊丽萦博士及全体编校人员对丛书编写及出版的大力支持！

本丛书即将付梓之际，百余名作者感慨万千！希望广大读者透过本丛书，能够概要纵览中医药学术发展之历史脉络，撷取中医理论之精华，传承千载临床之经验，为中医药学术的振兴和人类卫生保健事业做出应有的贡献！

由于种种原因，书中难免有疏漏之处，敬请读者不吝批评指正，以促进本丛书不断修订和完善，共同推进中医药学术的继承与发扬！

《中医历代名家学术研究丛书》编委会

2016 年 9 月

**凡例**

一、本套丛书选取的医家，均为历代具有代表性或特色学术思想与临床经验的名家，包括汉代至晋唐医家 6 名、宋金元医家 18 名、明代医家 25 名、清代医家 46 名、民国医家 7 名，总计 102 名。每位医家独立成册，旨在对医家学术思想与诊疗经验等内容进行较为详尽的总结阐发，并进行精要论述。

二、丛书的编写，本着历史、文献、理论研究有机结合的原则，全面解读、系统梳理和深入研究医家原著，适当参考古今有关该医家的各类文献资料，对医家学术思想和诊疗经验，加以发掘、梳理、提炼、升华、概括，将其中具有理论意义、实践价值的独特内容阐发出来。

三、丛书在总体框架上，要求结构合理、层次清晰；在内容阐述上，要求概念正确、表述规范，持论公允、论证充分，观点明确、言之有据；在分册体量上，鉴于每个医家的具体情况不同，总体要求控制在 10 万～20 万字。

四、丛书每一分册的正文结构，分为"生平概述""著作简介""学术思想""临证经验"与"后世影响"五个独立的内容范畴。各分册将拟论述的内容按照逻辑与次序，分门别类地纳入以上五个内容范畴之中。

五、"生平概述"部分，主要包括医家姓名字号、生卒年代、籍贯等基本信息，时代背景、从医经历以及相关问题的考辨等。

六、"著作简介"部分，逐一介绍医家的著作名称（包括现存、已经亡佚又经后人辑复的著作）、卷数、成书年代、主要内容、学术价值等。

七、"学术思想"部分，分为"学术渊源"与"学术特色"两部分进行论述。前者重在阐述医家之家传、师承、私淑（中医经典或前代医家思想对其影响）关系，重点发掘医家学术思想的历史传承与学术渊源；后者主要从独特的学术见解、学术成就、学术特点等方面，总结医家的主要学术思想特色。

八、"临证经验"部分，重点考察和论述医家学术著作中的医案、医论、医话，并有选择地收集历代杂文笔记、地方志等材料，从中提炼整理医家临床诊疗的思路与特色，发掘、总结其独到的诊治方法。此外，还根据医家不同情况，以适当方式选录部分反映医家学术思想与临证特色的医案。

九、"后世影响"部分，主要包括"学术影响与历代评价""学派传承（学术传承）""后世发挥"和"国外流传"等内容。其中，对医家的总体评价，重视和体现学术界共识和主流观点，在此基础上，有理有据地阐明新见解。

十、附以"参考文献"，标示引用著作名称及版本。同时，分册编写过程中涉及的期刊与学位论文，以及未经引用但能体现一定研究水准的期刊与学位论文也一并列出，以充分体现对该医家研究的整体状况。

十一、附以丛书全部医家名录，依照年代时间先后排列，以便查检。

十二、丛书正文标点符号使用，依据《中华人民共和国国家标准标点符号用法》（GB/T 15834–2011）。医家原书中出现的俗字、异体字等一律改为简化正体字，个别不能对应简化字的繁体字酌予保留。

《中医历代名家学术研究丛书》编委会

2016 年 9 月

内容提要

　　薛己，字新甫，号立斋，约生活于明成化二十三年（1487）至明嘉靖三十七年（1558），江苏吴郡（今江苏省苏州市）人；明代著名医家，开创了明代温补学派，著有《内科摘要》《外科发挥》等著作10余种，另有评注诸家著作多种，后人汇成《薛氏医案》24种。薛己治病强调探明疾病本质，体现"治未病"思想；阐发脾胃元气论，其论病、治病以脾土为关键环节，以补中益气汤应用最为广泛；创立伤科内治大法，后世医家多宗之。薛己的学术思想和临证经验历久弥新，颇具启发性。本书内容包括薛己的生平概述、著作简介、学术思想、临证经验、后世影响等。

薛己，字新甫，号立斋，约生活于明成化二十三年（1487）至嘉靖三十七年（1558）间，吴郡(今江苏苏州)人。薛己出身于医学世家，自幼勤奋好学，初习儒业，后转习医，承袭父业，精研医术，各科皆通，尤擅疡科；为纠寒凉时弊，发挥东垣之学，主张温补，而成一家之言。

薛己著有《内科摘要》《外科发挥》《外科枢要》《外科心法》《外科经验方》《疠疡机要》《口齿类要》《女科撮要》《保婴粹要》《正体类要》《过秦新录》等。评注的医书，有其父薛铠的《保婴撮要》，钱乙的《小儿药证直诀》，王纶的《明医杂著》，陈文中的《小儿痘疹方论》，陈自明的《妇人大全良方》，倪维德的《原机启微》等。后人将薛己的著作及其评注之书辑为《薛氏医案》，内收 24 种著作，为后世留下了极为丰富的学术思想和临证经验。

薛己在《内经》脾胃理论，王冰、钱乙、李杲之说影响下，在"脾胃元气论""胃气为治病之本""补益脾胃滋补化源""阴阳水火分治肾命虚损""脏腑辨证体系"等各方面均有建树，对后世医家产生了深远的影响。其于临床各科，着重调理脾胃，兼顾滋补肾命，且诊治经验丰富，医案众多而真实，医案说理甚明，颇受后世医家的认可和欢迎。其治法方药均可师可法，治疗思路颇具启发性。因此，后世学习者、研究者迭出不穷。尤其是现代专家和学者，总结、发表了较多的研究论著。

本次整理研究，收集到已出版的相关著作《首创温补的薛己》《薛立斋医学全书》，及经中国知网（CNKI）检索到已发表的学术论文 80 余篇。两部著作概括了薛己的主要学术成就，对于了解其学术思想有一定参考价值。但对薛己的整体学术思想、中医思维方法、处方用药规律等，均缺乏充分地挖掘和应用。

本研究阐明其受家学渊源及社会环境影响，又为纠正寒凉时弊，故而主张温养脾肾，扶元固本为治病大法，成为明代温补学派的一代宗师。

本研究以四库全书本《薛氏医案》为蓝本，参考江苏科学技术出版社 1985 年出版的《内科摘要》，人民卫生出版社 2007 年出版的薛注《明医杂著》，人民卫生出版社 2006 年出版的《外科发挥》《口齿类要》等。挖掘了其临证思维方法，还原其用药思路、方法和规律，以期对现代临床有所裨益。

在本次研究中，吉林医药学院的蔚晓慧总结了薛己的部分外科学术内容；山东中医药大学姚文轩总结了薛己的部分口腔科、骨科等学术内容，刘非做了薛己的部分内科医案研究，王军山总结了薛己的部分儿科学术内容。辛宁、王淞、王振、岳娜等同学参加了部分薛己学术资料的整理和原文核对工作，也成为学习和研究古代医家思想的受益者。

在此衷心感谢参考文献的作者及支持本项研究的各位同仁！

山东中医药大学　刘桂荣

2015 年 6 月

# 目录

# 薛己

## 生平概述

薛己，字新甫，号立斋，约生活于明成化二十三年（1487）至嘉靖三十七年（1558），江苏吴郡（今江苏省苏州市）人；明朝著名医家，开创了明代温补学派，著有《内科摘要》《外科发挥》等著作10余种，另有评注诸家著作多种，后人汇成《薛氏医案》24种。薛己治病强调探明疾病本质，体现"治未病"思想；阐发脾胃元气论，其论病、治病以脾土为关键环节，以补中益气汤应用最为广泛；创立伤科内治大法，后世医家多宗之。薛己的学术思想和临证经验历久弥新，颇具启发性。

# 一、时代背景

## （一）良好的社会背景

明朝初期，朝廷采取了一些积极的改革措施，并施行改良休养生息政策，如奖励垦荒、兴修水利、实行屯田、寓兵于农、减轻赋税，调动了农民的生产积极性，生产力获得了提高；工商方面，改变元朝手工业奴隶的身份，让他们自由生产，自主销售，使得经济日渐复苏；政治上精简机构，整饬吏治，国家比较稳定。为加强与南亚和非洲的往来，15世纪初，郑和（1371—1435）率领浩浩荡荡的船队远航7次，国威大振。当时的中华帝国，无论在政治、经济方面，还是在科学、文化方面，都雄踞世界先进之首，为万国所瞩目。

此时，江南经济文化全面发展，出现许多商贩辐辏的城市。商业经济的繁荣，使人口迅速增长；人口密集，不仅需要医疗卫生服务，同时又加速疾病的发生与传播，进一步产生医疗需求，大大促进了医学的发展。

明初由于人才短缺，朝廷对教育甚为重视。明确规定"科举必由学校"，入学成为科举的必由之路。早年，朱元璋即在应天府设国子学；洪武二年，令府州县遍设学，"乡里则凡三十五家皆置一学，愿读书者尽得预焉"，从而形成"无地而不设之学，无人而不纳之教"的局面。教育的普及，方便了医学知识的传播，也提高了医生的文化素养。

明朝初期，国家经历丧乱之余，人口锐减，对医学的迫切需要也充分显示出来。早在1364年，朱元璋即设医学提举司，旋即改为太医院；洪武三年，置惠民药局，府设提领，州县设医官，为军民治病；洪武十七年，又于州府县设医学，兼管地方医政与医学教育。太医院的官阶也反映出当时医学的地位，于吴元年，太医院院使为正三品；洪武十四年降为正五品，与钦天监、翰林学士平级。虽略低于元代，但元朝为阶官，明朝为职官。这一时期朝廷对医学的重视，还反映在许多绪绅热衷于医。如定王朱橚除编著《救荒本草》外，还组织人员编定了我国最大的方书《普济方》、宁献王朱权著《乾坤生意》、鲁王著《鲁府禁方》，以及王肯堂著《证治准绳》、王纶著《明医杂著》等，均保存了大量医药资料，给医学发展以积极的影响。

学术界、文学界革新思潮的掀起，也为医学的创造发展提供了推动力。与薛己同时的医家，在医学理论、医学文献研究、各种临证经验上作出重要贡献者为数不少。如，韩懋著《韩氏医通》（1522）强调四诊在鉴别病证上的重要性，对书写病案作了全面规定；王纶（1465—1521）撰《明医杂著》（1549），主张外感法仲景，内伤法东垣，热病用完素，杂病用丹溪，对内科学的发展作了重要概括。

江南成为这一时期医学发展的基地。一些著名的医家，如戴思恭、薛己、张介宾等，均系江浙人士。

## （二）地域文化的熏陶

薛己出生于历史文化名城苏州，此处文化丰厚，人物绝代，人杰地灵。千百年来，在苏州这块美丽富饶的土地上，杏林兴盛，名医辈出，医著浩瀚。明清时期，以苏州为中心的江南，成为全国的医学中心，于是有"吴中医学甲天下"之称。

吴中地区中药业十分发达，药材交易市场非常繁荣，涌现了雷允上诵芬堂、沐泰山堂、良利堂、宁远堂等名扬中外的著名老字号中药店，研制出了六神丸等传世名药。优良的炮制技术，提高了中药材的质量，为吴中医学的崛起提供了优越的用药环境。

经济是社会生活的基础，也是医学科学发展进步的基础。苏州是主要的财赋重地，素有"苏常熟，天下足"之称。清·钱泳曾形容江南在全国所占的经济地位说："以苏、松、常、镇、杭、嘉、湖、太仓推之，约其土地无有一省之多，而计其赋税，实当天下之半，是以七郡一州之赋税为国家之根本也。"（《履园丛话·水学·水利》）

苏州不仅经济发达，而且还是当时的文化重镇，名门望族荟萃之地，科甲冠天下。清·杨朝麟《紫阳书院碑记》称："本朝科第奠盛于江左，而平江一路尤为鼎甲萃薮，冠裳文物，竞丽增华，海内称最。"苏州是一个历史悠久的文化名城，向以士风清嘉、人文荟萃而名冠全国。明·归有光说："吴为人材渊薮，文字之盛，甲于天下。"（《送王汝康会试序》）吴地人"少好学；博学善属文；笃学业，博涉群书"。类似记载，不绝于史书。

苏州历史悠久，文化积淀深厚，各个朝代新人辈出，有巨大的人才优势。苏州教育向为盛观，培养人才、不遗余力。明清时期，学校之设跃居全国之首，"天下州县之学莫盛于江浙之间，江浙之间莫盛于吴"，"科第往往取先天下，名臣硕辅亦多发迹于斯"。不仅富室豪门尚文重学，即使"田野小民，皆知以教子孙读书为事"。在此深厚的文化底蕴上，历代英才辈出就不足为奇了。自唐至清，共出状元45名。明代就出过文状元8位，武状元1位。故徐有贞称"吾苏也，郡甲天下之郡，学甲天下之学，人才甲天下之人才，伟哉"（《苏州儒学兴修记》）。

得益于当地经济的高度发达，在明代，苏州是全国出版业的中心。正德、嘉靖年间，私人刻书日渐兴盛，这些私人刻书家往往又是大藏书家，平时深藏不露。

吴中历代医家千余，其中医官、御医百余人，苏州因此号称状元多、御医多。吴中医派多世代为医，苏州吴门医派在明朝出现了诸多有影响的御医，如戴思恭、王宾、盛寅、薛己父子等名医圣手。

在"三尺童子皆知礼乐诗书"之地，薛己自幼受到了良好文化熏陶，加之父亲的悉心教导，为后来学习医学打下了良好的根基。

## （三）医学氛围的影响

时至明代，对中医学来说，是一个大的发展时期。在金元学术争鸣的基础上，通过医家们的临床实践和理论升华，形成了较为系统完善的理论体系，学术空气也为之一新，与同时期国外医学相比，居于领先地位。

### 1. 医药知识的普及

明代医学界虽较少重大发明，但十分重视医药知识在社会上的普及与传播，医家们将其看作是医德的一个重要部分。医学著作颇丰，其中撰写普及读物在当时成为风气，其读物数量、出版发行量等均为历朝之最。上至皇室，下至庶民，均重视医药学知识的普及与应用。尤其偏远山野，缺医少药，仰仗自救，不可不备医籍。因此，学用中医中药，蔚然成风。医家如龚廷贤、虞抟、李时珍、薛己、王肯堂、徐春甫、李中梓等，均热心于医学普及，著述广为流传。因此，中医药学在明代影响巨大，在社会生活中居主导地位，无论是在仕途发展的宦官，还是活跃于文坛的大儒，抑或是普通民众，均或多或少地了解医药学知识，并在日常的工作、生活中加以应用、传播。

### 2. 儒学弟子多知医

明代文人，思想上受到皇权专制束缚，转而研读古籍。自古儒、医不分，文人通医，喜读医籍本草，常深究医理和药性，有的还行医看病。医学被看作是施仁德、行孝道的重要手段，医药学知识成为一个人知识结构的重要组成部分。然而，由于八股取士的科举制度，使士人沉溺于"进士及第"的黄金梦，陷入"学而优则仕"的思想牢笼，不屑于弃科举而攻

"雕虫小技"，士人们往往是在仕途梦破灭之后，才被迫研究方技。

我国文人儒士历来有"不为良相，便为良医"之训。由于有着较为广博的文化内涵和丰厚的知识底蕴，大批官场失意的仕子由儒入医，有利于从整体上提高医生队伍的文化素质和知识结构，推动医学的发展。

### 3. 世医制度的约束

明朝借鉴元朝户籍管理制度，制订了一套更加严格的分行分户、子袭父业的行户世袭制度，从而形成了世医制度，特别强化了对医药等"艺术之人"的管理，除户部按户籍管理要求对他们登记造册外，礼部还要"务必备知，以凭取用"（《大明会典·户部六》）。此外，还规定了妄行叛籍的刑处办法，"凡军、民、医、匠、阴阳诸色户，许各以原报抄籍为定，不许妄行变乱，违者治罪，仍从原籍"；"凡军民驿灶医卜工乐诸色人户，并以籍为定。若诈冒脱免，避重就轻者，杖八十，其官司妄准脱免。及变乱叛籍者，罪同"。

作为官方最高医学教育机构的太医院，选拔医学生主要从登记造册的医户子弟中挑选。"凡医家子弟，旧例，选入本院教习医术。弘治五年，奏复行之。凡医士俱以父祖世业代补"（《明会要·职官十一》）。医户无嫡派子孙，可在亲枝弟侄中选拔一名有前途的补任。设定了医户除户条件，如嘉靖四十三年，礼部奏请："其是在子弟及寄籍候补医丁，有凭者，悉听本部委官教习，仍按月按季考试，一次不到者量责，二次除名，三次除户"（《明实录·世宗实录》）。太医院医官医士，"如私逃及违限，径行除籍"（《大明会典·户部六》）。由此构成了一个比较完整的医户世袭管理制度。此举虽可防止庸医误人，但亦阻碍了部分优秀知识分子进入医生队伍。

在世医制度的约束下，医户子弟特别是有一定医疗影响的医户子弟，往往从小就开始接受医学熏陶，使得家族医疗技术和经验能够得到较好的继承和不断总结提高，且出现了一批反映医户医疗经验与成就的专著。同时，由于医业世承，使得一些著作常常是父作子承，始克完成，如薛氏父子的儿科著作。明代的户籍管理办法限制了人口流动，世家医户长期运用较为固定的祖传医疗技术，在一定区域或一定人群范围行医诊病。在相同范围内行医的医生容易形成较为一致的医学观点，并逐步积累具有区域特色的医疗经验，发展成不同的学术流派。如薛己、张介宾和赵献可三人，都是在江浙一带行医为主。特别是张介宾，其早期学术思想也是赞同"阳常有余，阴常不足"，直到后来在薛己的影响下，才提出"阳非有余，阴常不足"，以及"人体虚多实少"等理论。

### 4. 朱震亨学说的影响及修正

明代前期医学的主体思想是朱震亨学说的延续与发展，是其弟子们继承、发展、传播朱氏之学为主的局面。王纶是一位官吏兼医家，正德年间，官至右副都御史、巡抚湖广。做官期间，朝听民讼，暮疗民疾，历著奇验。汪机（1463—1539）出身世医之家，受朱震亨、李杲思想影响甚深，毕生研究医学，肆力于诸家医书，又能融合于一。"经二十年，终以医名当世"。所以，张介宾说："凡今之医流，则无非刘朱之徒"，"予因溯源稽古，即自金元以来，为当世之所宗范者，无如河间丹溪矣"（《景岳全书·卷三·辨河间》）。朱震亨学说的影响，一直延续到明代中叶以后，但不善学者往往陷于滋腻碍脾、苦寒伤阳流弊。及薛己等人出，重视温养补虚，反对滥用寒凉，对金元以来盛行的寒凉克伐流弊起到一定的纠偏作用。加之赵献可、张介宾、李中梓前承张元素、李杲之余绪，后启高鼓峰、张璐等人，形成了温补的思想和用药特色。

## 二、生平纪略 🕊

薛己，字新甫，号立斋。关于薛己字"新甫"的考证：《礼记·大学》曰："汤之《盘铭》曰：'苟日新，日日新，又日新。'"朱熹集注："盘，沐浴之盘也。铭，名其器以自警之辞也。苟，诚也。汤以人之洗濯其心以去恶，如沐浴其身以去垢，故铭其盘。言诚能一日有以涤其旧然之污而自新，则当因其已新者而日新之，又日新之，不可略有间断也。"以'新'应'己'，是取《汤之盘铭》自警己身之意，言己当日新其德。

薛己之父薛铠，字良武，庠生，精医术，治病多奇中；学宗张元素，"本五行生克"；弘治时征召为太医院医士（《保婴撮要·序》），私淑钱乙，长于儿科，著有《保婴撮要》；后世习儿科者，莫不将此书奉为圭臬。其言小儿如芽，似草之萌，襁褓期常随母而病，提倡由母服药，令"药从乳传，其效自捷"；调治其母，盖因母病而子病，母安则子安。其因怀才不遇，殁于京师（《本草发挥·序》）；卒后迁柩还乡，葬于敕山之麓；缘于薛己加封，追赠院使（《吴县志·艺事方术》）。

薛己约生于明成化二十三年（1487），"幼承家学，长而好学不倦"，《苏州府志》称："薛己，性颖异，过目辄成诵，尤殚精方书，于医术无所不通。"其考取庠生，曾与黄汝道同窗，拜金宪高如斋为师。因屡试不第，遂转而肆力攻医。初习外科，尔后以"殚精方书"，主疗内、儿科，驰名当代。谓十三科要旨皆一理，主张内外合一之道，以内科方药辨证施治外科病症，效如桴鼓。明正德元年（1506）补为太医院院士；于正德六年（1511）经外差初考考满，升任吏目；壬申（1512）被车所伤，经里中银台徐东濠用复元活血汤治愈，乃研究其医疗技术；正德九年（1514），擢升御医；正德十四年（1519），授南京太医院院判；明嘉靖九年（1530）以奉政大夫、南京太医院院使致仕。

据山东中医药大学张志远教授考证的文献资料所述（《中医源流与著名人物考》），薛己因对孙思邈"知进而不知退"，可招"灭宗之祸"之说有深刻领会，而且个人久事禁中已达二十寒暑，"黄金甲缠着忧患，紫罗襕裹着祸端"，最易"荣进名败"，遂于44岁辞职归乡。他以"扶困起废"为己任，以"庶光济人"为目的，投入到医疗及著述之中。从未涉足茶樯、酒肆、歌楼、灯舫、戏馆、书场，住在架上紫藤、庭前丹桂、花木扶疏的院落里，手不释卷，笔不停挥，以读书整理文献为务，"垂二十年"。苏州知府林懋举，叙述其"上下古今，研精覃思"的写作情况："蓬头执卷，细绎寻思，如经生下帷之状。"给人治病，"不示功，不计程，期在必起，精绝技，医者不能及"（《校注妇人良方·序》）。薛己不辞辛苦，常远行到嘉兴、四明等地行医。也有人发布流言，谓其临床率尔操觚，且"才短不能著书，每取蝶嬴为螟蛉，犹唐突西施刻画无盐"，则与事实不符。

薛己随俗浮沉，社交甚广，遍通海内名士，与同乡过龙、嘉善孙复吉、贡生何良俊、进士刘华甫、光禄卿柴黼庵、司徒许函谷、工部陈禅亭、司马王浚川、解元唐伯虎、冬官朱省庵、学士吴北川、鸿胪苏龙溪、武选汪用之、横金陈白野、司厅陈国华、秀水沈启源、海盐钱薇、州官朱阳山、吏部验封郎中顾梦圭、给事张禹功、庶吉士黄伯邻、都宪孟有涯、县令祝枝山、义士顾克明、举人江节夫、太监刘关、阁老梁厚斋、马湘兰之夫王穉登等均有交往，被不少上层人物尊之如神。

薛己曾为南司马王荆山治愈了腿疾。南司马王荆山腿肿作痛，寒热发渴，饮食如常，脉洪数有力。薛己辨证为足三阳经湿热壅滞，用槟苏败毒散，只服一剂，就止住了寒热；再服一剂，肿痛就消退了；继而又用逍遥散，恢复病人元气。两个月后，这位南司马因为发怒病情复发，肿痛如锥刺，而且赤晕散漫。薛己再次为他诊治，用活命饮二剂缓解疼痛，又用八珍汤加柴胡、山栀、丹皮，疼痛消失。后来，南司马因过度劳顿，倦怠懒食，腿重头晕。薛己辨证为脾胃气虚而不能升举，用补中益气汤加蔓荆子，使病人康复。

薛己还为户部李孟卿治过"跗骨疽"。李孟卿环跳穴部位发一肿物，原以为是小疮，服了寒凉败毒之剂。后因痛极，将其刺破，脓液泄出，感觉疮内微冷。于是请薛己治疗，只见疮口开张，肉紫下陷，按之不热；诊其脉右关浮大，为胃气已伤，属跗骨疽。薛己施以豆豉饼灸法和六君子汤加味内服的方法，待患者胃气渐复，肌肉渐生，再以十全大补汤调治而愈。

薛己医德高尚，对于求医者总是竭尽全力进行治疗。中年离职归乡后，

010

不辞辛劳，常到嘉兴、四明、下堡、横金一带出诊，所医治的患者既有富贵人家，也有普通人家，都是尽其所能。

薛己55岁时，夏天出诊嘉兴，住在屠内翰家中，遇到占星术士张东谷，两人谈论算命之术时，张忽然跳出去吐出一两口血，并说自己已久病，遇劳即作。薛己认为这是劳伤肺气，其血出去必散，给张氏补中益气汤加麦门、五味、山药、熟地、茯神、远志之剂，服后病愈。第二天张氏又拜见薛己，说其每次服四物汤、黄连、山栀之属，血更多且疲劳感更著，今得你一剂药吐血立刻止住，为何？薛己答道：脾统血、肺主气，这是劳伤脾肺，致血妄行，所以用药补益脾肺之气，以摄血归原。张氏听后佩服至极，后携子拜师。薛己说：我的一点见解都已写成书，看书即可。从而拒绝了这次拜师之举。由此可见薛己肆力著述的良苦用心。

薛己生活于明朝中期，当时医界承元代遗风，一般时医对内伤发热之证的治疗，不究辨证，不分脏腑，唯重降火，动辄恣用寒凉之剂克伐生气。对此流弊，薛己甚为感慨地说："世以脾虚误为肾虚，辄用黄柏、知母之类，反伤胃中生气，害人多矣。"（《内科摘要·饮食劳倦亏损元气等症》）为了纠正时弊，薛己在继承李杲脾胃学说的基础上，阐述了脾胃与虚损的关系，进而探讨肾和命门病机。薛己着力于阐发以脾胃、肾命为中心的学术思想，从阴阳水火不足的角度探讨脏腑虚损的病机与辨证治疗，建立了以温养补虚为临床特色的辨治虚损病证的系列方法，在治疗上多以补中益气汤为法，或出入于四君、六君之间，并擅长使用六味丸、八味丸。其重视阳气，善用温补，力戒苦寒，实为温补学派之先驱。

薛己行医始于疡科，临床上多有奇效，在《外科发挥》《外科枢要》《外科心法》《疬疡机要》等书中，对疡病的证、治、方、药、灸、针疗法都有系统叙述。正如沈启原所言："先生神于医，而尤以疡擅名，所为诸疡书甚具，凡病癥肿、痈疽、挛腕、瘰疬，经先生诊治，亡不立已。"然而，正是这样一位出色的疡医却恰因疡死。本来薛己重温补就受到不同学派的非议，而疡医亡于疡更成了诟者的话柄，称其为补益之弊，终于自戕。其实，薛己当时已是 72 岁高龄，从 28 岁御医时就因劳役过度患病，后又反反复复发作，至 56 岁丧母后病情更甚，常用补中益气汤治之，如此体虚老龄之人，患疡而故，当不为怪。

薛己于嘉靖三十七年（1558）（一作嘉靖三十八年，即 1559 年）去世，终年七十三岁。薛己著作等身，后人将其著作汇成一部丛书，谓之《薛氏医案》（据《枣园杂谈》云，本书又名《家居医录》）。门人朱大经、周慎斋传其业。

# 三、从医经历

## （一）世医家庭耳濡目染

薛己生活在社会复兴的年代，在学术研究中可谓忍辱负重，经过刻苦努力，终于攀登上医学高峰。

受家庭环境的影响，薛己从小对医学知识就有接触。但是，在科举至上的传统社会，读书人的首要选择是进入仕途。因此，薛己的家人希望他通过科举出人头地，不要像他父亲一样行医。三次参加科举考试，均落第。无奈之下，薛己只有弃儒从医。

多年的寒窗苦读，为其转向医学学习和研究创造了良好条件。在跟随父亲习医、行医的过程中，勤学深思的薛己，很快就具备了超出一般医生的理论水平，医学经验日渐丰富。父子相濡以沫，共同研究，薛己在医药学上进步很快，22 岁就进入太医院工作。薛己阅读了许多著名的医学著作，上自《黄帝内经》《伤寒论》，下至金元四大家的名著，靡不涉猎，并进一步加以整理、充实，对推动医学理论的发展做出了贡献。

## （二）太医院环境的影响

薛己生活在明朝相对安定的时期，有较好的社会环境从事医学研究。他长期在太医院工作，有机会博览群书，继承前贤学术经验，这些都是他取得成就的有利条件。从事学术研究的学者，或多或少受当时社会意识形态的影响，薛己长期在皇权周围，明朝极力推行理学，提倡王守仁（阳明）宣扬的"心学"。医学界产生了尊经复古思潮，加之"医不通儒，不可以言医"思想影响，于是，许多学者以"儒医"自命。薛己"以岐黄世业，旁通诸家，微词颐旨，靡不究竟"（《疡疡机要·序》），"雅近于儒，其以医名世也"（《女科撮要·序》）。薛己既受尊经复古主义和儒家唯心主义的影响，又比较重视客观实际，通过长期临床实践，总结经验，形成了自己的学术风格，成为一位有成就的医学家。

## （三）温补学术思想形成

### 1. 刘朱之学流传成弊

明代医学界承金元遗风，刘完素、朱震亨、张从正之学广为流传，其中又以朱震亨之学对时医影响最为深刻，但不善学者往往陷于滋腻碍脾、苦寒伤阳流弊。医界滥用寒凉攻伐，动辄滋阴降火，常致损人脾胃，克伐真阳，形成时弊。正如《景岳全书》所说："自河间主火之论行，而震亨以寒苦为补阴，举世宗之，莫能禁止……此后如王节斋、戴元礼辈则祖述相传，遍及海内。凡今之医流则无非刘朱之源……自金元以来，为当世所宗范者，无如河间丹溪矣。"明代中期，统治阶层醉生梦死，王侯贵族、地主豪绅酗酒纵欲，荒淫糜烂，穷奢耗精，出现了很多房劳或虚损性内伤杂病，苦寒、寒凉之药自不相宜。

薛己首先责难说："世人以脾亏误为肾虚，辄用黄柏、知母之类，反伤胃中生气，害人多矣。"（《内科摘要·饮食劳倦亏损元气等症》）另外，薛己反复辨析刘完素、朱震亨学说之利弊，提醒人们慎用知、柏。

### 2. 金元学术争鸣的影响

薛己温补学术思想的形成，受金元四大家的影响甚深。刘完素主火、喜用寒凉；李杲强调"内伤"致病，主张保护脾胃；朱震亨提倡"阴常不足而阳常有余"之说，主张滋补阴精而抑制相火；张从正重视邪气致病，善用汗、吐、下三法治病。从学术上看，几家似有矛盾，然而，学术上的争鸣，促进了医学进一步发展。薛己尤其推崇李杲、朱震亨之说，并将其合理内核熔为一炉，形成了自己的学术观点——脾肾并重，以脾胃为主。诚然，其他医家的理论对薛己也有重要启发。《素问·阴阳应象大论》提到"形不足者，温之以气，精不足者，补之以味"。《素问·至真要大论》指出"劳者温之""损者益之"等，为薛己学术思想的形成提供了理论基础。此外，《难经·十四难》治疗五脏虚损的思想，对薛己选用温补脾肾方药指出了方向。他选李杲的补中益气汤等方剂以温补脾胃，选用张仲景的肾气丸和钱乙的六味地黄丸以温补肾命。由此可见薛己重视脾肾、善用温补的理论渊源。

### 3. 家学渊源温补传承

医家选方用药受当时社会形势和学术风气的影响很大，更由医生本人的经历和用药习惯决定，在地域上也有喜寒喜热的不同。初虞世曾说："吴楚之人，喜用温药。"明代推行世医制度，医户子孙世袭医业，子承父法，师徒相传。薛己幼承家学，其父薛铠，精医理。弘治年间征为太医，长期在官府宫廷行医，所著《保婴撮要》就倡用温补方药。薛己随父侍诊，尽得其术。正德年间，薛己被选为御医，后擢太医院判，嘉靖初升任太医院使。当时官僚贵族大多养尊处优，深宫厚裘，淫逸享乐，外感病少而内伤元气，易患阳衰阴虚之症。薛己长期任职于太医院，对此了如指掌，故主张温养脾肾，扶元固本。据《薛氏医案》载，薛己生平所治病证以内伤杂病为多，他凭毕生丰富的临床经验指出："大凡杂病属内因，乃形气病气俱不足，当补不当泻"，认为杂病以虚为多，法当温补。

### 4. 专制统治下明哲保身

明朝医生的地位仍很低，社会上一些达官贵人"肆其骄慢之气，役医如吏，貌医如工，家有病人，遂促其调治，并以生死之权责成之"（《内经知要·序》）。加之明代极端专制主义的统治，供职太医院和治疗高官富族的医生惶惶不安，治病略有不慎，就有灭顶之灾。如朱元璋得病，召诸医诊治无效，皆被逮捕下狱治罪。即使是为一般军士百姓诊治，医生也不得疏忽大意。如《大明汇典·刑十二卷》规定："凡军士在镇守之处……有疾者，当该官司不为请给医药救疗者，笞四十；因而致死者，杖八十。若已行移所司，而不差拨良医，及不给对症药饵医治者，罪同。"因此，临诊中出现的复杂情况，必然使医家谨小慎微。许多病人"硝黄入口，神既飘荡"，"闻攻则不悦，闻补而乐之"，也促使医家钻研补益方药应付临床需求，而薛、张、赵、李四家正是其中最杰出的代表。薛己身在明太医院任职多年，主要为皇家王公等贵族诊病，深知伴君如伴虎之理，加之他们为病多虚损，故喜用补。

### 5. 亲历温补之体验

薛己喜用温补，与其治疗自己疾病的亲身体会也有很大关系。正德九年七月，薛己擢升御医，因为明武宗侍奉汤药，劳累过度，饮食失节，更兼情伤怒气。次年春，茎中作痛，时出白津，痛甚时须急以手紧捻方止，自诊为肝脾气虚，服地黄丸及补中益气汤加黄柏、柴胡、栀子、茯苓、木通等获愈。薛己曾患消化系统疾病，服补益脾胃的药，又针灸脾俞等穴，都没有效果，差点死亡；幸得同乡卢丹谷先生指点，服八味丸，三料而愈（《外科心法·八味丸治验》）。八味丸救得薛己性命，因此薛己推崇之至，并将其发扬光大，把命门学说从理论应用到实践，开创了中医学史上的温补学派。

薛己治学极为刻苦，精研不倦。上自《黄帝内经》《伤寒论》，下至金元四大家著作，靡不涉猎，并进一步加以研究、整理、充实。尤其是其辞职归乡后，由于看透了世态炎凉，以"蓬头执卷，抽绎寻思，如经生下帷之状"的钻研精神，"上下古今研精覃思"的态度，潜心医术，埋头著书立说，而终成一代名家。

薛

己

著作简介

薛己一生，不仅以疗效卓著称世，且勤于著述，为后人留下了有实用价值的医学文献。其著述涉及内、外、妇、儿、针灸、口齿、眼、正骨、本草等诸多方面。著有《内科摘要》《外科发挥》《外科枢要》《外科心法》《外科经验方》《疠疡机要》《口齿类要》《女科撮要》《保婴粹要》《正体类要》10种；评注医书有其父薛铠的《保婴撮要》、钱乙的《小儿药证直诀》、王纶的《明医杂著》、陈文中的《小儿痘疹方论》、陈自明的《妇人大全良方》《外科精要》《过秦新录》(《保婴金镜录》，撰者不详) 6种；校正的医书6种，倪维德的《原机启微》、滑寿的《难经本义》、陶华的《痈疽神秘验方》、朱震亨的《平治荟萃》、马宗素的《伤寒钤法》、杜本的《敖氏伤寒金镜录》。后人吴琯将其著作及评注之书及其父薛铠校注的医书有2种，徐彦纯的《本草发挥》、滑寿的《十四经发挥》，汇编成《薛氏医案》，共24种，107卷。此外，该书还有《薛氏医案十六种》《薛氏医案九种》等版本。

# 一、《内科摘要》

《内科摘要》，2卷，是我国医学史上最早以"内科"命名的著作，刊于明嘉靖八年（1529）。此书主要记录了薛己内科杂病医案，以虚损病证为重，几乎每种病证均以"××亏损"为名。卷上为11种病证，载"元气亏损内伤外感""饮食劳倦亏耗元气""脾胃亏损心腹作痛""脾胃虚寒阳气脱陷""命门火衰不能生土""肾虚火不归经发热""脾胃亏损吞酸嗳腐""脾肾亏损停食泄泻""脾胃亏损停食痢疾""脾胃亏损疟疾寒热"、"脾肺亏损咳嗽痰喘"等。卷下为10种病证，载"脾肾亏损头眩痰气""肝肾亏损血燥结核""脾肾亏损小便不利肚腹膨胀""脾胃亏损暑湿所伤""肝脾肾亏损头目耳鼻""脾肺肾亏损遗精吐血便血""肝脾肾亏损下部疮肿""脾肺肾亏损小便自遗淋沥""脾肺肾亏损虚劳怯弱""脾肺肾亏损大便秘结"等。每卷末附所用方剂。所载疾病以脾肾亏损病证为主，兼及其他脏腑病证；附有薛己所治209例医案，每案均论述病因、病机、治法、方药及预后或误治等。此书是一部理、法、方、药结合得比较好的内科医案著作。体现了薛己熟练运用脏腑辨证以及处方用药的经验，突出了脾、胃、肾和命门虚损证的辨治。

## 二、《外科发挥》

《外科发挥》，8卷，是一部载有大量外科医案的临床专著，刊于明嘉靖七年（1528）。卷一，论肿疡、溃疡之病；卷二，论发背、脑疽、溃疡发热、作渴、作呕之病证；卷三，论鬓疽、时毒、疔疮、臂痈等病；卷四，论脱疽、肺疽、肺痿、肠痈之病；卷五，论瘰疬流注之病；卷六，论咽喉、瘾疹、丹毒、天疱疮、杨梅疮之病；卷七，论便痈、悬痈、囊痈、痔漏、脱肛等病；卷八，论乳岩、乳痈、疮疥、杖疮、妇人血风疮、阴疮、阴挺等病证。各病后附治验及方药。以31种病症为纲，每一病症先简述脉证治则，次列病案，详记患者性别、年龄、患病时间、症状、治疗过程、病情分析、诊断及治疗方药，全书附方约200首，所载之方药，皆治验中所用者，其范围甚广。其中，有内服之汤、丸、散、丹，亦有外治之膏、饼、箍药等剂型。对论中所云之灸法、针法，亦有较详细之记载，如桑木灸法等。因此，此书大有益于临床应用。内容特点：①诊断注重望诊和切诊，辨证准确。②治疗以内治为主，长于温补。全书除10余首为外用方外，其余均为内治方。③医案均为薛己亲自诊疗的案例，可信度高。全书叙述简明，医案真实，层次清晰，实用性强。

## 三、《外科心法》

　　《外科心法》，7卷，是以外科医论和医案为主的著作，大约刊于明嘉靖七年（1528）。卷一至卷二，集录各家外科诊治大法；卷三至卷六，多系作者治疗多种外科病证的医案，外科针法、灸法之论述；卷七总列以前各卷所用方剂并附经验方。书中集诸家医论达二十七条之多，其中"脉证名状二十六种所主病症""辨疮疽善恶法""追蚀疮肿法""止痛法""用药增损""辨疮肿深浅法""论痈疽""论疗疮肿""马益卿先生痈疽论"等十四条，取自齐氏《外科精义》；脉象类、"十二经脉"等四条，取自《医经小学》；"汗之则疮已""凡治必察其下""舍时从证"三条，取自《卫生宝鉴》；"论疮疡攻补法""论疮疡灸法""明疮疡之本末""疮分三因"四条，取自《玉机微义》；"时毒治验"，取自李氏《试效方》；"论肠痈"，取自陈无择之书。此书中，薛己本人并不以论为主；属薛己之论者，仅"疮疡用药总论""脓溃论""针法总论""灸法总论"等数条，主要是以病案明其见解。书中载病案数百余例，病证六十余种。一般常见外科诸证（包括妇人、小儿），悉以括之，故本书实可称为一部外科医案。其所载病案，条分缕析，辨证准确，方药允当。外治内服，针灸等法，运用精熟。然通观全篇，薛己擅用补益为其显著特点。书中"针法""灸法"二论，可谓集前人之大成，但又有其独到之见。书名"心法"，确系薛己临床心得妙法。

## 四、《外科经验方》

　　《外科经验方》，1卷，为外科方书，大约刊于明嘉靖七年（1528）。分述肿疡、溃疡、疔疮、乳痈、瘰疬、咽喉口齿、囊痈、下疳、痔疮、便毒、悬痈、臁疮、汤火疮、小儿丹毒诸病的一些外科验方。其内容与《外科心法》《外科发挥》两书的内容互有参差。

# 五、《外科枢要》

《外科枢要》，4卷，刊于明隆庆五年（1571）。前3卷为医论，卷一主要论述疮疡的脉证、治法、方药及针法，共21论，卷二、卷三以病证为纲，论述32种常见全身各部疮疡病证，并附治验。卷四论述疮疡各证的方剂和加减用药。本书先明疡科诊断、疮疡二十六脉的主病及疮疡预后善恶；继之总述疮疡的病因；进而详论脑疽、耳疮、瘰疬、时毒、痄腮、发背、乳痈、乳岩、结核、疔疮、肺疽、肠痈、腹痈、流注、鹤膝风、赤白游风、疥疮、附骨疽、翻花疮、臀痈、囊痈、痔疮、脱肛、臁疮、脚发、脱疽等四十余种疮疡痈瘤之病证。从头至足，从外至内，人体各部位疮疡证尽悉括之，可称为疡科全书。其论病，条理分明，辨证精详，方药合宜，且能发挥前人之所未发。所附各症治验，虽据辨证，温清补消诸法皆用，但以补益为多。

# 六、《疠疡机要》

《疠疡机要》，3卷，为麻风专著，约刊于明嘉靖八年（1529）。此书是中医学第一部关于麻风病的专著。薛己遵《内经》之旨，对疠疡论述比较详尽，其治法亦比较全面。上卷，论疠疡之本证、变证、兼证、类证之治，并于各证之末附载治验；中卷，为续治诸证，皆为治验；下卷，为各证所用方药。此书首论疠疡（麻风病）的病因、病机、病位、治则，次论疠疡各类证候治法。此书对疬疡（麻风病）的本症、变症、兼症与类症的辨证治疗等，予以全面阐论和辨析。尤其可贵的是，本书收载疬疡（麻风病）治疗验案较多，对治疗方药分别作了介绍，论述的病候条目比较清晰。书中所载医案，甚为精当，内治外治之法悉备。所载方药如大枫子膏等，一直受后世医家的重视，对麻风病的论治有一定参考价值。

## 七、《女科撮要》

《女科撮要》，2卷，为薛己的妇产科专著，刊于明嘉靖二十七年（1548）。此书重点讨论妇产科临床诸病的病因病机、诊断与治疗，论述精详，施治恰当，疗效显著。特别是所附医案，均为临床治疗行之有效的典型治验。有的病证所附医案多达10余例，可谓"述其病源，详其脉候，著其方，验有所得"。上卷所论多是妇科临床常见病证治，如论经、带诸疾及妇人乳痈、阴疮等杂病。一般先论病源，引经据典，结合自己所掌握的医学理论，较为详细地阐述其病因、发病机制、临床表现、证候类型、治疗原则，以及一些选方用药。每一病后均附有治验病例，强调理论与实践的结合。所论病证有经候不调、经漏不止、经闭不行、带下、血分水分、小便出血、热入血室、师尼寡妇寒热、历节痛风即白虎历节风、流注、瘰疬、乳痈乳岩、血风疮、臁疮、阴疮、交接出血、阴挺、阴痒、阴虫，共载治方34首，附方并注两法。下卷所论，多是产前、产后诸疾的证治。其内容包括保胎、小产、保产、子死腹中、胎衣不下、交骨不开、阴门不闭、子宫不收、产后腹痛、产后血晕并失血、产后发痉、产后便血、产后大便不通、产后寒热、产后咳嗽、产后疟疾、产后泻痢证治，附方并注81方。薛己善用温补而尤重脾肾的特点，在本书中也有突出体现。

# 八、《校注妇人良方》

《校注妇人良方》，为薛己对陈自明《妇人大全良方》的校注。《妇人大全良方》成书于南宋嘉熙元年（1237）。原书224卷，共分调经、众疾、求嗣、胎教、妊娠、坐月、产难、产后八门。每门下列数十病证。计载论260余则，而于论后附方。其内容，前三门论妇科诸疾；后五门为产科，从胎儿形成、发育、妊娠疾病、分娩，直至产后诸疾均有论述。其内容广博，基本反映了宋以前妇产科方面的主要成就。陈自明论理精详，条目清晰，内容繁而不杂，简而有要；且编次井然，科学合理。书中对经、孕、产、带等八门所属诸疾，均先明生理、病机，而后分述诊断、治疗，以及防护等。陈自明在许多问题上的观点和认识，均对后世有着重要影响和启发。到明代本书已有佚篇，于嘉靖年间薛己校对补注，再版刊行，改名为《校注妇人良方》，增加候胎、疮疡两门，补入大量的注文，附有个人治验医案和方剂。书中所加按语，不局限于对原书文字的考订，而是着重发挥薛己自己的学术主张，并增入大量薛己的验案（原书附有医案48例，薛己增至530余例）。治方部分删去原书600余方，增入260余方。该书流传甚广。

# 九、《正体类要》

《正体类要》，2卷，为中医学较早的骨伤科专著，刊于明嘉靖八年（1529）。上卷，论述伤科的治疗大法19条，载跌扑损伤、金疮、火烫伤医案65则；下卷，收入伤科用方71首。此书十分重视脏腑气血辨证论治，除外治方药外，尤重内治；强调以调气血、补肝肾为主，行气活血为次，为中医骨伤科理论奠定了基础。所载方药，如接骨散、花芯石散、外治经验方等，一直被后世医家所推崇。此书对后世影响较大，清代《医宗金鉴·正骨心法要诀》即以此书为蓝本。

# 十、《口齿类要》

《口齿类要》，1卷，为口腔和喉科专著，刊行于明嘉靖七年（1528）。主要论述茧唇、口疮、齿痛、舌症4种口齿疾患，及喉痹、喉痛、骨鲠等喉科疾患；涉及耳及皮肤病，每病先述生理、经络联属，次及病机、分证论治，并有附方69首及治疗验案。薛己继承前人经验并述个人见解，重视脾胃不足对口齿疾患的影响，治疗多用补中益气汤、归脾汤、六味丸和八味丸等。所载医案，辨证精详、有理、有法、有方、有药。在治证中方法灵活，有常有变，体现了薛己擅长温补的学术特点，如医案中用补益脾肾之剂者甚多，并告诫医者临证不要"妄用解毒之药"，以免引起它证。迄今仍是口齿病治疗与研究的重要参考书。

# 十一、《保婴撮要》

《保婴撮要》，20卷，是薛铠、薛己合撰的儿科专著，刊于明嘉靖三十四年（1555）。前10卷正文部分为薛铠原作，主要论述初生儿护养法、儿科疾病的诊断方法，五脏主病及小儿内科杂病证治。其中，所有医案均由薛己补入。卷一，论脐风、虎口三关脉色诊法、小儿护养法及五脏所主证候等。卷二至卷十，论儿科外感和内伤杂病，如急惊、慢惊、五软、五迟、发热、咳嗽、黄疸、呃逆、脱肛、诸淋、遗尿、蛔虫、疝气、不寐、惊悸等。后十卷由薛己本人所作。卷十一至卷十六，论小儿外科诸疾，如肿疡、瘰疬、疮疥、天疱疮、发斑、黄水黏疮、喉痹、腮痈、肠痈、痔疮、五瘤、跌仆外伤、疯犬伤、金木所伤等。卷十七至卷二十，论痘疹诸证。共载病证 200 余种，实为一部儿科全书。该书主要有两个特点：第一，每种疾病之后，均附验案；第二，论病条目清晰，辨证详尽，施治得当。薛己不仅论病详审，而且非常重视小儿护养，强调乳母的健康，其认为"母安子安，母病子病"。对于小儿调治则提出"未病则调乳母，既病则审治婴儿，亦必兼治其母为善"。至薛己则更明确地提出"但疗其母，子病自愈"的见解。认为即使其母无疾，小儿自病，亦可给乳母服药；因药入母乳，则与小儿服药同效。书中所载治验甚多，均系薛己所补，与其论理相得益彰，其医案特点多以温补为主。薛己深受宋代钱乙和陈文中的影响，故书中引此二家之说颇多。

# 十二、《本草约言》

中国中医药出版社出版的《薛立斋医学全书》中载有《本草约言》（包括《药性本草》《食物本草》）一书，书后附有一篇张志斌撰写的《薛氏医学学术思想研究》一文，文中提出《本草约言》是薛己早年著作，但后来发表的《明〈食物本草〉作者及成书考》一文，则认为此乃托薛己之名且为万历以后的伪作。

我们本次研究的结果证明，《本草约言》非薛己著作。我们认为，张氏的部分论据，即今存明刊《薛氏医案十六种》《薛氏医案二十四种》《家居医录》等丛书中，均不见收录《本草约言》，且《药性本草》大量引用薛己之后皇甫嵩《本草发明》（1578）之文，除此以外尚有以下理由：

1. 薛己使用频率较高的部分药物，《本草约言》未载。如薛己使用钩藤达百余次，而《药性本草》未载；薛己最早用土茯苓治疗杨梅疮（即梅毒），而《药性本草》未载；芹菜汁是薛己辅助治疗小儿痘疹的常用饮料，十余个医案均用过，但《食物本草》未载，等等。

2. 重点药物的炮制方法，《本草约言》未载。如薛己常用炮附子，而由于刘、朱学说的影响，时医谈附子色变，"罔敢轻用"（《内科摘要·命门火衰不能生土等症》朱佐顿案）。因此，附子的炮制当大书特书，《本草约言》却仅载有"凡使，童便煮而浸之，以杀其毒，且可助下行之力，入盐尤捷"。制附子法，倒是详见于《疬疡机要》下卷："附子重一两三四钱，有莲花瓣头，底圆平者，先备童便五六碗，将附子先埋热草灰中半日，乘热投童便，浸五七日。揭皮切四块，仍浸二三日。用桑白皮数重包之，浸湿，埋灰大半日，取出切片。检视有白星者，乃用瓦上炙熟，至无白星为度。如急用，即切，火上炙黄，用之亦效"。

3. 另外，薛己医案中曾提到白附子无毒（《外科心法·卷五·风热》），与《本草约言》载"有小毒"有异；防风为风药中之润剂，薛己单用防风制丸治疗崩漏，而《本草约言》未能说明防风治疗崩漏的机理（《校注妇人良方》卷一），等等。

薛

己

学术思想

# 一、学术渊源

## （一）承家学，通诸科

薛己"幼承家学"，儿时即在父亲薛铠的身边，在父亲行医的耳濡目染中学到了许多经验。至其年长，则更是好学不倦。因屡试不第，遂转而肆力攻医。初习外科，尔后以"殚精方书"主疗内、儿科驰名当时。《苏州府志》称薛己"性颖异，过目辄成诵，尤殚精方书，于医术无所不通"。薛己学习勤勉，进取心强，其学术经验以精博著称于时。

## （二）精诸家，究根底

薛己以岐黄之学为宗，旁通诸家之长，于内外妇儿各科无所不晓，于微词要旨都能寻根究底，不辞劳苦。临证治病时，无问大小男女，必定以治本为第一要义。

薛己于数十年临床实践中，对内、外、妇、儿、骨伤、眼、口齿等各科均有较深的造诣，可以说是临床上的一位多面手。从《薛氏医案》中所收各书，足见薛己治学之博，且能在前贤理论、经验的基础上，博取而不泥学；善于独立思考，并能畅抒个人的学术见解。于临床各科中，薛己的外科尤具特色。在明代以前，论治痈疽以"托里内消"较为盛行。薛己认为，痈疽、疮疖均有气血壅滞，辨证当察其表里、虚实，及早治疗，可用内消法。若"毒气已结，勿泥此内消之法，当辨脓之有无、深浅"后确定治法，以合乎临床实际。对于疮疡"五善七恶"说，前人有见四恶即属"不治"之论，薛己则提出疮疡恶证治疗"法当纯补胃气"之论。

## （三）苦钻研，探医理

薛己治学极为刻苦，精研不倦。上自《黄帝内经》《伤寒论》，下至金元四大家的名著，靡不涉猎，并进一步加以研究、整理、充实。尤其是其辞职归乡后，由于看透了世态炎凉，潜心医术，埋头著书立说。其以"蓬头执卷，抽绎寻思，如经生下帷之状"的钻研精神，"上下古今研精覃思"的态度，颇令人感动。

当时，太医院医官升补考试主要是御医、吏目的升补，吏目由医士升补，御医由吏目升补。升补的条件非常严，比如医士升御医，医术优异者，在内廷做满3年，或者外派工作满6年，可以考试升补御医。御医升做院判，则更难。薛己每次均是以第一名的身份得到擢升。从薛己能在较短时间内于太医院快速提升的状况可知，薛己既有深厚的基础，又有刻苦治学的精神。

薛己对许多医学名著，在深入钻研的基础上，加以发挥且勤于著述，为后人留下了卓有价值的医学文献，扩大了学术影响。《薛氏医案》24种，收罗广博，涵盖各科，既有医经、本草、诊法类著作，更有伤寒、内科、妇科、儿科、外科、眼科、骨伤科以及综合性医书，而以临床著作为主；所收各书，绝大部分为各科名著。薛注的多种著作，不是一般的随文敷衍，而是抉微阐幽，引申发挥；并附录了大量薛氏临证经验以资印证，绝非泛泛空谈。薛己结合临床体会的注文，亦格外为人珍视。如《妇人大全良方》校注本，实际上是一部新的妇科著作，刊行后的影响力竟远在陈自明原著之上。

## （四）尊古法，善创新

薛己结合临床实践，敢于提出新的观点。刘完素、朱震亨、张从正之学，在明代医学界广为流传，加之不善学者推波助澜，形成时弊。而当时社会上尤其上层社会，房劳或虚损性内伤杂病多见，苦寒、寒凉之药自不相宜。薛己通过研究，在理论上重视脾胃，注重脾胃与肾命的关系；在治疗上善于温补，对明代以后诸医家逐步深化对肾命的探索有着直接的关系。薛己不失为一位对明代医学发展有较大影响的医家。

薛己治病也有自己的独到观点，认为治病一定要先准确分析病因，用药也不是一成不变地选择古方，而是根据实际病证采取灵活的治法，在古方中加减一两味，这样往往能收到奇效。

薛己的许多治疗观念都很有创意。例如：他认为小儿破伤风是因为脐带传染，可以用烧断脐带的办法来防治。哺乳儿生病，应调养哺乳的母亲；乳母生病，也会传染小孩。婴儿太小，一般很难服药，薛氏父子建议让母亲服药，药从乳传，实现治病效果。

## （五）多临床，传经验

薛己能通晓各科，关键是长期坚持临床实践，仅其著作中的医案就多达三千余例，这在医学文献中是少见的。当然薛己也具备深厚的理论基础和广博的知识。薛己之所以在临床各科均有所成就，有两条不可忽视的因素：首先是他吸取诸家之长，借鉴前人经验。薛己所处的时代，各科均有名著流传于世。如钱乙的《小儿药证直诀》、陈自明的《妇人大全良方》和《外科精要》、王纶的《明医杂著》、陈文中的《小儿痘疹方论》等。薛己不仅学到了前人的经验，而且通过校注有所发挥，为著书立说打下了基础。其次，是他继承家传，全面继承了父亲儿科的诊疗经验，不仅为父亲的著述补充了临床验案，而且增补小儿外科及痘疹等经验，充分反映其儿科学术经验。此外，他还善于著述，将心得体会和经验整理成书。诸如《内科摘要》《外科发挥》《外科枢要》《外科心法》《外科经验方》《疬疡机要》《口齿类要》《女科撮要》《保婴粹要》《正体类要》等，为后人留下了宝贵财富。

## （六）善记录，留医案

薛己治病有很高的疗效，这与其临床多年形成的良好习惯是分不开的。其善于归纳总结治疗经验教训，并将医案传之于世。薛己著作中记录了大量的医案，既有成功的验案，也有各种原因造成不治的教训；既有短期取效者，也有长期治疗者，实事求是地反映了诊疗状况和思路，颇值得后人学习。后世将其著作汇编并以《薛氏医案》命名出版，很多医案都非常经典，代代相传。例如：在女科治疗的医案中，有一位三十五岁高龄的女子即将生产，薛己预料到将会难产，于是用加味芎归汤备用。那女子生产时果真难产，赶紧服用薛己备好的加味芎归汤，得以顺利分娩。此类经验至今仍有实际参考价值。

# 二、学术特色

## （一）重视治病求本

中医理论很早就形成了基本治疗思想和指导原则——治病求本。"治病必求于本"，源于《素问·阴阳应象大论》。此后，由于对治病求本之"本"的认识，历代医家对此不乏仁智之见。因此，梳理一下薛氏之前医家的有关认识和论点，有助于人们明确其理论状况。以薛己著作为本，探讨其理论本源，有助于人们弄清其内涵以及临床认知思路，进而指导实践。

### 1.论"本"诸说

#### （1）"阴阳"为本说

《素问·阴阳应象大论》："阴阳者，天地之道也，万物之纲纪，变化之父母，生杀之本始，神明之府也。治病必求于本。"此文一出，后世以"阴阳"为本者大有人在。例如：朱震亨认为："人或受邪生病，不离阴阳也，病即本此。为工者岂可他求哉，必求于阴阳可也。"（《丹溪心法·治病必求于本》）吴崑曰："天地万物，变化生杀而神明者，皆本于阴阳，则阴阳为病之本可知。故治病必求其本，或本于阴，或本于阳，必求其故而施治也。"（《黄帝内经素问吴注》）然而，阴阳只是抽象化的自然规律，并非实指，以此取代疾病中具体"本"的概念，则失之于泛。

#### （2）"标本"之本说

《素问·标本病传论》云："有其在标而求之于标，有其在本而求之于本；有其在本而求之于标，有其在标而求之于本……不知标本，是谓妄行。"《灵枢·病本》亦有治标、治本之论。至宋·赵佶则说："治病不求其本，何以去深藏之患……盖自黄帝标本之论，后世学者阐以兼治之术，故能智明而功全……诚能由标而探本，斯能由本而明标，五脏六腑之盈虚，血脉荣卫之通塞，盖将穷幽洞微，探赜索隐，而知病之变动，无毫厘之差矣。"(《圣济经·推原宗本》）然而，标本的治疗也不是一成不变的，故《素问·标本病传论》又提出"标本相移"之说，是知标本可互相转化，使矛盾的主次关系发生改变。因此，此处之本不能完全代替治病求本之本。

**（3）"病机"为本说**

刘完素认为："察病机之要理，施品味之性用，然后明病之本焉。治病不求其本，无以去深藏之大患。"(《素问病机气宜保命集·卷上·病机论》）突出了病机为本的观点。虽然病机是辨证立法的基本出发点，但是，不能依此而忽视患者的体质状态等因素。

**（4）"体质"为本说**

《灵枢·阴阳二十五人》按体质特点，将人群分为25种类型。《素问·示从容论》和《灵枢·逆顺肥瘦》论述刺法时，均强调体质的重要性。张仲景处方用药时时注意照顾患者的体质。虽然体质可以决定患者疾病的基本证型，但产生疾病的各种相关因素对证型的影响也是不可忽视的。

**2. 治病求本内涵探析**

**（1）"本"的含义**

何为"本"？《说文》："木下曰本。从木，一在其下。"《汉语大词典》解释为："事物的根源，与'末'相对。"引申为根本、本质和原因。由此可知，治病求本之"本"，应当是指寻求疾病发生的根本原因，弄清疾病的本质。这是中医治病的指导思想和基本原则。

**（2）"本"的寻求**

该如何求本呢？根据上述以及薛己的经验，一是从病因直接求本，二是通过辨证求本。辨证是中医求本的最重要、也是最有用的方法。应重在了解病人脏腑间的整体状况，探求其病变的根本原因，把握其病变的本质。

（3）"本"的治疗

本已求出，应如何治疗？对求得的"本"采取相应的方法施治，就是治本。临床上常用的治法如散寒、清热、化湿、逐水、化痰、健脾、养心、疏肝利胆、滋补肝肾等，都是针对不同的"本"而采取相应的治法，皆是治本。

### 3. 薛己对"治病求本"的理解

薛己十分重视这一治病指导思想，但他没有过多地纠缠在这个"本"的名义上，而是将其"治病求本"的思想和理论，突出反映在其所谓的"本于四时五脏之根"的观点，以及对这个"根"的把握上。他说:《经》云治病必求其本，本于四时五脏之根也。"

薛己"治病求本"思想主要反映在以下两个方面:

（1）本于四时五脏之根

治病求本，就是要探明疾病的本质所在，进而治愈疾病。

要探明疾病的本质，首先要弄清人体的基本规律。中医学认为，五脏是人体的根本，人体是以五脏为中心的五大功能系统相互配合、相互联系所构成的统一有机整体。同时，人生活于自然界中，必然与外界环境密切相连。"人与天地相应"，是中医学始终坚持的基本思想。人体五脏的正常生理活动一方面靠系统本身来维持，同时又受到自然环境的影响。外界环境通过诸多因素作用于人体，其中四时气候对人体生理病理影响最大。《素问·四气调神大论》云:"夫阴阳四时者，万物之根本也。故圣人……与万物沉浮于生长之门。"《素问·宝命全形论》亦云:"人以天地之气生，四时之法成。""人能应四时者，天地为之父母。"为了探讨自然与人体的相互关系，《内经》以五脏作为人体适应四时变化规律的主体，即四时五脏，称作

"脏气法时"，这种思想一直影响着中医学。所以，薛己说"《经》云治病必求其本，本于四时五脏之根也"，是其认识人体疾病本质的出发点。显然，薛己受《内经》思想的影响极深。

薛己强调运用五脏相关理论进行辨证分析，以求疾病之根本。他在《明医杂著》注中说："凡医生治病，治标不治本，是不明正理也。"强调辨证求本、审因论治的重要性。他还说："洁古张先生云：'五脏子母虚实，鬼邪微正，君不达其旨意，不易得而入焉。'徐用诚先生云：'凡心脏得病必先调其肝肾二脏，肾者心之鬼，肝气通则心气和，肝气滞则心气乏，此心病必求于肝，清其源也。'五脏受病必传其所胜，水能胜火，则肾之受邪必传于心，故先治其肾，逐其邪也。故有退肾邪、益肝气两方。或诊其脉，肝肾两脏俱和，而心自主疾，然后察其心家虚实治之。"此处在于说明五脏互相影响，任何一脏的病变，除与本身有关外，还存在他脏的影响，再加上邪正交争，更应详加辨析，方不致误治。如以治疗心病为例，指出肝的疏泄功能对心气通达旺盛的重要性。同时，肾受邪气亦容易影响及心，故而应"先治其肾逐其邪"，说明治病从五脏相关着眼的重要性，也说明辨证要求疾病产生的本源。

人体是一个有机的整体，其生理、病变与自然界气候变化息息相关，薛己以此来说明其对人体五脏系统整体观的认识，重在强调对人体发病本源的把握，通过综合调节人体功能来治疗疾病。只有弄清疾病的本原，才能找出有针对性的治疗方法，取得最佳的治疗效果。正如《四库全书总目提要》所说："己治病，务求本原。"

例如，薛己治疗唐仪部之案：胸内作痛月余，腹亦痛，左关弦长，右关弦紧，面色黄中见青。此脾胃虚弱，肝邪所乘，以补中益气汤加半夏、木香，二剂而愈（《明医杂著·卷之一·枳术丸论》薛按）。

黄为土色，腹痛多属脾，然其面带青色，青为肝色，弦为肝脉，故辨证属肝郁脾虚之证，用补中益气汤加半夏、木香而治愈。充分体现其从脏腑相关出发以求本的思想。

又如，薛己治疗给事张禹功之案：目赤不明，服祛风散热药，反畏明重听，脉大而虚。此因劳心过度，饮食失节，以补中益气加茯神、枣仁、山药、山茱、五味，顿愈。又劳役复甚，用十全大补兼以前药渐愈，再用补中益气加前药而痊（《内科摘要·肝脾肾亏损头目耳鼻等症》）。

薛己引用李杲之语"诸经脉络，皆走于面而行空窍，其清气散于目而为精，走于耳而为听"，并作进一步分析：患者心烦事冗，饮食失节，导致脾胃亏损，心火太盛，百脉沸腾，邪害孔窍而失明；而且脾为诸阴之首，目为血脉之宗，脾虚则五脏精气皆不能上承。因此，必须予以补中益气法。若不察病本，仅用祛风散热治标之法则无济于事。所以薛己感叹说："若不理脾胃，不养神血，乃治标而不治本也。"可见，薛己不愧为善于求本治者。

**（2）人以胃气为本**

薛己对"治病求本"的理解，是从重视人体正气角度出发的。外感邪气、饥饱不调、劳倦过度等损伤脾胃，是导致元气不足而引起疾病的根本环节；疾病产生的关键是脾胃虚损，故而特别阐发脾胃的重要性，强调"胃气为治病之本"。

《内经》提出"有胃气则生，无胃气则死"。《脾胃论》强调"脾胃内伤，百病由生"。薛己在前人思想基础上，加以继承发挥说："《内经》千言万语，旨在说明人有胃气则生，以及四时皆以胃气为本。"（《明医杂著·拟治诸方》薛按）他又进一步指出："人以脾胃为本，纳五谷精液，其精者入营，浊者入胃，阴阳得此，是谓橐籥。故阳则发于四肢，阴则行于五脏；土旺四时，善载乎万物，人得土以养百骸，身失土以枯四肢。"盖脾胃为人体后天之本，水谷之消磨运化全赖于此，精微气血之化生全在于此，五脏六腑之营养全依赖脾胃之气的强盛，所谓"中土以灌四傍"。以人身之正气而言，虽根于先天之肾命，然不断充养全在脾胃，而正气之盛衰与人体抗御外邪，祛除疾病，维护健康是至关重要的。以此言之，治病之根本即在于恢复正气，补养脾胃就成为治病之根本，所以薛己提出"胃为五脏本原，人身之根蒂"。

薛己还在其多种著作中，反复强调李杲的观点，强调"胃为五脏之根本"，"胃乃生发之源，为人身之本"，并言"脾胃为之表里，藉饮食以滋养百脉者也"（《妇人大全良方·卷六·妇人血风攻脾不能食方论》）。脾胃是后天之本，人体生理功能的正常运行、机体的健康，均赖脾胃为之主持，否则疾病由生。所以，薛己说："人之一身，以脾胃为主。脾胃气实，则肺得其所养，肺气既盛，水自生焉；水升则火降，水火既济，而成天地交泰之令矣。脾胃一虚，四脏俱无生气。"并再次强调，"东垣先生著《脾胃》《内外伤》等论，谆谆然皆以固脾胃为本"（《内科摘要·卷上·饮食劳倦亏损元气等症》）。

由于"胃为五脏之根本，胃气一虚，诸症悉至"（《外科枢要·卷三·论足跟疮》）、"胃气一虚，五脏失所，百病生焉"（《女科撮要·卷下·产后咳嗽》），即胃气不足是发病的关键。因此，治疗之法当以胃气为本，调理脾胃就是治本之法。

如薛己治疗光禄高署丞之案：脾胃素虚，因饮食劳倦，腹痛胸痞。误用大黄等药下之，谵语烦躁，头痛喘汗，吐泻频频，时或昏愦，脉大而无伦次。用六君子加炮姜四剂而安。但倦怠少食，口干发热，六脉浮数。欲用泻火之药。余曰：不时发热，是无火也；脉浮大，是血虚也；脉虚浮，是气虚也。此因胃虚五脏亏损，虚症发见。服补胃之剂，诸症悉退。

薛己善于搜寻病因，抓住疾病本质，不为假象所迷惑，处方用药如矢中的，故有桴鼓之效。若只凭痞满或谵语烦躁、口干发热之象，而用大黄之类或泻火之药，则是"虚虚实实"了。薛己慨然曰："治标不治本，是不明正理也！"

综上可知，脾胃为人体后天之本，水谷之消磨运化全赖于此，精微气血之化生全在于此，五脏六腑之营养全依赖脾胃之气的强盛，所谓"中土以灌四傍"。以人身之正气而言，虽根于先天之肾命，然不断充养全在脾胃，只有正气充盛，才能祛邪于外，维持人身之健康。以此言之，治病之根本即在于恢复正气，调节人体自身的固有机能，补养脾胃就成为治病之根本，所谓"助胃壮气为主，使根本坚固"。这一思想贯穿于薛己对各科疾病的治疗中。正如沈启原序其《疠疡机要》所说："内外殊科，其揆一也。故其视病不问大小，必以治本为第一义。"也正因如此，方有"无急效，无近期，纾徐从容，不劳而病自愈"的卓效。毕竟脾胃为其他四脏的生化之源，"脾胃一虚，四脏俱无生气"。所以，薛己论治诸病，时时强调"治者毋伤脾胃，毋损气血，但当固根本为主"（《外科枢要·卷三·论臀痈》）。

## （二）阐发脾胃元气论

薛己在《内经》有关脾胃理论和李杲脾胃学说影响下，继承王冰、钱乙之说，形成了自己独到的学术思想，即重视脾胃、肾命，而以脾胃为主。治疗上着重调理脾胃，兼顾滋补肾命，长于温补，用药多为补中益气汤，随证选用六味丸、八味丸。

自李杲提出脾胃元气论后，脾胃与元气的关系就成为脾胃学说的一个核心内容。薛己受其影响，对脾胃与元气的关系也有深刻体会，做了进一步发挥。

### 1. 脾胃元气之论

元气是人体生命活动的原动力，是生命之本。只有元气充沛，脏腑功能才能健旺，身体健康。可见，元气在人体中至关重要。元气由先天之精所化，更依赖水谷精气补充而旺盛。水谷精微的产生依靠脾胃运化，由此可见脾胃的重要性。

### （1）李杲肇其端

关于脾胃与元气的关系，李杲已有发明在先，论之亦详，名之曰"脾胃元气论"，此乃脾胃学说的一个中心内容。李杲从脾胃立论，反复强调脾胃是元气生发输布的根本。如《脾胃论·脾胃虚实传变论》说："元气之充足，皆由脾胃之气无所伤，而后能滋养元气。"《脾胃论·脾胃虚则九窍不通论》也说："真气又名元气，乃先身生之精气也，非胃气不能滋之。"人体诸气发挥着不同的生理功能，归根到底都是出于脾胃元气。如果脾胃受伤，元气就失去来源而产生疾病。正如《脾胃论·脾胃虚实传变论》所云："脾胃之气既伤，而元气亦不能充，诸病之所由生也。"李杲明确提出，脾胃是元气之根，元气为健康之本，内伤脾胃就会百病由生。因此，其治疗概从健脾升发元气着手。薛己继承这一思想，并加以发扬光大。

### （2）薛己倡脾胃元气说

薛己认为，人体后天生化之源当属脾胃，土为万物之母，故自然界非土不能长养万物，人体脾胃五行属土，中土以灌四傍，只有脾胃昌盛，人身之五脏六腑、四肢百骸、五官九窍才能得到滋养。他说："人以脾胃为本，纳五谷，化精液。其清者入荣，浊者入卫，阴阳得此，是谓之橐籥，故阳则发于四肢，阴则行于五脏。土旺于四时，善载乎万物，人得土以养百骸，身失土以枯四肢。"（《明医杂著·医论·丹溪治病不出乎气血痰郁》薛按）在论述疾病之病机时，十分强调从脾胃之虚分析。他曾说："内因之症，属脾胃虚弱。"又说："设或六淫外侵而见诸症，亦因其气内虚而外邪乘袭。"（《校注妇人良方·卷一·精血篇论》）说明不论内伤外感引起的疾病，都与脾胃虚损有关。此论发展了李杲学说。

另外，薛己还指出，就虚证而言，虽与肝、脾、肾有关，但与脾土受损关系尤为密切。他说："大凡足三阴虚，多因饮食劳役，以致胃不能生肝，肝不能生火，而害脾土，不能滋化。"（《内科摘要·卷上·饮食劳倦亏损元气等症》）也扩展了李杲所论的范围。

### 2. 补脾胃化元气

薛己不仅突出了脾胃盛衰在生理与病变上的重要性，而且在此基础上强调了不论内伤或外感都存有补法，重视调理脾胃、补益中气，以化生元气："若脾胃先损者，当以补中益气为主。"又说："若人元气不足……宜补中益气汤主之。"(《明医杂著·备用要方（暑症）》薛按)元气损伤而致的病症也可用补中益气法，但补脾胃阳气即可愈病，即薛己所谓"审系劳伤元气，虽有百症，但用补中益气汤，其病自愈"(《内科摘要·脾胃亏损疟疾寒热等症》)。

### （1）补可用于常

虽然《素问·至真要大论》有"坚者削之，客者除之"的治疗原则，但若病久虚赢，或元气素弱者，"当固本为主"。根据李杲的经验，饮食自伤，医多妄下，导致清气下陷，浊气不降，可产生胀满之病。其关键是胃脘之阳不能升举，其气陷入中焦，当用补中益气。按李杲的观点，只要能使浊气得降，则不治自安。薛己推论说，有饱食导致崩漏者，是"因伤脾气，下陷于肾，与相火协合，湿热下迫而致"，因此，应该用甘温之剂调补脾气，则"血自归经而止矣"(《明医杂著·医论·丹溪治病不出乎气血痰郁》薛按)。在伤寒时气病等大病后，因谷消水去，精散卫亡，多导致便利枯竭，此时应当补中益气为要。"盖脾为中州，浇灌四傍，为胃行其津液者也。况大肠主津，小肠主液，亦皆禀气于胃，胃气一充，津液自行矣"(《明医杂著·医论·伤寒时气病后调养》薛按)。

薛己还秉承李杲之论，认为内伤发热，是因饮食失节，劳役过度，而损耗元气，阴火得以乘其土位，故翕翕然而发热，所以宜用补中益气汤升其阳。

### （2）养正邪自除

薛己认为，元气之充盛在疾病恢复过程中具有重要作用。因此，若病程已久，就须大补脾胃为主，"盖养正邪自除也"(《明医杂著·疟疾》薛按)；即便是食积痞块，也不可贸然攻击。他说："大凡食积痞块症为有形，所谓邪气胜则实，真气夺则虚，惟当养正则邪积自除矣。虽云坚者削之，客者除之，若胃气未虚，元气尚实，乃可用也。或病久虚赢，或元气素弱者，亦当固本为主，而佐用前法，不然反致痞满不食，而益其病矣。"（《明医杂著·枳术丸论》薛按）可见，薛己受张元素等医家的影响甚深。他还体会到，"若人脾胃充实，营气健旺，经隧流行，而邪自无所容"（《明医杂著·风症》薛按）。所以，治病的目的就是健运脾胃，恢复元气。

### （3）重补不拘泥

①审因论治：薛己虽然强调外感内伤都与脾胃虚损有关，并且重视补益中气，但非唯补论者，他也十分重视审因论治。如其论述咳嗽的治疗方法，"若风寒外感，形气病气俱实者，宜用麻黄之类，所谓从表而入自表而出；若形气病气俱虚者，宜补其元气，而佐以解表之药，若专于解表，则肺气益虚，腠理益疏，外邪乘虚易入，而其病愈难治矣。若病日久，或误服表散之剂，以致元气虚而邪气实者，急宜补脾土为主，则肺金有所养而诸病自愈"（《明医杂著·咳嗽》薛按），确属经验之谈。

②据证用药：在补脾胃化元气的治疗中，薛己不单纯使用补中益气汤，还强调用药的灵活性，如疟疾属饮食所伤者，用六君子汤为主；劳伤元气引起者，应用补中益气汤为主；若劳伤元气，又伤饮食，则用补中益气加半夏、茯苓以升补脾胃；若因怒伤又兼伤食，则用二陈、参、术、木香、香附、山栀以补脾平肝。

薛己不仅每每应用补中益气汤，还常常据情选用四君、六君，并加减变化，总以强壮脾胃、化生元气为本。薛己的论说不仅发展了李杲的"脾胃元气论""脾胃内伤学说"，而且推动后世更加重视脾胃。

### 3. 胃气为治病之本

治病求本是中医治病的特色，《素问·阴阳应象大论》说："阴阳者，天地之道也，万物之纲纪，变化之父母，生杀之本始，神明之府也，治病必求于本。"就是要求医者应于错综复杂的临床表现中探求疾病发生的根本，采取针对致病原因的治本方法，这一思想传承至今。

薛己十分重视这一特色，但他是将治病求本的思想和理论突出反映在"本于四时五脏之根"的观点，以及对"根"的把握上。薛己对"治病求本"的理解是从重视人体正气的角度出发的。他非常重视外感邪气、饥饱不调、劳倦过度等损伤脾胃，导致元气不足而引起各种疾病的发病环节，认为疾病产生的关键是脾胃虚损，故而特别阐发脾胃的重要性，强调"胃气为治病之本"。

### （1）胃气为人身之根本

薛己认为，"《内经》千言万语，只在人有胃气则生，又曰四时皆以胃气为本"（《明医杂著·拟治诸方》薛按），还在其多种著作中反复强调"胃为五脏之根本""胃为五脏之本源，人身之根蒂""胃乃生发之源，为人身之本"，并言"脾胃为之表里，藉饮食以滋养百脉者也"（《妇人大全良方·卷六·妇人血风攻脾不能食方论》）。由于脾胃是后天之本，人体生理功能的正常运行、机体的健康均赖脾胃为之主持，否则疾病由生。

### （2）胃气一虚百病生

"胃为五脏之根本，胃气一虚，诸症悉至"（《外科枢要·卷三·论足跟疮》），"胃气一虚，五脏失所，百病生焉"（《女科撮要·卷下·产后咳嗽》），胃气虚衰是发病的关键。如前所述，人之元气虽禀受于先天，而需要后天脾胃化生水谷精气之充养，才能盛而不衰，成为维持人体生命活动的根本动力。若脾胃之气既衰，元气得不到水谷之气的充养，亦随之而衰。由此，则五脏六腑、四肢百骸、五官九窍、十二经脉皆失于滋养而发生各种病变。脾胃虚，则元气衰，则疾病所由生，这是人体疾病发生的关键。

### （3）助胃壮气固根本

脾胃为人体后天之本，水谷之消磨运化全赖于此，精微气血之化生全在于此，五脏六腑之营养全依赖脾胃之气的强盛，所谓"中土以灌四傍"。以人身之正气而言，虽根于先天之肾命，然不断充养全在脾胃，而正气之盛衰于人体抗卫外邪，祛除疾病，维护健康是至关重要的，只有正气充盛，才能祛邪于外，维持人身之健康。以此言之，治病之根本即在于恢复正气，补养脾胃就成为治病之根本"。这一思想贯穿薛己治疗各科疾病中，正如沈启原序其《疡疡机要》所说："内外殊科，其揆一也。故其视病不问大小，必以治本为第一义。"因此，治疗之法当以胃气为本，调理脾胃就是治本之法。

当然，薛己也很重视五脏一体的整体观念。他认为，五脏之中，任何一脏的病变，除与本身有关外，还受诸脏之间生克乘侮、子母相生等多种关系的影响，再加上邪气与正气的交争，更应仔细辨析，方不致误治。他举心病为例，指出肝之疏泄对心气通达旺盛十分重要，认为"肝气通则心气和，肝气滞则心气乏"，因此，"心病先求于肝"，是为清其源头；而肾邪也由于心肾的所胜关系影响心，所谓"水能胜火，则肾之受邪，必传于心"，故而应"先治其肾逐其邪"，说明治病从整体着眼的重要性。但毕竟脾胃为其他四脏的生化之源，"脾胃一虚，四脏俱无生气"。所以，薛己论治诸病，时时强调"治者毋伤脾胃，毋损气血，但当固根本为主"（《外科枢要·卷三·论臀痈》）。

## （三）补益脾肾滋其化源

薛己在脾胃为人身之根蒂的认识基础上，又结合其临床所见杂病中以虚损为多的实际情况，发挥《内经》"化源"之论，总结了补益脾肾、滋其化源的治疗原则和经验，为后世治疗虚损之证独辟蹊径，并丰富和发展了"扶正达邪"的治疗体系。

### 1. 发挥"化源"之说

化源，即生化之源。"化源"之说首见于《素问·六元正纪大论》，该篇曾反复提到此说。例如"必折其郁气，先资其化源"；"必折其郁气，先取化源"等，是从运气的角度讨论五运为六气之化源。后世医家推其义而不用其实，将"化源"之说应用到脏腑的生克制化中，从脏腑生理和病变方面探讨相互间的关系，在治法上多以先后二天立论，将补脾益肾运用到疾病的治疗中。薛己的滋其化源是指疾病的治疗要滋养人身气血精液化生之源。

## （1）补脾土滋化源

薛己认为，人体后天生化之源，当属脾胃元气，土为万物之母，故自然界非土不能长养万物，人体脾胃五行属土，中土以灌四傍，只有脾胃昌盛，人身之脏腑四肢百骸才能得到滋养，通过补脾胃达到补四脏之目的；脾胃为气血之本，脾又是统血行气之经，脾胃与气血密不可分，所以治病必以调补脾胃为主，他说："补中益气以滋化源。"（《内科摘要·脾肺肾亏损遗精吐血便血等症》）凡病属脾胃衰弱所致虚损之证，都可用补脾胃滋化源之法："症属形气病气俱不足，脾胃虚弱，津血枯涸而大便难耳，法当滋化源。"（《明医杂著·枳术丸论》薛按）如其治脾肺亏损的咳嗽、痰喘等症，强调"当补脾土，滋化源，使金水自能相生"；又如，其治疗妇人脾胃久虚而致气血俱衰，月经停闭之证，用"补其胃气，滋其化源"之法。可见，薛己的滋化源实为培补脾胃。

## （2）补肾命滋化源

人体生化之源不局限于后天脾胃，担负精血化生的肾与命门同样是重要的生化之源。正如薛己所说："益气补肺，益精滋肾，皆资其化源也。"（《校注妇人良方·第四十九章·妇人劳瘵各症方论》）人体精血本常不足，再加之生活中各种因素消散劫夺其元真，导致资化失常，则胃气不固，精气滑脱，不能上接阳气，而元气下陷等元气不足之证，非单纯补益脾胃所能取效，应求本于其母，即采取虚则补其母的方法，把治疗范围扩展到肾与命门。因而，薛己把六味丸、八味丸也作为滋化源的方剂。他在《明医杂著注·续医论》中云："所以致病者，皆由气血方长而劳心亏损，或精血未满而纵情恣欲，根本不固，火不归经，致见症难名，虽宜常补其阴以制其火，然而二尺各有阴阳，水火互相生化，当于二脏中各分阴阳虚实，求其所属而平之。若左尺脉虚弱而细数者，是左肾之真阴不足也，用六味丸；右尺脉迟软，或沉细而数欲绝者，是命门之相火不足也，用八味丸。至于两尺微弱，是阴阳俱虚，用十补丸，此皆资其化源也。"可见，薛己滋化源的另一含义是补肾与命门的真阴真阳。如《四库全书总目·医家类》所说："然己治病务求本源，用八味丸、六味丸有补真阳真阴，以滋化源。"

上述可知，薛己滋化源之论重在实脾胃，但他对滋化源的具体治疗方法并不局限于脾胃。脾胃为其他四脏的生化之源，脾为后天之本，肾为先天之本，所以脾胃与肾命皆为化源。在治疗方面，可以虚者补其母，以滋化源。

### 2. 重视脾肾互济

脾与肾在生理上互济资生的关系早在《内经》即有较深刻的认识。如《素问·五脏生成》云："肾之合骨也……其主脾也。"《素问·上古天真论》也说："肾者主水，受五脏六腑之精而藏之，故五脏盛，乃能泻。"后世医家对此多有研究，如许叔微认为脾胃的消化须有肾气的鼓动；严用和认为脾土需要肾气的熏蒸；刘完素指出水土相合才能化生万物；李杲认为脾肾俱主生化而为人身之根本等，使这一理论有了长足的发展。

秉承上述，对于脾肾二脏，薛己尤有研究，也非常重视二者的关系。他说："真精合而人生……是人之身亦借脾土以生。"（《保婴撮要·序》）推究其原因，土为万物之母，在人体脾胃为中土，为气血生化之源，是气机升降之枢纽，后天之本也。肾主骨，藏精，生髓，寓真阴真阳，为元气之根、先天之本，人身脏腑气血皆赖肾气之温煦，才得以长养发育生生不已。脾主运化水谷精微，须肾中阳气的温煦方能生化无穷；而肾精亦有赖于水谷精微的不断补充与化生。脾与肾相互资生，互相促进，息息相关。在发病上亦相互影响，共同致病，甚至存在一定的因果关系，尤其脾病传肾是产生疾病的重要原因。

薛己滋其化源，对于补益脾胃、肾命，并非分别应用，而是认为二者之间有着互为因果的密切关系，而且在临床上脾肾兼亏的病证更为多见。因此，他根据肾、命门与脾胃的关系，常常脾胃、肾命并治，故常用补中益气汤、十全大补汤、六味丸、八味丸等综合调理。如他在论述"劳瘵"的治疗时说："大抵此证属足三阴亏损，虚热无火之症，故昼发夜止，夜发昼止，不时而作，当用六味地黄丸为主，以补中益气汤调补脾胃。若脾胃先损者，当以补中益气汤为主，以六味地黄丸温存肝肾，多有得生者。"表现出薛己先后二天并重的思想，这对后世李中梓的先后天论有很大影响。

五脏六腑在生理上息息相关，在发病中相互影响，故治疗亦可相互调节，达到不治之治的目的。薛己注重先后二天就是运用五行生克之理，根据脏腑之间的生化关系，确立治则治法，充分体现了其治病求本的思想。

### 3. 滋化源的用药经验

薛己将调补脾胃、肾命，滋补化源的治疗方法广泛应用于虚损病症的治疗，积累了丰富的经验，堪为后世师法。

#### （1）补中益气，滋其化源

薛己认为，病由脾胃虚弱所引发者，均可用补中益气以滋其化源之法。

①补中益气汤滋补化源：如老弱之人，脾胃虚衰而致津血枯涸，大便困难，当补中益气以生阴血；肝木克制脾土，导致脾土不能生肺金之咳嗽，需补中益气以资化源；即便是肾经亏损之久咳，以午后为甚者，亦用补脾土、滋化源之法；发热吐血者，宜补中益气以滋化源；脾胃久虚，气血不足之闭经，需补益脾胃以化生气血，其经自行；小儿骨脉不强，肢体痿弱，总归脾胃虚弱，必先以脾胃为主，俱用补中益气汤以滋化源，如此等等。

②补中益气汤加味滋化源：既有脾胃虚弱，有兼他证，则需在补中益气汤基础上灵活变化方能取得最佳疗效。如，脾胃亏损，元气下陷，与相火湿热所致之崩漏，用补中益气加防风、芍药、炒黑黄柏，间以归脾汤，调补化源，则血自归经；脾气虚弱而不能生肺之带下，因误用祛风方药，损伤诸

经，补中益气加茯苓、半夏、炮姜以滋化源；疮疡兼见小便短而色黄者，用补中益气汤加山药、麦门、五味，以滋化源，取其阳能生阴之义。

### （2）补真阴真阳滋化源

薛己认为，病有属于真阴、命火不足，或阴阳俱虚所致者，则需求本于肾和命门。凡是左肾真阴不足，出现左尺脉虚弱，或细数者，用六味丸；凡是命门相火不足，出现右尺脉迟软，或沉细而数欲绝者，用八味丸；凡是真阴真阳俱虚，出现两尺微弱者，用十补丸。需要指出的是，此类病症俱不可轻用黄柏知母类，足见薛己十分重视肾命真元。

### （3）脾肾同补滋化源

虽然肾与脾二脏，一为先天之本，一为后天之本，但是，后天赖先天为之主，先天赖后天为之资，二者互根互济，共同成为脏腑气血化生之源。因此，一旦出现脏腑气血化生不足的病症，则应求之于脾肾二脏。而且，由于先天生后天，后天生先天，故而治疗虚损病证时采用脾肾同补的方法，以资其匮乏的化源。

①补中益气汤与六味丸并用：此为薛己应用最多之法。盖因脏腑虚损之病多由脾肾化源不足所致。如痨瘵由足三阴亏损，虚火内动所引发，而非外因所致者，皆宜六味丸、补中益气汤，"滋其化源，是治本也"（《内科摘要·劳瘵》）。肾开窍于二阴，故大小二便的正常与否与肾有密切关系，肾之精血不足可致大便秘塞不通。薛己认为，此种便秘与脾肾二脏化源不足俱有关系，因此选用六味地黄丸、补中益气汤以滋化源（《疬疡机要·兼症治法》）。

由于脾肾俱虚所致的中风之病，薛己亦用滋化源法，选用补中益气合六味地黄丸并补脾肾（《明医杂著注·风症》薛按）。

妇女之月经不调，常由脾土不能生肺金，肺金不能生肾水，肾水不能生肝木所致，故而当滋其化源，以补中益气汤与六味地黄丸同用（《女科撮要·卷上·经候不调》）。

对于妇女因肝经气血亏损所致的瘰疬，薛己认为也是脾肾化源不足引起，故当滋化源，用六味地黄丸、补中益气汤（《女科撮要·卷上·瘰疬》）；肾气不足导致的下窜等症，有因脾肺虚而不能生肾水引起者，薛己用补中益气汤、六味地黄丸以滋化源（《保婴撮要·卷一·肾脏》）；可知薛己洞见病源，治法精当，故疗效卓著。

②补中益气汤、六味丸加味滋化源：由于脏腑虚损之病，常兼夹邪气或伴见其他病机，必兼治才能取效，故需在原方基础上加味。如，肾经阴火上炎而刑克肺金所致的咳嗽，薛己以六味丸加麦门、五味、炒山栀及补中益气汤，既能滋肾水清火邪，又能培土生金、养阴敛肺，以收滋其化源之效（《内科摘要·脾肺亏损咳嗽痰喘等症》）；由于脾肺虚弱，不能化生肾水所致的小便赤短不利之症，薛己用补中益气、六味丸加五味以滋化源，均反映了薛己重视脾肾并补以滋化源的特色。

此外，薛己还将补脾胃和益肾水不同时间用药，以更好地实现滋其化源之治。如，薛己治疗脾土虚弱而不能生肺金，又有阴火刑克肺金的咳嗽，即采取朝服补中益气加山茱、麦门、五味，夕服六味地黄加五味子的方法，以滋其化源。

### （四）阴阳水火分治肾命虚损

《难经·三十六难》指出："肾两者，非皆肾也，其左者为肾，右者为命门。"自此以后，医家对肾和命门的认识代有发挥，而见解各有不同。薛己兼取《难经》、王冰和钱乙之说而进一步发挥，形成了较为合理的肾命观。

#### 1. 肾命分主阴阳水火

王冰在注释《素问·至真要大论》时提出："大寒而甚，热之不热，是无火也；大热而甚，寒之不寒，是无水也。倏忽往来，时动时止，是无水也。"并指出其治疗原则是"益火之源，以消阴翳；壮水之主，以制阳光"，但所论仍显笼统。受王叔和《脉经》的影响，薛己结合临床实际，将脉诊中的左右尺脉分主肾和命门，并以此来阐发肾和命门之病症及其治疗思路。在王冰水火有无之说的基础上，认为两尺所主的肾和命门各有阴阳水火，临证必须分辨清楚。他说："二尺各有阴阳，水火互相生化，当于二脏中各分阴阳虚实，求其所属而平之。"因此，对于无水无火的治疗方药六味丸、八味丸，他认为应根据患者的具体脉象而选用。即所谓："左尺脉虚弱而细数者，是左肾之真阴不足也，用六味丸；右尺脉迟软，或沉细而数欲绝者，是命门之相火不足也，用八味丸。"其说较前人更具实用价值。

### 2. 壮水益火互相化生

肾命水火不足，是薛己所治病证中最为常见的情况。因此，在其著作中以调补肾命水火的病案居多。

#### （1）水亏火衰之因

为突出以调补为治疗肾命虚损诸证的主要方法，薛己就造成肾、命门虚衰的原因做了总结。他说："其所以致疾者，皆由气血方长，而劳心亏损，或精血未满，而纵情恣欲，根本不固，火不归经。"（《明医杂著·卷三·续医论》薛按）因此，肾命之病多为不足。薛己还强调，由此导致的肾命虚损之病，其见症多端，且常难以名状，但总以尺脉为主要诊断依据。

#### （2）调补阴阳水火

对肾命虚损诸证的治疗，薛己重视阴阳水火的调补，将《金匮要略》的八味丸与《小儿药证直诀》的六味丸，广泛运用于治疗杂病，对后世有很大影响。对肾水不足，阳无所化，而致虚火妄动者，用六味地黄丸补之，使阴旺阳化；若命火不足，阳不生阴，阴亏而致虚火内动者，用八味地黄丸补之，使阳旺阴生。

①命火虚衰之治：薛己认为，命门火衰总以右尺脉虚为突出特点，此为诊断指标之一。命门火衰的临床表现虽有不同，但总宜益火之源，应用八味丸为主。

薛己常常以命门火衰，火不生土，脾胃虚寒之病论治为主，故其所举病案多为此类病症的验案。如其论八味丸的主治病症："命门火衰，不能生土，以致脾胃虚寒，饮食少思，大便不实。"（《明医杂著·卷六·附方》薛按）以此来补火生土，实现治病目的。所以他认为此乃"益火之源，以消阴翳"之药，以之广泛运用于各科杂病的治疗中，诸如咳嗽痰喘、风症、痢疾、泄泻、骨蒸、经候不调、疬疡及变证、口舌生疮等等，均取得了显著效果。至于命门火衰，脾土虚寒之发热（假热），薛己同样使用八味丸调治，突出体现了薛己重视脾与肾关系的思想。

当然，对于命火虚衰，下元冷惫，阳事不举，夜多小便，或脐腹疼痛之证，薛己更是应用八味地黄丸益火之源以消阴翳。

②肾水不足之治：肾水不足可致许多病症，临床表现不一。如肾水不足而心火炽盛者，肾水亏损不能生肝血者，等等。薛己抓住肾水不足这一病机关键，主要予六味丸治疗。当然，薛己亦注重病证之兼夹病机，而间有用加减八味丸、六味丸加味者。

有单用六味地黄丸为壮水者。如肾水亏涸不胜心火，而喜笑不休者，用六味地黄丸壮水之主（《明医杂著·附方》薛按）；瘰疬之病，午、未时潮热者，乃肾水不足、心经虚热，用六味丸壮水之主，以制阳光。

有单用六味地黄丸壮水以生肝血者。如瘰疬之病，寅、卯、辰时潮热者，属肾水不足、肝经燥热，用六味丸补肾水以生肝血。

有单用六味地黄丸壮水以滋五脏化源者。如"大凡潮热、发热、晡热者，五脏齐损也，须用六味丸"（《明医杂著·卷一·瘰疬》薛按）。

有用加减八味丸（即六味丸加肉桂一两，五味子四两）者，以之治疗肾水不足，虚火上炎，发热作渴，口舌生疮，或牙龈溃蚀，咽喉作痛，或形体憔悴，寝汗，发热，五脏齐损等症（《口齿类要·口疮》薛按）。

有用六味丸加味者。如肾水亏损，虚火燔灼所致之咳嗽吐血，热渴痰盛，盗汗，遗精等症，用地黄丸加麦门、五味（《明医杂著·卷一·瘵瘵》薛按）。

此外，亦有以六味丸配合他方标本并治者。如禀赋肾水不足，又遇误治，以致肝木失养，血燥火炽，导致左胁下流注，左尺脉数而无力，左关脉弦而短者，用六味地黄丸以滋肾水，配合九味芦荟丸以清肝火（《保婴撮要·卷十二·流注》）。

可见，薛己断病准确，用药精当，不愧为行家里手。

综上所述，薛己有关肾命的观点未能超越《难经》的左肾、右命门之说，但他常以六味、八味调治肾命阴阳、水火，治肾水不足的方法，则与金元时期医家迥然相异。在临床实践中又主张力避知、柏的苦寒泻火，强调肾命中阴阳的互相生化，用药以温补为主。

## （五）虚损责于足三阴之论

薛己论虚损之证，必求责于足三阴虚。所谓足三阴虚是薛己概括肝、脾、肾之虚而言。薛己虽常提及阴虚，但其所谓阴虚，则是指脾虚。他说："阴虚乃脾虚也，脾为至阴。"（《内科摘要·饮食劳倦亏损元气等症》）可见，薛己言阴虚，并非指津液、精血不足之谓。因此，其论治虚损之证，常从调补脾、肾、肝入手。

### 1. 足三阴虚之病因

关于三阴虚之病因，薛己指出："大凡足三阴虚，多因饮食劳役，以致肾不能生肝，肝不能生火而害脾，土不能滋化，但补脾土，则金旺水生，木得平而自相生矣。"（《内科摘要·卷上·饮食劳倦亏损元气等症》）除后天因素外，先天禀赋不足亦为重要病因，这在儿科病症中尤为明显。如薛己认为，多骨疽"乃禀赋足三阴虚羸之症也，当滋补元气"（《保婴撮要卷十四·多骨疽》）。他如小儿吐血、咽痛、臀痛等，均可求责于禀赋不足。另外，薛己还强调，房事不节是导致三阴虚的重要因素。如，"酒色过度，亏损足三阴"（《明医杂著·续医论·喘胀》薛按）；又如，"感于房劳过度，亏损三阴，治法又当以固本为主"，等等。

上述致病因素，均可导致足三阴之阴阳气血的不足，出现以病气形气俱不足为特点的病症，即薛己所谓"大凡杂症属内因，乃形气病气俱不足"的虚损之病。

### 2. 足三阴虚之病证

虽然足三阴虚病的核心是阴阳气血不足，病变以虚损为多，但由于肝脾肾三阴经涉及脏腑组织器官较多，病机变化复杂。因此，在临床上病种不一、症状繁杂。就其著作所列病案来看，属于内科的病证主要有咳嗽、喘胀、耳鸣、头眩、小便不禁、大便秘结、痨瘵等；外科病证主要有脱疽、脚发、臁疮、痔疮、足跟疮、悬痈、痫疽等；妇科病证主要有月水不调、妇人骨蒸、血风劳气、足跟疮肿等；儿科病证主要有臀痈、多骨疽、囊痈、盗汗、吐血、头面疮等；还有口腔科的齿痛、疠疡（麻风病）等。可见，薛己所认识的足三阴虚损病症广泛，涉及内、外、妇、儿、口齿各科，且表现复杂。因此，需要在临证时把握根本，结合各科特点，根据病人实际情况制定恰当的方法实施治疗。

### 3. 足三阴虚之辨治

薛己在调治足三阴虚损病症时，不为其复杂多样的病症表现所惑，能从繁杂的病变中抓住根本，在治疗上从根本出发，常能收到满意疗效。关于虚损的治疗原则，薛己指出："大凡杂症属内因，乃形气病气俱不足，当补不当泻。"又说："凡人饮食劳役起居失宜……此乃形气病气俱属不足，法当纯补元气为善。"（《内科摘要·卷上·饮食劳倦亏损元气等症》）由此可见其重视调补足三阴的思想。薛己总结其治疗思路时说："余谓足三阴亏损，用补中益气加麦门、五味及加减八味丸而愈。若人少有老态，不耐寒暑，不胜劳役，四时迭病，皆因少时气血方长，而劳心亏损；或精血未满，而御女过伤，故其见症难以悉状，此精气不足，但滋化源，其病自痊。又若饮食劳役、七情失宜，以致诸症，亦当治以前法。"(《内科摘要·卷下·脾肾亏损头眩痰气等症》)可见，薛己虽然明确区分了导致虚损的病因，但治疗时却从致病的关键病机出发，重在补益，且其用方较为集中。

### （1）调三阴虚脾为关键

对于虚损之证，薛己十分强调肝、脾、肾三脏的调治，而三者间尤以脾土为关键环节。在足三阴虚中，他尤为重视足太阴之虚。他说："禀赋肝脾肾三经之症，此形气病气俱虚者，当先调脾胃为主。"(《保婴撮要·卷十三·鹤膝风》)

薛己一再强调，人以脾胃为本，"五行之中，土能生物，是人之身亦借脾土以生"(《保婴撮要·序》)，"气血筋骨皆资脾土以生"(《保婴撮要·卷二·发搐》)。

因此，一旦脾虚，则气血不能化生，五脏六腑、四肢百骸、五官九窍无以滋养，所谓"脾虚则五脏之精气皆为失所"(《内科摘要·卷下·肝脾肾亏损头目耳鼻等症》)，诸虚百损随之而出，可见脾土虚弱乃虚损的病机关键。

所以，薛己在治疗上多用补中益气汤、四君子汤、六君子汤、八珍汤、十全大补汤等加减，以补中益气汤应用最为频繁。

### （2）三阴虚分气血阴阳

薛己认为，虚损之病虽可统之以足三阴虚，但其中又有分辨，临证需分气血阴阳虚损之别而施治。

①足三阴气虚之治：病见发热、吐血，属足三阴虚所致。以太阴脾土不足为主者，薛己用补中益气法以滋化源。此乃脾气虚，阴火上冲，气不摄血之故，用补中益气汤可使元气充足而阴火敛降，亦能摄血归经。否则，若用寒凉降火，则前症愈甚（《保婴撮要·卷九·吐血》)。

②足三阴血虚之治：妇人过于劳倦，出现足跟热痛，薛己认为足三阴血虚所致，故选用圣愈汤治疗。劳倦伤脾，气血化源不足，导致肝肾阴血

虚不制阳而见足跟热痛，因此，薛己用圣愈汤养阴血，其中以参芪补脾益气以资化源，亦取阳中求阴之义（《校注妇人良方·第五十二章·妇人血风劳气方论》）。

③足三阴气血俱虚之治：患者形体消瘦，伴有发热，其热无规律，不分昼夜。薛己认为，属足三阴气血俱虚所致，故先用八珍加麦门、五味，继用补中益气加麦门、五味，及六味丸治疗而获效。此实寓有滋其化源之义（《外科枢要·卷二·论瘰疬》）。

④足三阴阴精虚之治：足三阴精血亏损，常不能制阳，导致阴火内动，出现内热、晡热、口渴、小便频数等症。故薛己选用六味地黄丸滋补肝肾精血，即所谓壮水之主以制阳光。

⑤足三阴阳气虚之治：若足三阴阳气虚败，可出现恶寒发热，手足俱冷，吐痰，不能食，二便滑数等症，宜用八味地黄丸。脾肾肝之阳气俱虚，不能卫外，肢体无以温煦，津液不化，脾运不健，故可见诸症。因此，选用八味丸益火之源以消阴翳（《校注妇人良方·妇人腰脚疼痛方论》）。薛己还明确指出，足三阴虚寒之症应用金匮肾气丸，皆属此义（《内科摘要·卷下·脾肾亏损小便不利肚腹膨胀等症》）。

⑥足三阴气阴两虚之治：根据薛己经验，临床还常见气虚并有阴虚之证。此为足三阴虚所致，故以补中益气、六味地黄合用，滋化元气，则气阴自足而诸症渐退（《内科摘要·卷下·肝脾肾亏损下部疮肿等症》）。

⑦足三阴气阳两虚之治：临证常可见另一类病情，患者形体丰腴，但劳神善怒、面带红色、口渴吐痰，或头目眩晕，或热从腹起，左三脉洪而有力，右三脉洪而无力。根据薛己经验，此为足三阴亏损，属于气虚、阳虚、虚阳外浮之证，故用补中益气加麦门、五味及加减八味丸，温补脾肾阳气，收摄浮阳。可见，薛己不愧为学验俱富者。

⑧足三阴虚兼夹证之治：患者发生足三阴虚损之变，还常兼夹邪气为

病。因此，其治疗就不仅局限于补益一法，而是需据情加减，以扶正祛邪。如既有足三阴虚，又兼怒气所致之病，需用八珍汤加柴、栀、丹皮；继而用清肝解郁汤以清肝邪（《外科枢要·卷二·论乳痈乳岩结核》）；肝家血虚火盛而生风者，以天竹、胆星为丸，再用四物、麦门、五味、芩、连、炙草、山栀、柴胡，煎汤送下（《外科枢要·卷三·论足跟疮》）等等。

⑨分时段服药经验：耳如蝉鸣，服四物汤耳鸣更甚者，虽为足三阴虚之病，但当属气虚，精血不足不能上承所致。其治疗虽可补气养阴，但需将补气与养阴之药分时而服，以免养阴与补气互相掣肘。故采用五更服六味地黄丸，食前服补中益气汤之法（《明医杂著·卷之三·续医论·耳鸣如蝉》薛按）。又如，患者因素不慎起居，出现内热引饮，肢体倦怠，两足发热，用清热除湿之剂出现晡热者，此为足三阴亏损之病，属于气虚、阳虚而阳气虚浮之变，绝非湿热蕴结。薛己根据一日之中阴阳气血变化规律而分时用药，朝服十全大补汤，夕服加减八味丸，取得良好效果。薛己不愧为通天人之际的医中巨匠（《外科枢要·卷三·论足跟疮》）。

综上所述，薛己临证常以调理脾胃、滋养肝血、温补肾命为主而药尚甘温。即使是养阴之法，亦以温化为要，强调阳旺而生阴之理，这对明代以后诸家治杂病虚证多用温补有一定的影响。

## （六）温补思想与特色

由上述可知，薛己在调治脾胃、肾命等虚损病症方面，突出了药尚甘温的特点，形成了温补的学术特色，对确立虚损的治疗思想起到承前启后的作用。

### 1. 温补思想来源

薛己在《内经》、王冰、钱乙、李杲等影响下，特别重视人体"先天之本"和"后天之本"，这构成了《内科摘要》的理论基础；通过大量的临床经验，总结了"大凡杂病属内因，乃形气病气俱不足，当补不当泻"的观点，认为杂病以虚为多，法当温补。他认为脾肾虚衰多为疾病的内因，注重从脾肾论治。薛己精于辨证，特别重视元气，尤其注重脾、肾。如，他针对当时庸医之误结合具体病例指出："中满者，脾气亏损也；痰盛者，脾气不能运也；头晕者，脾气不能升也，指麻者，脾气不能周也。遂以补中益气加茯苓、半夏以补脾土，用八味地黄丸以补土母而愈。"（《内科摘要·卷上·元气亏损内伤外感等症》）薛己善于运用《内经》"虚则补之"，"劳则温之"，"形不足者温之以气"，"精不足者补之以味"及李杲"甘温除热"等理论，作为其治疗内伤杂症的理论依据。薛己能灵活运用藏象、气血、阴阳及五行生克等理论，将补脾与补肾与命门结合起来，或补火生土，或补土生金，以治疗内伤虚损各证，其运用古方及加减非常精当，至今在临床上仍有重要指导意义。

### 2. 应用温补特色

继刘完素、朱震亨之学广泛传播之后，明代部分不善学者偏执滋阴降火之说而滥用寒凉，形成了苦寒时弊，这样容易损伤脾胃、克伐真阳，造成了很多虚损患者深受其害。以薛己为代表的温补学派，就是为了满足临床需要，在批判这种苦寒时弊的不良治疗风气之中产生的。温补学派的主要学术特点是，强调脾胃和肾命阳气对生命的主宰作用，善用甘温之味。

薛己注重人体阳气，治法大多以调补为主，用药大多偏温而力避寒凉，以免损伤脾肾，经常选用李杲补中益气汤等方剂以温补脾胃，选用张仲景的肾气丸及钱乙的六味地黄丸以补养肾命。脾肾同治也是他经常使用的方法。由于薛己注重先后二天，重视脾与肾命，因此在具体治疗时，温补脾肾成为其临床治疗特色。

### （1）温养补虚三法

薛己将温补之法用于内、外、妇、儿、骨伤等各科，综合起来，薛己温养补虚之法主要有三类。

①朝夕补法：薛己用药治病，非常重视服药时间。他认为必须根据人体一天之中阳气消长进退，以及自然界昼夜晨昏阳气的变化规律，来决定补法的选用方药。不同的病机变化，其朝暮气血阴阳偏盛偏衰不同，因而对于不同虚证的治疗应当采用不同的朝夕用药配合，以实现气血阴阳协调。如，阳虚者，朝用六君子汤，夕用加减肾气丸；阴虚者，朝用四物汤加参、术，夕用加减肾气丸；真阴虚者，朝用八味地黄丸，夕用补中益气汤；气阴两虚者，朝用补中益气汤和十全大补汤以培补脾胃元气，夕用六味丸或八味丸以调补肾命水火；气血俱虚者，朝用补中益气汤，夕用六君子汤加当归以图气血双补。

其医案很多应用补中益气汤者，多是在午前服用，而午后则合其他成方，如归脾汤、六味地黄丸、逍遥散等。薛己认为，补中益气乃补中升阳之剂，午前乃人身阳气升发之时，对于中气不足，气虚之阳气下陷诸症，午前服用能助人身阳气之升发，起到正向作用。

②急证治法：薛己临证常遇危急虚损重症，他根据前人经验，结合自己体会，总结了较成熟的急救方法。他认为，此类急症必须立即采用作用强、见效快的方药进行急救治疗。其急补的常用方有八味丸、独参汤及参附汤。八味丸用于肾元不固之危证，或因无根虚火上炎而见发热夜重，热从脚起，口干舌燥，小便频数，淋沥作痛，用八味丸引火归原，以固根本；或因火衰寒盛而见胸腹虚痞，小便不利，脘腹膨胀，手足逆冷，急用八味丸以回阳救逆；或因火不生土而五更泄泻，急用八味丸以补肾纳气。独参汤用于气血津液脱失之危重证，如疮疡病久，气虚不摄，汗出不止，急用之以补气止汗；如失血过多，不论其脉证如何，均可急用独参汤以补气固脱。参附汤用于阳虚气脱之危重症，如疮疡病过用寒凉之剂，或犯房事，或因吐泻，损伤阳气，出现发热头痛、恶寒憎寒、扬手掷足、汗出如水、腰背反张、郑声不绝等虚阳外越之假热证，须急以参附汤温阳救脱；又如

见到畏寒头痛、耳聩目蒙、玉茎短缩、冷汗时出，或厥冷身痛，或咬舌啮齿、舌根强硬等阳气虚脱之真寒证，均当急以参附汤回阳救逆。

③偏虚纯补法：临床上出现比较单纯的阴虚、阳虚、气虚或血虚者，薛己主张区别论治，根据所虚不同，采用纯补阴、阳、气、血之法。如发热昼夜俱重之重阳无阴证，用四物汤或六味丸纯补其阴；如见疮疡微肿、色黯不痛、脉大无力之纯阴无阳证，用回阳汤纯补阳气；如发热面赤而脉大虚弱之阴血不足证，用当归补血汤纯补其血；如疮疡脓多而清，或瘀肉不腐、溃而不敛、脉大无力之气血两虚证，用八珍汤双补气血。

从以上可以看出，薛己所用的补法实际以温补脾肾阳气为主，可以说这是薛己最重要的学术特点。

（2）应用补中益气汤经验

①补益元气，重视升举：薛己曾说："愚谓人之一身，以脾胃为主。脾胃一虚，四脏俱无生气。故东垣先生著《脾胃》《内外伤》等论，谆谆然皆以固脾胃为本；所制补中益气汤，又冠诸方之首。"（《明医杂著注·卷之六·附方》薛按）因此，举凡脾胃虚弱、元气不足之证，皆可以补中益气汤升补阳气、滋益脾肺之气。他说："若病气形气俱不足而不能愈，宜补中益气汤滋养诸脏自愈。"（《明医杂著注·卷之二·拟治岭南诸病》薛按）如，阳气下陷于阴中而发热者，日晡倦怠者，面白喘嗽、倦怠者，疮疡不溃或溃后脓清不敛，或溃后发热者，胃虚津液不足而渴者等等，"不可认作有余之火，而用黄柏、知母之类也"（《明医杂著注·卷之一·医论·劳热》薛按）。

②升补阳气，据情而用：薛己治病极重脾胃阳气，但能据病情需要确定升补阳气的顺序，并以此来选择方药。如先用六味地黄丸以补肾水，又用补中益气汤以补肺金，治疗小儿解囟不言，其形属肾虚而兼疳症者；先用六君子汤，治疗小儿每停食辄服峻利之药，后肚腹膨胀，呕吐泄泻，取效即用补中益气汤善后；先用四君、升麻、柴胡，治疗小儿伤食发热、作渴，饮食渐

进后，再用补中益气汤；齿动作渴，属脾胃虚弱，阴火炽甚者，先用补中益气加酒炒黑黄柏治疗，又服加减八味丸，再用补中益气汤收功等等。

此外，薛己还据情确定升补的主次。如小儿行迟，用地黄丸加鹿茸、五味子、牛膝为主，佐以补中益气汤；脾虚肝胜，兼元气下陷，不时嗜卧露睛，作渴少食，大便频黄者，用补中益气汤，佐以地黄丸。如此等等均反映薛己辨证用药之功力。

③朝夕用药，治各有宜

a.朝用补中益气汤，夕用其他补益剂的经验：朝补中益气汤，夕用五味异功散加木香，治因惊久泻，面色青黄；或夕用六君子汤，治疗朝寒暮热，或时发寒热，则倦怠殊甚等症；或夕用六君子加木香，治疗伤食，腹胀作痛；或夕用六君、柴胡、升麻，治疗脾虚下陷腹满作呕，饮食少思；或夕用加味归脾汤，治疗肝脾虚羸，面青善怒，体瘦作渴，天癸未至，不时寒热之证。还有，朝用补中益气汤、蔓荆子，夕用十全大补汤，治疗用功劳役，前症复作，更加头痛。朝服补中益气加桔梗、贝母、知母，或夕用归脾汤送地黄丸，治疗吐血咳嗽、发热盗汗之经水不行证；或夕用四神丸，治疗脾胃损伤见大便洞泻、小便频数者；或夕用金匮肾气丸治疗疟后肚腹膨胀、小便不利者，等等。

b.朝用补肾剂，夕用补中益气汤的经验：朝用地黄丸加五味子，夕用补中益气汤，治疗小儿言迟泄泻、声音不亮，杂用分利清热等剂，治疗喉音如哑、饮食少思之证；朝用加减金匮肾气丸，夕用补中益气汤，治疗小儿伤食膨胀，服克伐、渗利之剂而小便涩滞闭塞之证。

c.朝用补中益气汤，夕用疏肝、清泄剂的经验：朝用补中益气汤，或夕用加味逍遥散，治疗发作时面赤勇力、发后面黄体倦之证；或夕与龙胆泻肝汤分利湿热，治疗脾胃气虚、肝胆湿热之阴挺。

b.一日三时不同用药的经验：朝间用补中益气汤，午间用五味异功散，晚间用六味地黄丸，治疗小儿肿胀、小便赤频、盗汗发热者。

④药物加减，审机选药：薛己应用补中益气汤，最常用的配伍是补中益气汤加五味子、麦门冬，以益气升阳、清敛浮热，主治元气虚浮之证，如溃疡发热，溃后口干、遇劳益甚，热渴头痛、倦怠少食，或因劳而耳鸣、头痛体倦等。其次是补中益气汤加茯苓、半夏，以益气升阳、祛痰散结，主治元气不足，痰湿阻滞之证，如唇疮、齿痛、发背等。当然，薛己善于据情灵活加减，如肝经有火，不能藏血，脾经气虚，不能摄血，用补中益气加炒黑山栀、芍药、丹皮；咽痛，遇劳愈甚，以补中益气汤加芩、连；齿痛，脉浮无力，以补中益气汤，加黄连、生地黄、石膏；疮疡脓水淋漓，体倦食少，内热口干者，属脾虚，用补中益气加茯苓、酒炒白芍药等等。

⑤合方灵巧，脾肾并重：薛己临床善于辨证用药，常以补中益气汤为基础，两方或数方合用，以获取最佳疗效。如用六君子、补中益气二汤治疗脾虚不能摄涎者；以补中益气汤兼逍遥散治乳痈发热，怠惰嗜卧，至夜热甚者；用加减八味丸、补中益气汤、六味地黄丸，治疗瘰疬面赤作渴，属肝肾虚热者；用补中益气汤合八味、四神二丸，治疗唾痰口干，头晕久泻，忽然失音者；用补中益气汤、六味地黄丸培补元气以滋肾水，治疗脾肺虚不能生肾，阴阳俱虚而致劳瘵咳嗽、咯血、吐血者等。

薛己脾肾并重，更强调升补阳气和滋益肾阴并举。如用六味地黄丸、补中益气汤，治疗饮食劳倦、月经不行、晡热内热、自汗盗汗之证；用补中益气汤、六味地黄丸，治疗肺痈见鼻流清涕、咳吐脓血、胸膈作胀，属脾土不能生肺金，肺金不能生肾水之证；用补中益气汤加麦门、五味，兼六味丸，治疗脾胃素弱，或因劳倦，或因入房而脱肛、肿闷痛甚之证等等。

⑥择时服药，助脾增效：薛己临证洞察病情，其用药亦切中病机。如空心服补中益气汤，食远服异功散，治疗小儿伤食呕吐，服克伐之药，脾土亏损，肝木所乘，唇色白而或青者，能令涎血各归其源；五更服六味地

黄丸，食前服补中益气汤，治疗耳如蝉鸣，服四物汤耳鸣益甚，属元气亏损之症。临证之时，薛己还常用间服补中益气汤之法，以增疗效。如睡中切牙，属脾胃积热者，先用清胃散及二陈、黄连、山楂、犀角，间服补中益气汤；脾肺虚，肝木胜，吞酸、食稍多则泻或腹胀、面色黄或青白者，用六君、干姜、柴胡、升麻，间佐以补中益气汤等。

⑦治疗顽症，经验可鉴：薛己临证积累了丰富的经验，不仅有系统的治疗思想和方法，亦有可供借鉴的治疗顽症应用补中益气汤的经验。如小儿自汗恶风，用补中益气汤加炒浮麦；大便去而不了，或大便了而不了，脾气下陷也；面白、鼻流清涕、不闻香臭数年者，为肺气虚，用补中益气加麦门冬、山栀；风斑因风邪收敛腠理，或浴出见风而患者，宜用补中益气汤以补元气，加芎、芷、羌活以散风邪等。

## （七）补阳生阴的女科治疗思想

薛己在其妇产科医著中，精辟地论述了经、带、胎、产及妇科杂病的证治，反映了其丰富的妇产科临床经验。薛己十分尊崇女科大师陈自明的"气血"理论，并受著名医家朱震亨"重阴"思想的深刻影响，同时，薛己在其医学思想上重视脾胃的特点和阐发的足三阴理论，也突出表现在妇产科疾病治疗中。

### 1. 气血俱要，血为女本

薛己非常推崇陈自明的观点，几乎全盘接受了其有关气血理论和女子以血为本的思想。他完全同意陈氏所论："大率治病，先论其所主，男子调其气，女子调其血。气血者，人之神也，然妇人以血为基本，苟能谨于调护，则血气宜行，其神自清，月水如期，血凝成孕。"其于《产宝方·序论》亦赞成陈自明引用寇宗奭的论点："夫人之生，以气血为本。人之病，未有不先伤其气血者。"（《校注妇人良方》）不过，薛己在此基础上，根据自己的经验和体会又做了进一步发挥，形成了更具特色的理论和治疗思想。

### （1）调补气血可祛百病

由于气血对维持人体生命活动具有至关重要的作用，因此，一旦气血虚衰而致失调，则疾病丛生；气血衰败，则生命止息。因而，薛己非常关注妇人的气血状况，虽然气血失调应含有气血郁滞，但薛己更注重气血不足所引起的病变。不仅经带胎产病发于此，如"气血素虚，经行不调"（《女科撮要·卷上·经候不调》），"产后寒热，因气血虚弱"（《女科撮要·卷下·产后寒热》），"夫乳汁乃气血所化，在上为乳，在下为经，若冲任之脉盛，脾胃之气壮，则乳汁多而浓，衰则淡而少，所乳之子，亦弱而多病"（《女科撮要·卷上·乳痈乳岩》），等等。杂病亦发于此，如流注之病，"若气血充实，经络通畅，决无患者"（《女科撮要·卷上·流注》）；又如肿满之病，"或因饮食起居失养，或因六淫七情失宜，以致脾胃虚损，不能生发统摄，气血乖违，行失常道"（《妇人血分水分肿满方论》），等等。鉴于上述，对于妇人疾病的预防和治疗，当从调理和补益气血入手。

首先，薛己同意陈自明之论，妇人平素应善加调养，以保证气血协调，预防疾病产生。陈自明曾强调，"夫人将摄顺理，则气血调和，六淫不能为害"。薛己对此予以高度评价："前论精密，学者宜从此类推之。"薛己则从饮食、情志等方面提出了要求："凡经行之际，禁用苦寒辛散之药，饮食亦然。诗云：妇人和平，则乐有子。和则阴阳不乖，平则气血不争，故经云：三旬一见可不慎欤！"（《调经门·月经序论》）此外，薛己提出了用药预防疾病发生的方法，如"若脾胃不实，气血不充，宜预调补，不然临产必有患难"（《女科撮要·卷下·保产》）。

其次，薛己善于调治脏腑以补益气血而治诸病。如前所述，气血虚弱可引发经带胎产病及妇人杂病，因此，调补气血就成为治疗的法宝。如，他引朱震亨之论："产后当大补气血为先，虽有杂症，从末治之。"（《女科撮要·卷下·产后腹痛》）由于人体脏腑与气血的化生、气血的运行具有密切关系，因此，薛氏十分重视调治脏腑而补益气血。在薛己所论治的大多数病症中，都有从脏腑辨治的思路和详细治疗措施。如，薛己治疗经漏不止之病，以其发病或脾胃虚损，不能摄血归源；或肝经有火，血得热而下行；或肝经有风，血得风而妄行；或怒动肝火，血热而沸腾；或脾经郁结，血伤而不归经；或悲哀太过，胞络伤而下崩之异，故所用治疗之法不同。根据脏腑所伤的情况，脾胃虚弱，用六君子汤加当归、川芎、柴胡；脾胃虚陷，用补中益气汤加酒炒芍药、山栀；肝经血热，用四物汤加柴胡、山栀、芩、术；肝经怒火，用小柴胡汤加山栀、芍药、丹皮；脾经郁火，用归脾汤加山栀、柴胡、丹皮；哀伤胞络，用四君子汤加柴胡、升麻、山栀。薛己还总结说："故东垣、丹溪诸先生云：凡下血症，须用四君子以收功。斯言厥有旨哉……此等症候，无不由脾胃先损而患，故脉洪大，察其中有胃气受补可救。设用寒凉之药，复伤脾胃生气，使血反不归源也。"（《女科撮要·卷上·经漏不止》）

### （2）养血调血可治其本

薛己在重视气血的基础上，尤其强调"血"在妇人生理和发病中的重要性。在生理上，"血者，水谷之精气也，和调五脏，洒陈六腑。在男子则化为精，在妇人则上为乳汁，下为血海"（《校注妇人良方·调经门·月经序论》）；在发病上，血之为病多种多样，如经闭之病，原因虽多，但总是血伤为患，"夫经水阴血也，属冲任二脉主，上为乳汁，下为月水，其为患有因脾虚而不能生血者；有因脾郁伤而血耗损者；有因胃火而血消烁者；有因脾胃损而血少者；有因劳伤心而血少者；有因怒伤肝而血少者；有因肾水不能生肝而血少者；有因肺气虚不能行血而闭者"。既然经闭是由诸脏腑伤损而致血少为病，因此，可参考《难经》治疗之法，"损其肺者益其气，损其心者调其荣卫，损其脾者调其饮食，适其寒温，损其肝者缓其中，损其肾者益其精"，审而治之。"脾虚而不行者，调而补之；脾郁而不行者，解而补之；胃火而不行者，清而补之；脾胃损而不行者，调而补之；劳伤心血而不行者，静而补之；怒伤肝而不行者，和而补之；肺气虚而不行者，补脾胃；肾虚而不行者，补脾肺"（《女科撮要·卷上·经闭不行》）。其他诸种血伤造成的妇人疾病均可参照此论施治。

### 2. 济阴抑火，保护阴血

薛己在发挥陈自明妇人"以血为基本"的理论时，又受朱震亨之论的启发。朱震亨无分男女，均以"阴常不足"来看待人的身体和疾病。薛己在《校注妇人良方·精血篇论》中说："丹溪先生云：'人受天地之气以生，天之阳气为气，地之阴气为血，故气常有余，血常不足。夫人之生也，男子十六岁而精通，女子十四岁而经行，故古人必待三十、二十而后嫁娶，可见阴气之难成，而养之必欲其固也。'《经》曰：'年至四十，阴气自半，而起居衰矣。'夫阴气之成，止供给得三十年之运用。"可见，薛己将"阴常不足"，作为女性阴血不足的内在原因。薛己在讨论"阴气"时，常常是指"阴血"，如他引用刘宗厚之说以强调阴气（血）的重要性，言"荣者，水谷之精，和调于五脏，洒陈于六腑，乃能入于脉也。源源而来，化生于脾，总统于心，藏受于肝，宣布于肺，施泄于肾，灌溉一身，目得之而能视，耳得之而能听，手得之而能握，足得之而能步，脏得之而能液，腑得之而能气，注之于脉，少则涩，充则实，常以饮食滋养，则阳生阴长，变化而为血。诸经侍此，则百脉长养，耗竭则百脉空虚，可不慎哉？若阴气一伤，变症百出"。一旦阴血不足，既可形成阴血亏虚之证，又可化热化火，形成火热之证。即所谓"妄行于上则吐衄；衰涸于下则癃闭；血渗肠间，则为肠风；阴虚阳搏，则为崩中；湿蒸热瘀，则为带下；热极腐化，则为脓血；火极似水则血紫黑，热胜于阴，发为疡。湿滞于血，则为痛痒瘾疹。蓄之在上则善忘，蓄之在下则善狂"（《校注妇人良方·卷一·〈养生必用〉论病》）。导致相火亢盛的原因，常是女性七情过度，盖因妇女感情丰富，对周围环境中事物变化较为敏感，一旦受到精神刺激，或沉思多忧，耿耿于怀；或容易冲动，触辄发怒。据统计，《校注妇人良方》一书中所载验案，属于因怒发病者达百余例之多，因思忧者发病者40例左右。其于《卷二·产宝方论》曰："古人治妇人，别着方论者，以其胎妊生产崩伤之异，况郁怒倍于男子，若不审其虚实而治之，多致夭枉。"有鉴于此，薛己据朱震亨之论以醒世人："夫肾乃阴中之阴也，主闭藏者；肝乃阴中之阳也，主疏泄者，然而二脏皆有相火，其系上属于心，心火一动，则相火翕然而从之，所以朱震亨先生只是教人收心养性，其旨深矣。"

至于阴血损伤之病的治疗，重视脏腑分证是其特点。薛己认为，素禀阴血不足，或因相火妄动而伤血，或因脾虚无以生血，均可致阴虚，是为足三阴之病。其中此种疾病以情志病变影响肝脾为主，故薛己在从三阴入手治疗时，重视补土培元，济阴养阴，兼制火邪，保护阴血。如，薛己在《校注妇人良方·卷二·〈通用方〉序论》中，总结血虚证的治疗经验指出："若肝脾血燥，用加味逍遥散；肝火血燥，用八珍汤加山栀、牡丹皮；肝经风热血燥，用六味地黄丸；肝脾血燥血虚，用四物、柴胡、山栀；肝经气血虚弱，用四君、芎归、熟地；肾水涸而肝血虚，用六味地黄丸；金克木而肝血虚，与心火亢而肝血虚，亦用前丸；若气虚而血弱，用补心汤；胃气陷而血虚，用补中益气汤；脾气弱而血虚，用六君子汤；脾气郁而血虚，用加味归脾汤。"足以反映薛己治疗阴血虚证的特点。

### 3. 补脾益气，助阳生阴

如前所述，薛己治疗妇人病，既重视调理气血，更注重调补阴血。然而，无论治气治血，皆需从其生化之源入手。所以，薛己治疗妇女阴血虚证，虽然重视足三阴之虚，倡导济阴制火，但在根本上主张补土培元，补气生血。他认为，"虽心主血，肝脏血，亦皆统括于脾。补脾和胃，血自生矣。"（《校注妇人良方·卷一·月经序论》）又说："血生于脾土，故云脾统血，血病当用苦甘之剂，以助阳气而生阴血也。"(《校注妇人良方·卷一·月水不调方论》)此其论治阴血虚证的基本思路。他还进一步明确指出："大凡血虚之症，或气虚血弱，或阳气脱陷，或大失血，以致发热烦渴等症，必用四君、归、芎，或独参甘温之剂，使阳旺则阴生，其病自愈，若用寒凉降火，乃速其危也。"(《校注妇人良方·卷二·〈通用方〉序论》)在治疗阴血不足证方面给世人提出了慎用寒凉的忠告。从他对李杲益胃升阳汤的作用机理分析，可以看出其对补胃气以阳生阴长有如下深刻理解："治血脱当益其气，盖先补胃气，以助生发之气，故曰阳生阴长，诸甘药为之先务，举世皆以为补气，殊不知甘能生血，此阳生阴长之理，故先理胃气，则血归于脾矣，故曰脾统血。"(《校注妇人良方·卷二·崩中漏血生死脉方论》)可知，薛己既是精通医理，又是知药善用者。

上述治疗思想，不仅适于经带胎产之病，也适于杂病治疗。如治疗带下之病，薛己提出"皆当壮脾胃，升阳气为主"，然后加以各经见症之药。兹不赘述。

由上可知，薛己治疗阴血虚，并非单纯补血，而是从气补血，补脾胃之气以生血，从阳生阴长之义，此乃薛己论治阴血虚证的重要特点。因此，薛己在治疗经带胎产诸疾及杂病时，常用补中益气汤为基本方。据统计，《女科撮要》收录妇科医案183个，其中使用补中益气汤者达62例，既反映了薛己在妇科临床应用补中益气汤的纯熟程度，又充分反映了其治疗妇科病重视脾胃的思想。

## （八）构筑伤科内治思想和方法

我国骨伤科的历史源远流长，明代以前医家多重外治，突出手法操作，缺乏理论上的系统阐发。殆至明朝，医家们继承前人经验的同时，在理论和实践上均有发挥，推动了骨伤科学的发展。其中，薛己于外科尤有建树。其《正体类要》问世，创立伤科治疗大法，突出了整体治伤思想，强调辨证论治，而独称一派——整体派（正体派），后世医家多宗之。其构建的有关内治法的基本原则和遣方用药思路，明清以后的伤科名著几乎皆沿袭之。

## 1. 辨证论治，整体疗伤

所谓整体疗伤，是强调伤科疾病的局部与整体的辩证关系，通过辨证治疗损伤疾患。薛己以八纲辨证论治为主，重视内治，而不主张用单纯手法外治，形成了辨证论治的整体治伤思想和特点。正如《正体类要·序》中所说："肢体损于外，则气血伤于内，营卫有所不贯，脏腑由之不和。岂可纯任手法，而不求之脉理，审其虚实，以施补泻哉！"

### （1）重视局部与整体关系

骨伤科疾患，常由皮肉筋骨病损引起经络阻塞、气血凝滞、精津亏耗；或瘀血邪毒由表入里，导致脏腑病变；并可发生脏病传腑、腑病传脏、脏病及脏、腑病及腑等多种传变及转归。反之，亦可由于脏腑不和，由里及表，引起经络、气血、精津的病变，导致肉筋骨病损出现相应的证候。

基于此，薛己的治疗伤科疾病时突出表现为重视中医的整体治伤观念。薛己以前的医家多重视手法与外用药物，以局部治疗为主。薛己则从人体的整体出发，强调辨证论治，创立伤科内治法，并以脏腑气血立论。薛己对伤科疾病的辨证主要采取整体观念指导下的八纲辨证和脏腑气血辨证。他认为，外伤疾病虽损伤于外，实则影响于内，人身以脏腑气血为本，外伤亦影响脏腑气血而为病，表现为阴阳、表里、寒热、虚实之证，故应从脏腑气血分析，辨别阴阳、表里、寒热、虚实之异。所以，他主张用整体观念来指导伤科病证的诊断，从脏腑损伤程度判断局部创伤的性质。这种强调创伤局部与脏腑气血相关联的认识，是中医伤科辨证治疗思想的一大进步。

### （2）伤科辨证重视脏腑气血

薛己论治伤科，强调从气血内伤与脏腑内伤立论，论述了损伤内证的证候和分类论治法。

①八纲辨证为诊断基础：八纲辨证，是中医辨证方法体系的基础，也是临证准确诊断疾病的基础。薛己虽未明确其内涵和方法，亦未系统总结其应用经验，但在《正体类要》中很好地运用了这一纲领，尤其表现在准确的诊断、精当的用药上。

《正体类要》上卷，体现了薛己运用八纲辨证的经验。当然，其应用八纲辨证，并非各纲孤立，互不联系，而是密切结合，更强调与脏腑气血结合辨证。如其对寒证、热证的辨别，寒证有外伤寒凝不溃，热证则有阴虚发热、气血虚热、气虚血热等虚热证，亦有肝火、胃火、肺火等实热证；其辨虚实，则有阴虚、阳虚、气虚、血虚之别，如气虚不溃证、气虚血滞证，血虚作痛证，血虚烦躁证，阴虚发热证、阴虚作喘证等。关于表里之证，列有破伤风表症、破伤风里症。可见，薛己已将八纲辨证很好地与脏腑气血辨证融于一体，故能诊断准确。

②脏腑气血辨证为准绳：气血之化生源于脾胃，肾藏精生髓而充骨。二者既为人身先、后天之本，则气血、筋骨损伤每能导致脏腑功能失调。因此，从内在脏腑气血病变表现于外的症状可以诊断外伤的病情及病变趋势等。薛己强调运用全面诊察、以内识外的方法，对脏腑气血状况作出全面分析，从而对外伤病变做出准确诊断，进而确立恰当的方法，选择合适的方药予以施治。

薛己于《正体类要》上卷总结了气血内伤、脏腑内伤的辨证经验。如前所述，薛己进行脏腑气血辨证，亦是密切结合了八纲辨证等方法，以提高诊断的准确率。薛己常遇到的气血内伤病症主要有：血脱烦躁、血虚发躁、气虚血热、气虚不溃、气血虚热、气血俱虚、气虚壅肿、气虚血滞、血虚作痛、血虚筋挛、瘀血泛注、瘀血作痛、瘀血肿痛、血不归经等病症；脏腑内伤病症主要是：肝火作痛、肝火愤怒、肝火胁胀、肝经郁火、肝火出血、湿热乘肝、肝胆虚症、胆经血少、脾虚不敛、脾伤腹痛、胃火作呕、痛伤胃呕、药伤胃呕、肾虚气逆、肾经虚怯、肺火衄血、火毒刑肺金等病症。辨证既出，治法可立，循此用药，自可获得预期疗效。

## 2. 脏腑气血虚实异治

薛己在《正体类要》中阐明了外伤影响气血、连及脏腑的特点。由上述辨证可知，薛己将外伤所致脏腑气血病变主要分为虚实两大类。因此，临证时他强调虚实分治。薛己创立的内治法，以气血为立论基础。他认为，气血是内伤的总纲，补气养血活血是其主要指导思想。而在辨证过程主要强调"求之脉理，审其虚实，以施补泻"，以及"极变析微"，"贯而通之"。因此，在其治验中，不拘一方一法，随病情变化而施治。

### （1）化瘀血为先

关于气血内伤的治疗，虽然要遵从"气为血帅，血为气府"之说，但是薛己认为，气血内伤，瘀阻络道，则应化瘀血为先。所用代表方有复原通气散、复原活血汤及当归导滞散。

复原通气散的主要功效是行气止痛，用于打扑伤损，气滞作痛者。方中以木香调诸气，茴香开胃下气，青皮疏肝理气，贝母肃肺降气，陈皮和胃畅中，配白芷辛香行气，山甲走窜活血，漏芦疗伤调经脉，甘草缓中和诸药，共成通气活血止痛之功。

复原活血汤的主要作用为活血化瘀，用于跌扑伤损，瘀血停留在外而作痛。方中当归、桃仁、红花、瓜蒌根活血化瘀止痛，山甲、大黄行窜破瘀通腑，柴胡入肝为引，以疏肝开郁，顺条达之机，甘草缓急止痛和药，故为疏导瘀滞，活血止痛之剂。

当归导滞散，主要用于破瘀通下，主治跌扑伤损，瘀血停滞在内而胸腹胀痛，大便不通。方中大黄破积通腑，当归活血化瘀，温酒助其活血通络之力，而获活血化瘀，导滞通腑之效。

## （2）虚实宜分治

除前述辨证经验外，薛己在诊断上更强调详审病证的虚实，此乃正确用药的根本。如胸为肺所属，胸部受伤必及于肺，然有虚实之别。"若咳血、衄血者，乃气逆血蕴于肺也"；"喘咳，若出血过多，面黑而发喘者，乃气虚血乘于肺也"，前者属实，后者属虚。其辨证要点在于出血的多少以及面黑与否。如辨证不确，补泻错用，则危殆立至。此外，薛己常据五行规律，从脏腑生克之理进行辨证，以获得对发病脏腑的正确认识和对疾病的准确诊断。如"胁肋胀痛，若大便通和，喘咳吐痰者，肝火侮肺也"。若不明此理，则难于做出正确诊断，更无从下手施治。

薛己在对外伤做出明确辨证诊断后，即遵循"虚则补之，实则泻之"的原则，按病证虚实论治。有关气血虚实病证的分治，此不赘述。

薛己对伤科造成的肺、脾胃、肝、肾等脏腑内伤病症，也区分虚实而治。薛己认为伤肝有虚实两类，实则肝火炽盛而清窍出血，或肝经血滞而胁腹痛拒按；虚则见肝血伤之胁痛、日晡瘀热等症。胸为肺所属，内伤必及肺气，虚则有出血过多，气虚血乘于肺而有喘咳、面黑、胸胀膈痛等症；实则气逆，血壅于肺而有咳血、衄血之症。脾胃居于腹部，外伤致胃受损则多出现呕吐，损于脾则多见腹痛，脾胃受伤之实证，可见瘀血腹痛、便秘或胃火上逆而呕吐；虚则脾伤腹痛、喜按或胃虚不纳，泛恶呕吐，亦有脾不统血之便血虚证。腰为肾之府，转摇不能，则为肾虚。外伤虽可致腰痛，但其根本是因肾经虚弱，腰络不固。这表明腰痛的治疗要分虚实，不可因外伤而只治其实，不顾其虚。

## （3）重调补脏腑

薛己于伤科创立内治法，强调补元气、调脾胃、治肝肾。如他把肿痛不消，肌肉坏死，新肉不生，损伤后瘀血作痛及出血等损伤症状都归因于元气不足，脾胃气虚，因此主张用补气调脾胃方法治伤。他据"肝主筋，肾主骨"理论，常把骨伤科病症与肝肾联系起来分析，认为"筋骨作痛，肝肾之气伤也。若骨骺接而复脱，肝肾虚也，用六味地黄丸"，明确指出骨折愈后不坚固或不愈合等乃肝肾虚之故，而力主补肾之法。其调治的具体经验分述于下。

①理肝化瘀法：理肝化瘀法是建立在肝藏血的基础之上。人静则血归于肝脏，人动则血运于诸经，凡跌打损伤，恶血败瘀留于体内，则不分所伤何经，皆以肝为主。肝气舒，肝血足，则诸瘀易祛，恶血易清。若体壮有瘀，标本俱实者，宜清宜下宜通；若体虚有瘀，虚实夹杂者，宜缓则治其本。补肝血为主，急则治其标，攻补兼施。同时必须注意肝木克土，肝火既炽，脾气必虚，故清肝之时，不可忘记补血健脾。

②壮脾健胃法：壮脾健胃的理论基础是脾胃为气血化生之源，内而灌注五脏六腑，外而滋养皮肉筋骨，故只有脾胃健壮，气血日旺，其伤易康。若素有脾虚，气血不足，痼疾而夹杂新癖者，宜补脾健胃、益气补血；若损伤中后期出现脾胃气虚或气血不足者，宜壮脾健胃，使瘀血易溃，新肉易生；若损伤后过服行气下血药伤伐脾胃者，亦宜壮脾健胃，务使损伤的脾胃得以修复。薛己十分重视伤科治疗中恢复脾胃功能，故提出了治伤当"预补脾胃"观点。

③温补肾命法：温补肾命的理论基础是肾为先天之本，元阳之所在，人体生机之根本；肾气充足则人体生机旺盛，损伤也能得以较快修复。若损伤中后期，证见肾气虚弱，如头目眩晕、发热作渴、饮食不思、杖痕肿痒，实质是肾经不足，不能摄气归原，宜用八味丸温补肾命；若筋骨腰部劳伤日久，伤及肾气，腰膝酸痛，绵绵不已，此为肾精不足，宜以六味丸滋补肾精；若习惯性关节脱位，属肝肾亏损，血不荣筋，韧带松弛所致，当用六味丸补益肝肾之精，开创了用补益法治疗关节脱位的先河。

以上三大治法在实际应用中，薛己常互相配合。如"正体主治大法"

第一条治胁肋胀痛就提出了如下治法的配合："盖肝属木，生火侮土。肝火既炽，肝血必伤，脾气必虚，宜先清肝养血，则瘀血不至凝滞，肌肉不至遍溃。次壮脾健胃，则瘀血易溃，新肉易生。"这也是薛己治疗骨伤病的基本原则。

薛己治疗外伤，重视调理脏腑、补血行气、攻补兼施，但更注重使用平补，把四物汤、补中益气汤、八珍汤作为常用方剂主治伤损。他以大量验案证明，患者元气充沛，伤损自愈；以补为攻，积瘀可去；壮补元气，推陈出新。其"平补法"成为治伤的重要经验。同时，薛己还明确反对滥用寒凉，注重采取针药并用、托补相结合的治疗原则，从而成就了其治伤的卓越疗效。

### （九）灸疗外科病的思想

灸法具有悠久的历史，至少在春秋战国时期，中国人就开始使用了。如《庄子》中有"越人熏之以艾"，《孟子》中有"七年之病求三年之艾"的记载。马王堆汉墓出土的医学帛书——《足臂十一脉灸经》和《阴阳十一脉灸经》说明灸法已经较为系统。《素问·异法方宜论》认为，灸法来源于北方，其最初的产生与北方寒冷的气候环境有关。如书中所说："北方者，天地所闭藏之域也……其治宜灸焫。故灸焫者，亦从北方来。"此外，书中介绍了灸法的适应证、施灸顺序、剂量、补泻等。后世医家在此基础上不断实践，总结经验，使之发扬光大。明代以前应用灸法具有丰富实践经验的代表，如公元 3 世纪的《曹氏灸方》，唐代的《骨蒸病灸方》《外台秘要》，宋代的《黄帝明堂灸经》《备急灸法》，元代的《痈疽神秘灸经》等医学著作，对其后灸法的应用和发展产生了重要影响。医家们之所以重视灸法，不仅是因为灸法具有良好的保健养生作用，更重要的是因为其具有特殊的治疗作用和效果。正如明代著名医家李梴在《医学入门》所说："凡药之不及，针之不到，必须灸之。"灸法疗病的优势受到了薛己的推崇。

薛己于其诸外科著作中虽强调外病内治，但却在外治法的运用上具有独到之处。他继承前人理论和经验，将灸法广泛应用于外科疾病的治疗中，取得了显著效果，并有深刻体会。如《保婴撮要·卷十二·疗疮》说："其在偏僻之处，药难导达者，惟灸法有回生之功。"薛己在其著作中对灸法的操作方法记述具体，用灸形式多样，并以案例为佐证，颇具实用价值。

### 1. 倡用灸法的学术背景

薛己之所以用灸法治疗疮疡为主的外科疾病，与其所处的医学环境有密切关系。当时医界部分医家沿袭金元刘完素、朱震亨二家之说，用药偏于寒凉，对疮疡的治疗更是拘泥《内经》"诸痛痒疮，皆属于心"之论，以疮疡皆为实为热，用药大苦大寒，以致伤脾败胃，克伐真阳，误治甚多。针对时弊，薛己主张遵循张元素、李杲之说，大力倡导治病求本，务滋化源，重视脾胃、肾命的思想，形成了以温养疗虚见长的临证特点。这一思想和特色，也体现于其治疗外科疮疡等疾病中。

### 2. 灸法治疗疮疡的依据

一般认为，灸法具有温补阳气、回阳救逆、温通气血之功。关于灸疗疮疡的作用，薛己借用这种认识，但又有自己的看法。如其于《外科发挥·卷二·发背》指出："常治一日至五日……若灸而不痛或麻木者，明灸之，毒气自然随火而散；肿硬不作脓，焮痛或不痛或微痛，或疮头如黍者，灸之尤效。亦有数日色尚微赤，肿尚不起，痛不甚，脓不作者，尤宜多灸，勿拘日期。更服甘温托里药，切忌寒凉之剂。或瘀血不腐，亦用桑木灸之……大抵发背、脑疽、大疗、悬痈、脱疽、脚发之类，皆由膏粱厚味，尽力房劳、七情六淫或丹石补药，精气虚怯所致，非独因荣卫凝滞而生也。必灸之，以拔其毒。"薛己将此法直接用于疮疡局部，功专力宏，壮阳扶正，驱散寒邪，阴凝得消，阳气渐复，气血充足，血脉流通。气血一足，血脉畅通，则可促使疮疡迅即成脓，脓成速溃，脓溃腐去，生肌收口，疮可速愈。所以，通过灸法振奋机体阳气，抗邪有力，则疮疡治疗较易。然而，从上文也可看出，薛己用灸法治疗疮疡，并不局限于扶阳促脓、去腐生肌的认识，他通过实践和研究发现，灸法能温散瘀结，直接通行气血，宣泻邪气，而使毒邪随火而散，疮疡得消。可见，灸法治疗疮疡有良效，理当如此。

### 3. 疮疡灸疗须详辨虚实

由于人的正气有盛衰不同，疾病有虚实之异。因此，治疗疮疡须区别对待，而不能概用寒凉之药，否则必致误事。

薛己强调治疗疮疡必须分清虚实，并于《外科发挥·卷一·肿疡》首先指出疮疡的辨证要点是："肿高焮痛，脉浮者，邪在表也……肿硬痛深，脉沉者，邪在内也……大痛或不作痛，邪气实也……不作脓，或熟而不溃者，虚也……"

由于薛己诊治虚损经验丰富且有独到之处，因此，在外科疾病治疗中，他也特别强调虚证之治。为此，他抓住了疮疡虚证的特点以示来者，如"脓熟不溃""瘀肉不腐""脓清或不敛""脓后食少""疮口不敛或陷下不敛""脉大无力"等，皆是中气不足、气血俱虚或亡阳之表现。

薛己根据临床经验，认为要明确区分疮疡的虚实，必须把握辨脓这一关键。历代外科专家都将脓看作气血与邪气相争的产物，气血的充实与否决定着脓的形成、脓的质和量。薛己也认为，患者正气充足，气血旺盛，则疮疡容易迅速成脓，脓稠量多，此时患处红肿热痛，发病较为急剧，为实为热，是为阳证，看似急重，但只要脓成一溃，"毒即解，痛即止，诸证悉退"（《外科发挥·卷二·发背》），较为易治。如果患者气血虚弱，阳气不足，则不能快速成脓，或不成脓，或脓水稀薄，或脓成不溃，或溃后不敛，此时疮疽漫肿，根深蒂硬，属虚属寒，是为阴肿，病情虽不如前者急重，但往往迁延数月乃至数载，较为难治。

#### 4. 灸疗疮疡方法及应用

由上述可知，灸法既可治虚，亦可治实，但不是一概单用艾灸。薛氏通过对施灸及隔物材料的调整，实现或补或泻的治疗目的。

（1）虚实分灸

薛己治疗虚证，补阳促脓以桑木灸、隔豆豉饼灸、隔附子饼灸。其治实证，泻毒则主要用隔蒜灸，如"一男子风犬所伤，牙关紧急，不省人事，急针患处出毒血，更隔蒜灸，良久而醒"（《外科发挥·卷八·杖疮》）；又如一男子患脱疽，"足趾患之，大痛，色赤而肿，令隔蒜灸至痛止"（《外科发挥·卷四·脱疽》）。

（2）隔物灸法

隔物灸又称间接灸，是指在艾炷与皮肤之间隔垫上某种材料而施灸的一种方法。此法首载于晋·葛洪的《肘后备急方》，后来不断发展，历代医籍中所载间接灸约有四十余种，广泛应用于治疗多种疾病。隔物灸法既可避免直接烧灼之不便，又可借所用隔垫药物的透达之力增强对疮疡局部解毒消肿、祛瘀生肌之效，可谓一举两得之法。

薛己在前人经验基础上，大量研究与实践了隔物灸法在外科疮疡治疗中的应用，取得了显著成效。

①隔蒜灸：适用于蝎、蛇、蜈蚣、狂犬咬伤的患者。用大蒜头去皮，切成三文钱厚，安放在疮口上，置艾炷灸之，三壮换蒜。如果疮大头多，将蒜捣烂摊患处，艾铺其上燃烧，蒜败再换。此法可治一切疮毒邪盛正实之证，尤以剧痛或不痛而麻木者为宜。

②隔豆豉饼灸：以江西豆豉为末，唾津调和作饼如钱大，厚如三文钱，置患处；放艾炷灸之，豉饼子即换。如果疮口大，则以漱口水调作饼，覆患处，以艾铺饼上灸之，治疗疮疡肿硬不痛及溃而不敛等，适于气虚证。

③隔附子饼灸：炮附子去皮、脐，研末，以唾沫和为饼如三文钱厚，

置疮口处，将艾壮于饼上灸之。每日灸数次，但令微热勿令痛。如饼干，再用唾津和作，以疮口活润为度。治疗体虚而疮陷之症。其运用指征一般是疮口紫陷，久而不愈，脓水清稀，或肿下软漫，恶寒，或手足逆冷，脉细如丝、脉沉弱等阳虚表现者。

④隔香附饼灸：以香附研末，酒调和作饼，覆患处，上置艾炷作灸法。香附味辛，微苦，理气活血，酒调后又以艾灸熏之，可促使气血通达。用以治疗瘰疬流注肿痛，或风寒袭于经络，结肿作痛，属气血壅滞之症。

⑤隔木香饼灸：木香五钱，生地黄一两。木香为末，地黄杵膏和匀，作饼置肿处，以热熨斗熨之，或置艾火施灸。主治乳中结核，或因气滞，或因风寒、挫闪而致气血瘀滞疼痛。

## （3）直接灸法

①桑枝灸：首载于李梴《医学入门》。以桑木点燃火焰，吹熄焰，以灸患处。该法可以补阳促脓，拔毒止痛。李时珍曾说："桑木能利关节，养津液，得火则拔引毒气而祛风寒，所以能祛腐生新。"

②骑竹马灸：是一种操作较为特殊的艾灸法，主要用于治疗各类痈疽。首载于宋《卫济宝书》。后世医家在实践中，对其具体操作之法有不同程度的改进。

其操作方法是：令患者骑于竹杆上，杆由二人抬起，使足离地，然后以患者肘横纹至中指端的长度，从尾骨尖上贴脊向上量，尽处作一记号；再以患者中指同身寸作一寸，于记号处向两旁各开一寸是穴，用艾灸各五七壮，主治一切疮疡，可使心火流通而毒邪得散。此衡量所取之穴在膀胱经膈腧穴附近，血会膈腧，心主血脉，故可泻心火、理血分，而"诸痛痒疮，皆属于心"，故可治一切疮疡。

③明艾灸法：用于因隔物灸而无效者，用艾直接置于皮肤之上灸之，适用于元气不足，积毒炽盛者。

综上所述，薛己灸法治疗疮疡的经验丰富，理论上做了发挥，对灸法的发展做出了贡献。当然，薛己以灸法治疗外科疾病并非单纯使用灸法，而是根据实际情况，配合内服汤药，内外合治，以收桴鼓之效。这些经验均值得深入研究和应用。

薛己

临证经验

# 一、重视脉诊，审察病机

脉诊候病由来已久，早在公元前 5 世纪，著名医家扁鹊创立了脉诊法，《史记·扁鹊仓公列传》说："至今天下言脉者，由扁鹊也。"《内经》总结了"三部九候"等脉法；《难经》则倡导"独取寸口"候脉法；张仲景确立了"平脉辨证"的原则。至西晋王熙撰成我国现存最早的脉学专著《脉经》，分述三部九候、寸口脉法等，确定了二十四种脉象，为后世所本。此后医家代有研究，进行脉理辨析和临床印证，脉诊渐趋实用。

## （一）脉诊的重要性

脉诊是中医颇具特色的重要诊断工具与方法。《内经》明确提出："微妙在脉，不可不察。"（《素问·脉要精微论》）张介宾言及"诊病之法，固莫妙于脉。"（《景岳全书·脉神章》）然而，脉诊是一种理论性极强、操作要求极为细致、感悟要求很高的诊病方法。必须具有相当的基础和熟练度，才能通过脉象把握人体阴阳、脏腑、气血的综合信息，正确诊断疾病。

薛己在长期、大量临床实践中，熟练掌握了脉诊的方法和技巧，积累了丰富的经验，取得了良好的诊治效果。所以，薛己曰："脉者，人身之造化，病机之外见，医家之准绳，不可不精究而熟察。"（《外科枢要·卷一·论疮疡二十六脉所主》）

## （二）寸口分候脏腑

由于人体疾病与气血的盛衰变化密切相关，而气血的变化又取决于脏腑功能状态，因此，薛己在治病求本思想指导下，将气血辨证与脏腑辨证相结合，以求疾病之根本，进行诊断和治疗。

通过寸口脉象可以反映人体脏腑气血状态、阴阳变化的信息。关于切脉诊病的原理，薛己吸取了前人丰富的理论和经验。《素问·五脏别论》

说："胃者水谷之海，六腑之大源也。五味入口，藏于胃，以养五脏气，气口亦太阴也。是以五脏六腑之气味，皆出于胃，变见于气口。"《难经·一难》也说："十二经皆有动脉，独取寸口，以决五脏六腑死生吉凶之法，何谓也？然，寸口者，脉之大会，手太阴之动脉也。"说明脉气注肺而总会聚于寸口，故全身各脏腑生理功能的盛衰，营卫气血的盈亏，均可从寸口部的脉象上反映出来；寸口部脉气最明显，为手太阴肺经经气流注和经气最旺盛的特殊反应点，故前人有"脉会太渊"之说，其脉象变化最有代表性；肺脾脉气相通，脉气变化见于寸口，故寸口脉动与宗气一致。

薛己结合自己的体会认为，寸口是十二经气循环的起止点，也是五脏六腑气血的流汇之处，寸口脉象能够反映五脏六腑的病变。因此，其所记录的脉象均以寸口脉为准。不仅如此，薛己在寸口分候脏腑的认识上，参考了《内经》"上竟上""下竟下"的原则，即上（寸脉）以候上（身躯上部），下（尺脉）以候下（身躯下部），划分寸口三部所候的脏腑为左寸候心，右寸候肺，并统括胸以上及头部的疾病；左关候肝胆，右关候脾胃，统括膈以下至脐以上部位的疾病；两尺候肾，并包括脐以下至足部疾病。

如薛己诊治一儒者案：患者失于调养，饮食难化，胸膈不利。医生误用行气消导药，咳嗽喘促；误用行气化痰药，肚腹渐胀；误用行气分利药，睡卧不能，两足浮肿，小便不利，大便不实。薛己诊其脉浮大，按之微细，两寸皆短。断为脾肾亏损，朝用补中益气加姜、附；夕用金匮肾气加骨脂、肉果，各数剂，诸症渐愈，再佐以八味丸，两月乃能步履，却服补中、八味，半载而康（《明医杂著·卷三·续医论》薛按）。

**按语**：患者本属脾虚失运，医生不察，却连用克伐之剂，是为"虚其虚"，其脉浮大但按之微细。薛己认为，此为元气亏虚，阳气外越，两寸皆短是气不足。故朝用补中益气加姜、附回阳气而补脾胃之元气，夕用金匮肾气加骨脂、肉果补肾气。脾肾同治，再以八味丸善后，患者半年病愈。

又如，薛己诊治鲍希伏案：病人素阴虚，患咳嗽，服清气化痰丸及二陈、芩、连之类，病情加重，改用四物、黄柏、知母、元参之类，又见腹胀咽哑，右关脉浮弦，左尺脉洪大。薛己认为，此乃脾土既不能生肺金，阴火又从而剋之。故当滋化源，朝用补中益气汤加山萸、麦冬、五味，夕用六味丸加五味，三月余而愈。(《名医类案·咳嗽》)

**按语：**此患者因阴虚而致，反用燥湿化痰的二陈汤、攻邪的清气化痰丸，更伤阴液，致使虚火加重。至于用四物汤加知、柏等，乃朱震亨滋阴泻火常用方药，用之不仅无效，反腹胀、咽哑，盖因四物仅为养血之剂，可养肝血而不滋肾阴，知、柏苦寒而又伤脾胃，此患者右关脉浮弦，为脾土失和之象，左尺脉洪大，为肾中阴虚火旺，故过用苦寒不能泻火，反伤中焦变生他症。薛己据此从中下二焦论治，一用补中益气汤补中土以化痰湿，二用六味地黄丸养肾水清虚火以培本元，使正气得复，肺阴得养，而诸证得愈。从此案中可知，薛己诊病十分重视脉象，左尺右关之脉是其辨证要点，值得借鉴。

薛己总结了真阴真阳虚损的脉象及其治疗经验："若左尺脉虚弱，或细数，是左肾之真阴不足也，用六味丸。右尺脉迟软，或沉细而数欲绝，是命门之相火不足也，用八味丸。至于两尺微弱，是阴阳俱虚，用十补丸"(《校注妇人良方·卷一·精血篇论》)，为后世诊治提供了有价值的方法。

## （三）寸口脉诊经验

### 1. 外科疾病诊脉可知

薛己在《外科心法》及《外科枢要》中，均将疮疡二十六脉放在篇首来论述。他详细论述了疮疡专用二十六脉的脉象部位、脉来缓数、脉形、脉势及各脉主病。通过脉象来判断疮疡病的病位、病势、虚实状态及阴阳属性，由此制定治则治法，并推断疮疡病的善恶预后。

如"数脉之诊，按之则呼吸之间动及六至，其状似滑而数也。若浮而数，则表热也；沉而数，则里热也。又曰：诸数为热。仲景曰：脉数不时见，则生恶疮也。又曰：肺脉俱数，则生疮也。诊诸疮洪数者，里欲有脓结也。"(《外科枢要·卷一·论疮疡二十六脉所主》)说明患者沉脉而数，是里有热，不时出现数脉则容易生疮疡；若疮疡病又见脉洪数，那么是疮疡将要成脓的表现。

**（1）脉诊判断病邪深浅、虚实**

滑数浮洪，沉紧弦涩，皆为其候。脉浮数，是邪气在表；脉沉涩，是邪气深入在里(《外科心法·卷一·论时毒》)。其曾举两例病案，说明病性虚实诊治的经验。

福泉黄吏部一案：病人肩患毒，发热恶寒，大渴烦躁，似有余之证，其脉虽大但却无力，当属不足，用当归补血治疗。周都宪两腿作痛，形体清癯，肝脉弦数，却属有余之证，用龙胆泻肝汤治之并愈。因此，薛己引前人论述加以阐发："齐氏云：疮肿之证，若不诊候，何以知阴阳勇怯，血气聚散邪！又云：脉洪大而数者，实也；细微而数者，虚也。河间云：脉沉实者，其邪在脏；浮大者，其邪在表。观此诚发前人之未发。诊候之道，其可缺邪！"(《外科发挥·卷三·鬓疽》)

对于发病部位、成脓与否，薛己指出可以诊脉鉴别。"至于脏腑肠胃内疮内疽，其疾隐而不见，目既不见，手不能近，所为至难。可以诊其脉而辨之，亦可知矣。有患胃脘痈者，当候胃脉。人迎者胃脉也，其脉沉细者，气逆则甚，甚则热聚胃口，而不行胃脘，而为痛也。若其脉洪数者，脓已成也。设脉迟紧，虽脓未就，已有瘀血也，宜急治之。不尔，则邪毒内攻，腐烂肠胃，不可救也。"(《外科心法·卷二·辨脓法》)可见其脉诊之精细程度。

**（2）脉诊判断预后**

"大凡脓溃之后，而烦疼尚未痊者，诊其脉洪滑粗散者，难痊；微涩迟缓者，易痊。此善恶之证，于诊脉之中，亦可知也。"（《外科心法·卷一·辨疮疽善恶法》）反映了其脉诊的丰富经验。

如其诊治鸿胪苏龙溪一案：小腹内肿胀作痛，大小便秘结，作渴饮冷，脉洪数而实，用黄连解毒二剂，肿痛顿止，二便调和，用活命饮而痊愈。（《外科枢要·卷一·论疮疡泥用定痛散》）

## 2. 内科病症凭脉可断

不仅外科疾病可以借助寸口脉做出明晰的判断，内科疾病同样可凭脉诊了解病变本质。如，对于"痢疾"一病，薛己总结了详细的脉诊辨证和治疗经验：脉沉而有力，属里实，应用下法；脉沉而无力，属里虚，宜用补法。元气虚，脉滑者，宜用温、涩法。脉滑而数，是有宿食，当用下法。脉浮大，为虚而强下所致。脉浮革，又有肠鸣，当用温法。三部脉皆平，同时，按之心下坚，就应急下。而且，可以根据脉象判断预后和转归，如"下痢脉大浮弦，当自愈。"（《明医杂著·卷之二·痢疾》薛按）

进士刘华甫，停食腹痛泻黄，吐痰。服二陈、山栀、黄连、枳实之类，其症益甚。左关弦紧，右关弦长。乃肝木克脾土。用六君加木香治之而愈。若食已消而泄未已，宜用异功散以补脾胃。如不应，用补中益气生发阳气。凡泄利色黄，脾土亏损，真气下陷，必用前汤加木香、肉蔻温补。如不应，当补其母，宜八味丸（《内科摘要·卷上·脾肾亏损停食泄泻等症》）。

锦衣李大用，素不慎起居，吐痰，自汗，咳嗽，发热。服二陈、芩连、黄柏、知母、玄参之类，前症愈甚，更加胸腹不利，饮食益少，内热晡热；加桑皮、紫苏、杏仁、紫菀、桔梗之类，胸膈膨胀，小便短少；用猪苓、泽泻、白术、茯苓、枳壳、青皮、半夏、黄连、苏子，胸膈痞满，胁肋膨胀，小便不通；加茵陈、葶苈，喘促不卧，饮食不进。薛己诊其六脉洪数，肺肾二部尤甚。断为脾土既不能生肺金，而心火又乘之，即将发为肺痈。当滋化源，缓则不救。不信，后唾脓痰，复求治。薛己诊后认为，胸膈痞满，脾土衰败；喘促不卧，肺金衰败；小便不通，肾水衰败；胁肋膨胀，肝木衰败：饮食不化，心火衰败。此化源既绝，五脏已败。然药岂能生耶？已而果然（《内科摘要·卷上·脾肺亏损咳嗽痰喘等症》）。

**按语**：上述两个医案，均反映了薛己凭脉诊病的扎实功夫，也体现了其分析病因病机以及病变机转的准确性。

### 3. 妇科疾病的脉法经验

妇科疾病多病在气血虚弱和失调，薛己脉诊也反映了这一特点，通过脉诊了解病人气血实际状况，并据此施治。

如，主政王天成的夫人，妊娠疾愈后，出现二便不通。因其家世医，而自用清热之剂，未效。薛己诊其脉，浮大而涩，断为气血虚弱。于是，朝用八珍汤加桃仁、杏仁，夕用加味逍遥散加车前子而瘥（《校注妇人良方·卷十五·妊娠大小便不通方论》）。患者本因产后有病，病愈后出现二便不通，当是气血损伤，反用清热之剂，耗伤阳气，致使气血更虚，气血运行不畅，故而脉浮大而涩。因此，薛己用朝服八珍汤加味，夕服加味逍遥散加车前子之法，补益气血、行气去郁而获愈。

又如，一妇人久郁，左乳内结核如杏，三月不消，心脉涩，脾脉大，按之无力。此肝脾气血亏损，以八珍加贝母、远志、香附、柴胡、青皮、桔梗，五十余剂而消（《校注妇人良方·卷二十四·妇人流注方论》）。由于患者肝气久郁，以致气血瘀滞，故有心脉涩而不通；肝郁克制脾土，气血化生乏源，故而脾脉大而无力。治疗当以疏理肝气，调补气血为法，以八珍汤加味而愈。

### 4. 儿科诊脉断病经验

一般说来，儿科疾病的诊断较少凭脉，以其多变难以把握之故。薛己同样认为，"若凭寸口之浮沉，必乃横亡于孩子，须明虎口辨别三关消详，用药始无差误……四岁以下，用一指依转寻三部，以关为准"；"七八岁移指少许";"九岁次第依三关部位寻取,十一、十二岁亦同"(《保婴撮要·卷一·脉法》)。但是,小孩到十四、五岁时,就可根据脉位诊视。薛己指出:"凡看脉先定浮沉迟数、阴阳冷热,沉迟为阴,浮数为阳。"另外,还需兼看面色,"青主惊风,白主虚泻,赤主痰热,黑色病甚,黄主脾疳","以此相按,察病治疗,庶无误矣",确属经验之谈(《保婴撮要·卷一·脉法》)。

如,对于发热的诊疗,薛己介绍了自己的体会:"脉尺寸俱满为重实,尺寸俱弱为重虚,脉洪大,或缓而滑,或数而鼓,此热盛拒阴,虽形症似寒,实非寒也。热而脉数,按之不鼓,此寒盛格阳,虽形症似热,实非热也。发热恶热,大渴不止,烦躁肌热,不欲近衣,其脉洪大,按之无力,或兼目痛鼻干者,此血虚发躁也,当补其血……发热头痛,脉数者,食也。寸口脉微为阳不足,阴气上入阳中则恶寒;尺脉弱为阴不足,阳气下入阴中则发热……至若身热脉弦数,战栗而不恶寒者,瘅疟也。发热恶寒,脉浮数者,温病也。"(《保婴撮要·卷六·发热》)关于热证的虚实、真假,热证的病机变化分析,可供后学师法。

又如,对于口疮的诊治,薛己同样具有丰富的脉诊经验:"若发热作渴饮冷,额间色赤,左寸脉洪数者,此属心经,先用导赤散,清心火;次用地黄丸,滋肾水。若寒热作渴,左颊青赤,左关脉弦洪者,属肝经,先用柴胡栀子散,清肝火;次用六味地黄丸,生肝血。若两腮黄赤,牙龈腐烂,大便酸臭,右关脉洪数,按之则缓者,属脾经,用四味肥儿丸,治脾火;以五味异功散,补脾气。若发热咳嗽,右腮色赤,右寸脉洪数,按之涩者,属肺经,先用清肺饮,治肺火;用五味异功散,补脾胃。若发热作渴,两额黧色,左尺脉数者,属肾经不足,先用六味地黄丸,以生肾水;次用补中益气汤,以生肺气。"(《保婴撮要·卷十一·诸疳口疮》)

# 二、诊断及鉴别诊断经验

## （一）按诊

腹部按诊是中医常用的诊法之一。早在《素问·举痛论》就有"满而痛而不可按也""痛甚不可按也""按之痛止""按之无益"等记载。但是，并未将拒按与实证、喜按与虚证简单划等号，而是根据邪气性质、发病部位、机体对邪气的耐受性、反应性等方面，综合判断疼痛的虚实。《伤寒论》137条"从心下至少腹硬满而痛不可近者"，138条小陷胸汤证"按之则痛"，151条气痞证"按之自濡"，154条大黄黄连泻心汤证"按之濡"等，均属按诊经验的记载。

一般认为，喜按者属虚，拒按者属实。《素问·调经论》曰："实者，外坚充满，不可按之，按之则痛……虚者，聂辟气不足，按之则气足以温之，故快然而不痛。"在《金匮要略·腹满寒疝宿食病脉证治》中，也有腹诊辨别虚实的记载，如"病者腹满，按之不痛为虚，痛者为实，可下之"；"按之心下满痛者，此为实也，当下之，宜大柴胡汤"。薛己也认同这一观点，其在《女科撮要·卷一·历节痛风》中说："大抵痛而不敢按者，属病气元气俱实也；手按而痛缓者，病气元气俱虚也。"薛己用了"大抵"一词，故还应有例外。如在《金匮要略》中，大建中汤证本是虚寒证，"心胸中大寒痛，呕不能饮食，腹中寒"，反是"上下痛不可触近"，虚证喜按是常，拒按是变；肝着"其人常欲蹈其胸上"，却是实证喜按的特例，实证拒按是常，喜按是变。

### 1. 喜按者属虚

气血亏虚而致局部疼痛，按压相应的部位相当于获得了补虚代偿能力，故疼痛会暂时缓解，轻者可以消失。可以见于以下几种情况：

## （1）误汗致虚，喜温喜按

《伤寒论》载有因发汗后疼痛的例子，"发汗后，身疼痛，脉沉迟者，桂枝加芍药、生姜各一两，人参三两，新加汤主之"。汗前寒凝经脉，汗后荣虚筋脉失养而致身疼痛。

薛己亦记载有因误汗而致腹痛的医案：癸卯春人日，余在下堡顾氏会间，有儒者许梅村云：舍亲马生者，发热烦渴，时或头痛，昨服发散药，反加喘急腹痛，其汗如水，昼夜谵语。余意此劳伤元气，误汗所致，其腹必喜手按。许往询之，果然。遂与十全大补加附子一钱，服之熟睡，唤而不醒，举家惊惶，及觉，诸症顿退，再剂而痊。（《内科摘要·卷上·饮食劳倦亏损元气等症》）

**按语：** 本案中前医误用汗法，肺失宣降，津液外泄，肝失濡润，筋脉挛急，故喘急；阳气外泄，脾气内虚，运化失职，气机壅塞，不通则痛，脾主腹，故腹痛；汗为心之液，汗血同源，过汗则心失所养，心神不安，故昼夜谵语。阴阳气血皆虚，按照阳生阴长之旨，当以温阳为先。故薛己预知"腹必喜手按"，因《素问·举痛论》曰："按之热气至，热气至则痛止矣。"《灵枢·终始》曰："阴阳俱不足，补阳则阴竭，泻阴则阳脱，如是者可将以甘药"，故用十全大补汤加附子甘温之剂，阴能纳阳，阳能固阴，故"熟睡，唤而不醒"。

## （2）误下致虚，按之痛止

误用下法最容易戕伐人体正气，气血不能荣则疼痛或疼痛加重，按之则可缓解，故按之痛止。

**案例**

一小儿因怒跳跃，胁胸作痛，或以为内伤瘀血，服大黄之药，纯下鲜血，其痛益甚，按之则痛止。此肝脾气血伤也，用四君加芍、归，四剂而痛止；又以异功散加升麻、柴胡，而饮食进，元气渐复，病亦随愈。（《保

婴撮要·卷十六·跌仆外伤》)

**按语**：该小儿服用大黄之药，纯下鲜血，疼痛益甚，提示不是单纯的瘀血致痛，而是气血受损，故按之痛止。气为血之帅，根据气旺血生之旨，薛己先后用健脾益气的四君子汤作为基础方，先加芎、归以活血通脉，后加升、柴以提升下陷之气。

**2. 拒按者属实**

血行脉中，环流不息，运行阻滞，必致病患。瘀血作祟致痛，轻者按之而散，疼痛去除，推拿可活血通络减轻疼痛；重者按之反阻断血气运行，而加重疼痛，故手不敢近，须用活血化瘀之法，甚者要用破血之品如水蛭、䗪虫、虻虫等虫类药。薛己有医案为证。

**案例 1**

应天王治中遍身发黄，妄言如狂，苦于胸痛，手不可近，此中焦蓄血为患，用桃仁承气汤一剂，下瘀血而愈。(《内科摘要·卷下·脾胃亏损暑湿所伤等症》)

**按语**：《伤寒论》蓄血证之 106 条桃核承气汤证之"少腹急结"，124 条抵当汤证之"少腹硬满"，必手不敢近。血蓄中焦，气机无以升降，阻碍胸中阳气不通而胸痛。既为蓄血，仍当泻下逐瘀，用桃核承气汤下之而愈。

**案例 2**

家人妇胎衣不出，胸腹胀痛，手不敢近，此瘀血为患，用热酒下失笑散一剂，恶露、胎衣即并下。(《女科撮要·卷下·胎衣不出》)

**按语**：正常情况下，胎儿出生后，胎衣也当随之而出。薛己认为，产后胎衣不出有两种原因：一是"恶露入衣，胀而不能出"；二是"元气亏损，而不能送出"。《金匮要略·妇人产后病脉证并治》曰："产后七八日，无太阳证，少腹坚痛，此恶露不尽。"胎衣不出，恶露不行，产后离经之血不去，停留腹内，阻滞不通，不通则痛，故腹部胀痛，腹痛牵引胸部，亦致胸痛。用热酒送服失笑散，可借酒的辛散之力散瘀止痛。

**案例 3**

一小儿坠楼，良久方苏，呻吟不绝，自以手护其腹，此内伤瘀血停滞也，用当归导滞散二钱，热酒调下，而呻吟顿止，次用四物加柴胡、牡丹皮而安。(《保婴撮要·卷十六·跌仆外伤》)

**按语：**从楼上坠下，损伤血络，血溢脉外，必致壅滞不通而肿痛。小儿以手护其腹，是拒绝他人碰触的信号，是自我保护反应，正如薛己云："凡伤损之症，有瘀血停滞于内者，是裸体亦以手护腹胁，盖畏物触之而痛也。"先用热酒送服当归导滞散（大黄、当归各等分）荡下瘀血，次用四物加柴胡、丹皮畅通血脉而愈。

### 3. 喜按者有虚实夹杂

体质素虚，外邪入侵，致使虚实夹杂者，喜温喜按。《素问·举痛论》载寒邪致痛的特点是，"得炅则痛立止"。《伤寒论》中亦有体现，273 条太阴病提纲"太阴之为病，腹满而吐，食不下，自利益甚，时腹自痛"，寒凝脾络，致脾络时通时阻，故时腹自痛。结合《伤寒论》279 条，当用桂枝加芍药汤。虽然仲景在此未言按诊，但是根据《举痛论》"寒气客于肠胃之间，膜原之下，血不得散，小络急引故痛，按之血气散，故按之痛止"，太阴病"时腹自痛"必是喜温喜按，因为按之可使脾络疏通，通则不痛。薛己治疗此类病症亦具有较丰富的经验。

**案例**

儒者沈尼文，内停饮食，外感风寒，头痛发热，恶心腹痛，就治散止。余用人参养胃加芍、芷、曲蘖、香附、桔梗一剂而愈。次日抵家，前病仍作，腹痛。请治，以手重按痛即止，此客寒乘虚而作也，乃以香砂六君加木香、炮姜，服之睡觉，痛减六七，去二香再服，饮食少进，又加黄芪、当归，少佐升麻而愈。(《内科摘要·卷上·脾胃亏损心腹作痛等症》)

**按语：** 薛己此案用药虽与张仲景有异，但是与太阴病非常吻合。从"内停饮食"得知，患者素有脾阳不足，前日外感风寒，出现头痛发热等表证，相当于《伤寒论》276条太阴表证；次日仍作，乃由外入里，以里证为主，相当于太阴里寒证。根据"当温之"的治则，薛己所用香砂六君加木香、炮姜，亦含有理中汤的组成。脾阳不振是虚，外感风寒是实，外邪乘虚而入，脾运化失职，寒湿中阻，升降失调，浊阴不降，故恶心。前日腹痛，虽服药而愈，次日仍腹痛，即"时腹自痛"，故"以手重按之即止"。

### 4. 拒按者有虚实夹杂

患者正气本不虚，然而或因七情不遂，或因饮食不节，导致正气受损，因实而虚，虚实夹杂者拒按。

#### （1）饮食停滞，按之则痛

患者未全消化的宿食充于胃脘部，留滞而不去，可致胀满疼痛；或同时有情志不遂，气机不畅，肝木乘脾土，久则脾胃受伤，由实而虚，似气滞作痛，手不可按。

#### 案例

薛己曾诊治一产妇……饮食后犯怒，恶寒发热，抽搐咬牙，难候其脉，视其面色，青中隐黄，欲按其腹，以手护之。此肝木侮脾土，饮食停滞而作，用六君加木香，一剂而安。(《女科撮要·卷下·产后寒热》)

**按语：** 正常情况下，饮食后气血下趋肠胃以助消化，怒则气上，升降失和，阳气升则发热，阴气降则恶寒。怒则风动，动则抽搐咬牙，难候其脉。肝为刚脏，肝旺则乘土，气血运行无序，不通则痛，按之气血更加紊乱，故该产妇拒绝按压。治疗当健脾为主，佐以疏肝理气。此案用方以补剂为主，配以木香疏理气机，也说明其病机为虚实夹杂。

#### （2）正伤而瘀存，按之益痛

有病病受之，无病人受之，这是攻伐峻剂药物的作用特点。若一味祛邪，不顾扶正，所选峻剂又不能完全适合病情，则属孟浪从事，最终邪未尽除，正气亦伤。

**案例**

一妊娠五月，服剪红丸而堕，腹中胀痛，服破血之剂，益甚，以手按之益痛。余曰：此峻药重伤，脾胃受患。用八珍倍人参、黄芪，加半夏、乳香、没药，二剂而痛止，数剂而痊愈（《女科撮要·卷下·保胎》）。

**按语：**考剪红丸，《永类钤方》卷三引曾异庵方最可能是此案所用。该方主治五积六聚，由使君子一两，雷丸一两半，槟榔半两，黑牵牛八钱，木香半两，净青皮一两半，天花粉半两，炮草乌二两半，香附子、炮三棱各一两组成。用之堕胎，宫内瘀血不能清除干净，而正气已衰，再服破血之剂，虚其虚，故益甚；瘀血尚未去，故手按之益痛。正确的处理方法当是扶正为主，佐以消瘀，薛己用八珍汤，重用参、芪大补受损之元气；乳、没擅长消瘀止痛，生半夏有消瘀止血之效，如宋代《仁斋直指方》治"失血喘急，吐血下血，崩中带下，喘急痰呕，中满宿瘀，用半夏捶扁，以姜汁和面包煨黄，研末，米糊丸梧桐子大，每服三十丸，白汤下"。

## （二）辨外感与内伤

### 1. 气血俱虚可见恶寒发热

《伤寒论》云："太阳病，发热，恶寒，脉缓者，名为中风。太阳病，或已发热，或未发热，必恶寒，体痛，呕逆，脉阴阳俱紧者，名为伤寒。"据此，后人便得出"有一分恶寒，便有一分表证"的结论，我们也获知太阳病的发热类型是恶寒发热并见。但薛己之论并非如此，而是别有洞见。

秀才刘贯卿案、黄武选案均发热恶寒并见，前医用人参败毒散解表益甚，可知同时见到恶寒发热者，并不能一律诊断为太阳病。薛己治病求因，刘、黄之病均因饮食劳倦所致，据此刘氏以补中益气汤加减补之而愈，黄氏不从而殁。

无名儒者，"非恶寒则发热"，但因同时存在"非便血则盗汗"，"六脉浮涩"。据此，薛己没有诊断为寒热往来的少阳病，而是诊断为"思伤心脾，不能摄血归源"，午前用补中益气汤补肺脾之源，举下陷之气，午后用归脾汤加麦门、五味补心脾之血，收耗散之液，不两月而诸证悉愈。

对于"恶寒发热，气血俱虚"的理解，薛己言"盖气虚则寒，血虚则热，胃虚则恶寒，脾虚则发热，阴火下流则寒热交作"。薛己的解释是，因为气、胃属阳，阳虚则恶寒，血、脾属阴，阴虚则发热。"火性炎上"时发热，"阴火下流"时则恶寒，故"寒热交作"。李杲在《内外伤辨惑论·辨阴证阳证》云："故内伤饮食，则亦恶风寒，是荣卫失守，皮肤间无阳以滋养，不能任风寒也。"中气不足，卫气随之亦虚，表卫不固，不能发挥卫气"温分肉"的作用，故会恶寒；血虚，气无所依，浮越于外而发热。

外感恶寒，"虽重衣下幕，逼近烈火，终不能御其寒"；内伤恶寒，"但避风寒，及温暖处，或添衣盖，温养其皮肤，所恶风寒便不见矣"。后世为了区别，内伤恶寒称为"畏寒"。

### 2. 内伤外感均可见恶食

薛己上承李杲以恶食不恶食辨外感内伤，有一定道理。内伤饮食者，不外乎过饱过饥，饮食不定时，过热或过凉，过粗或过细，嗜食肥甘厚味，五味偏嗜等。内伤饮食者，首伤脾胃，脾胃既伤，则脾失运化，胃失受纳，则恶心呕吐而纳呆，或食不知味。外感风寒初期则"脉浮，头项强痛而恶寒"，多不会影响食欲。

但是，并非所有"内伤饮食者必恶食，外感风寒者不恶食"，薛己也不能完全确定，故用了"大抵"一词。内伤饮食者，可能也不恶食，反而食欲异常旺盛，如现代医学所称的"饕餮综合征"。外感风寒者可能也恶食，《伤寒论》"太阳中风，阳浮而阴弱。阳浮者，热自发，阴弱者，汗自出。

啬啬恶寒，淅淅恶风，鼻鸣干呕者，桂枝汤主之。"郝万山教授认为，其中的"干呕"是因为人体是一个有机整体，外感风寒时，正气抗邪于表，不能固护于里，里气升降失调，引起或食欲不振，或呕逆，或下利，或不大便。虽然只是太阳中风的兼证，但是恶食是可能出现的。或者寒邪直中伤胃，胃失和降，也会引起食欲不振。可见外感风寒者也会恶食。

由此可见，对于太阳病的恶寒发热与气血俱虚引起的恶寒发热，少阳病的往来寒热与气血俱虚引起的非恶寒则发热的鉴别，必须四诊合参。恶食不恶食不能作为辨外感内伤的金标准。

对于外感内伤的治疗原则，薛己提出"审系劳伤元气，虽有百症，但用补中益气汤，其病自愈。其属外感者，主以补养，佐以解散，其邪自退。若外邪既退，即补中益气实其表。若邪去而不实其表，或过用发表，亏损脾胃，皆致绵延难治。凡此不问阴阳日夜所发，皆宜补中益气，此不截之截也。"又言"若内伤外感，用藿香正气散；若内伤多而外感少，用人参养胃汤；若劳伤元气兼外感，用补中益气汤加川芎。"(《内科摘要·卷上·脾胃亏损疟疾寒热等症》)此虽论述疟疾的治疗，但又不限于疟疾。概言之，薛己认为，无论外感内伤，补中益气贯穿治疗全过程。如无名儒者案，即是外感风寒之邪，服祛风之药，肢体倦怠，痰涎自出，当是前医汗不得法，耗散元气。薛己以补中益气汤加麦门、五味而愈，并非是"其属外感者，主以补养，佐以解散，其邪自退"，若如此，则会闭门留寇，邪不外解。

对于"其属外感者，主以补养，佐以解散，其邪自退"，应辨证分析。若遇张仲景论述的麻黄汤、桂枝汤的禁忌证，虽以外感为病因，当先扶正气，创造条件发汗；若虚人外感，可用参苏饮、人参败毒散等方剂同时扶正解表；若一般人外感，即遵循张仲景先外后里的治疗原则。薛己自知其法之短，故补充说"前所云乃疟之大略，如不应，当分六经表里而治之。"

# 三、精准的辨证方法

薛己对中医学的各种辨证方法，如八纲辨证、脏腑辨证、经络辨证、六经辨证、气血津液辨证，均能娴熟应用。其中，应用最多也是最精当的辨证方法是脏腑辨证、八纲辨证、气血辨证。

中医学体系以脏腑为核心，脏腑辨证在各种辨证方法中居于核心地位，是其共同基础。各种辨证方法获得的结果最终要落实到脏腑，即体现在脏腑病变上。其治疗就是在调整脏腑失调，药物的作用也只有通过脏腑才起作用。

## （一）明代以前的脏腑辨证

脏腑辨证方法起源于先秦两汉，至今已有近两千年的历史。"脏腑辨证"思想源于《内经》"阴阳四时五脏"体系，《内经》肇其端，综合归纳了各脏腑证候特点，但重五脏、轻六腑，辨证因素较为简略。《难经》脏腑辨证主要体现于脉诊、五脏五邪理论和脏腑病症中的脏腑分证等。《中藏经》在此基础上，从生理、病变到预后转归，使脏腑理论系统化，形成了以虚实寒热为基本纲要的辨证体系，是脏腑辨证理论体系的第一次系统整理。

至晋隋唐时期，以《诸病源候论》《备急千金要方》等为代表，在前人基础上进一步阐述了脏腑的生理、病变、诊断以及治疗等。其特点是以脏腑为纲，以虚实寒热分型论证各种脏腑病变，填补了此前有法无方的缺憾。宋·钱乙《小儿药证直诀》论述了小儿五脏生理、病变特性，以五脏虚实为辨证大纲，制定了虚实补泻之方，为后世所本。

金元时期，脏腑辨证体系走向成熟。刘完素著《素问玄机原病式》，阐发《内经》"病机十九条"，以"五运主病"与"六气为病"为基础，建立了脏腑病证总纲，并发挥脏腑六气病机学说。这些内容几乎被《医学启源》

全部采纳，张元素借五行学说将人体划分为五脏为中心的五大功能系统，吸收历史各时期脏腑辨证论治的成就，形成脏腑病标本寒热虚实辨证体系，并各设补泻之专方专药，建立了理、法、方、药完备的脏腑辨证论治体系，标志着脏腑辨证学说的成熟。

## （二）薛己脏腑辨证思想与经验

薛己的脏腑辨证思想来源于上述诸家，尤其受张元素和李杲的影响最深，但又不泥其说，而是根据自己的经验和体会，总结形成了特有的脏腑辨证体系和应用方法。

### 1. 重视脏腑生克制化传变

中医以五行"生克制化"原理来阐述脏腑之间的生理、病机关联，并在长期医疗实践中指导临床诊断与治疗。正确利用脏腑之间的关系，在针对主病脏腑的同时，兼治相关脏腑，可以提高整体疗效。薛己深得此理，曾说："治病而不本诸五行之生克，其盲其聋，其愦愦者欤。兹吾所惧而弗敢也。"（《保婴撮要·薛己序》）他以生克制化理解脏腑间的关系，指导临床实践，获得了巨大成功。

如，薛己在论述小儿偏风口噤的治疗时，即显示了其应用脏腑生克制化关系娴熟程度。如果因脾胃虚而动风，则用异功散加柴胡、钩藤；如果为脾肺虚而外邪所乘而动风，就用钩藤饮；属于肝火血燥者，用六味地黄丸；属于津液不足者，用白术散。若兼有目紧上视，寒热往来，小便淋沥，面色青洁，两胁胀痛之类，则皆属于肝经之本病；如果见到唇口歪斜，腹痛少食，目胞浮肿，面色青黄，肢体倦怠之类，皆属于肝木乘脾之症，当审五脏相胜而采用不同的主治方药。并告诫说："设执其见症概投风药，反成坏症者有矣。"（《保婴撮要·卷二·偏风口噤》）

### 2. 详审脏腑病机准确选方用药

薛己以其深厚的中医理论素养和丰富的应用经验，在诊治疾病时显示了超群的脏腑辨证用药水准，为后世开启了领悟之门。

薛己在其许多医案中，都有关于病症病机的深入分析，阐述脏腑病变的特点，明确用药指征，亦昭示来者。如其诊治孙都宪一案的经验：

孙都宪形体丰厚，劳神善怒，面带阳色，口渴吐痰，有时头目眩晕，有时热从腹起，左三脉洪而有力，右三脉洪而无力。认为证属足三阴亏损，而用补中益气加麦门、五味及加减八味丸治愈。

薛己指出，凡是表现少有老态，不耐寒暑，不胜劳役，四时迭病者，都是因少时气血方长，而劳心亏损；或精血未满，而房事过度，因而见症繁杂，难以悉状。这都是精气不足所致，用滋化源之法，其病自瘥；如果饮食劳役、七情失宜所致诸症，也当治以前法；如果六淫所侵而致诸症，也是素有真气内虚，易招外邪乘袭，尤当以固胃气为主。因胃为五脏之根本，所以不宜轻用黄柏、知母，恐复伤胃气。由此可知，"大凡杂症属内因，乃形气病气俱不足，当补不当泻，伤寒虽属外因，亦宜分其表、里、虚、实，治当审之"。详细分析了此类病变的来龙去脉，揭示了本类病症的治疗大法及注意事项，示人以规矩准绳，可谓用心良苦（《内科摘要·卷下·脾肾亏损头眩痰气等症》）。

又如，其论述痨瘵出血诸症的治疗时指出，当今患者"多属形病俱虚，治者当求其属而主之"。郁热伤肺而衄血者，用黄芪益气汤；肺气虚热不能摄血而衄者，用四君子加芎、归、五味子；郁结伤脾而嗽吐血者，用归脾汤；胃经有热而嗽吐血者，用犀角地黄汤；胃气弱而嗽吐血者，用四君子加芎、归、升麻；肾经虚热、阴火内动而咯吐血，用六味丸、补中益气汤；怒动肝火而见血者，用加味逍遥散；肾涸肝火动而见血者，用六味丸。虽然血证多因火热迫血而错经妄行，但也有卫气虚不能统摄而妄行者，皆属足三阴亏损，虚火内动所致，不是外因引起，皆宜六味丸、补中益气汤，滋其化源，以治根本（《明医杂著·卷之一·痨瘵》薛按）。导致血证的原因甚多，不能枚举，薛氏语重心长地指出，关键在于医生临证制宜，可免失误。

再如，"眼目昏暗"之症，不能仅以补阴丸通治。他认为："目者五脏之华，上荣于目，得气血之精者。"因此，应分别对待：若昏暗或有黑花，是肾经不足，用滋阴肾气丸；若视物散大，或见非常之状，属阴血虚弱，用滋阴地黄丸；若两目昏暗，四肢倦怠，乃脾虚五脏之精不能上腾，用李杲益气聪明汤；若两目紧小，羞明畏日，或视物无力，肢体倦怠，或头面麻木，乃脾肺之气虚不能上行，用李杲神效黄芪汤；若病后、或日晡、或灯下不能视物，乃阳虚下陷阴盛之故，用决明夜光丸，或镇阴升阳汤（《明医杂著·卷之一·补阴丸论》薛按）。读后让人豁然开朗，薛氏不愧行家里手。

### 3. 辨证精细用药缜密

薛己于脏腑辨证，不仅强调辨别属于何脏何腑的病变，更注重辨析相同脏腑不同病变性质及先后轻重的差异，以此决定适宜的方药。

如同是腹痛，且同属肝木乘脾土所致，但其间有病情先后、轻重、性质的不同，因而，薛己选择了不同的方药，均获得桴鼓之效。

### 案例1

患者唐仪部，胸内作痛月余，腹亦痛，左关弦长，右关弦紧，面色黄中见青（《内科摘要·卷上·脾胃亏损心腹作痛等症》）。薛己断为"脾胃虚弱，肝邪所乘"，于是处以补中益气汤加半夏、木香，二剂而愈。后又用六君子汤善后，二剂而安。

### 案例2

李仪部，常患腹痛，薛己给以补中益气汤加山栀即愈。后因发怒，出现肚腹作痛，胸胁作胀，呕吐不食，肝脉弦紧，面色青黄（《明医杂著·卷一·心腹疼痛》薛按）。薛己诊为"肝乘脾"，仍用补中益气吞左金丸，一服即愈。

**案例 3**

太守朱阳山，因怒而腹痛作泻，或两胁作胀，或胸乳作痛，或寒热往来，或小便不利，或饮食不入，呕吐痰涎，神思不清（《明医杂著·卷一·心腹疼痛》薛按）。看似病情复杂，然薛己认为"肝木乘脾土"所致，采用小柴胡加山栀、炮姜、茯苓、陈皮、制黄连，一剂即愈。

**按语：** 第一例病人表现为肝脾不和之证，但以脾虚，升降失调为主，故以补中益气汤升补脾胃之气，加半夏复其沉降之职，木香可升可降，行肝经之气，则气行有力，气得调畅，通则不痛，诸痛自除。终究属于脾胃气虚，故以六君子汤善后。

第二例病人薛己在初诊用药时只提到了腹痛一症，从其用补中益气汤加山栀看，病人当有脾胃虚弱，又有肝火之扰，故用药即效；复诊时，病症显示肝经郁火明显，故用补中益气汤治本，合左金丸清解郁火。药证相合，一剂即愈。

第三例病人病因明确，因怒而病，但影响了脾胃功能，故以小柴胡汤加山栀、黄连清泻肝经郁火，配合茯苓、陈皮以顾护脾胃，体现了其治本思想，治疗有主有辅，思路清晰，用药准确，故能一剂而愈。

三例病人虽皆"肝木乘脾土"之腹痛，然而，有脾胃虚弱为主肝气不畅者，有脾胃虚弱为主又有肝经郁热者，有肝经郁热为主而致脾胃虚弱者。三者病机有差异，用药自不能同，其辨证之精细，用药之缜密，真有不容毫发之感。

**4. 复杂病症善抓本质**

薛己常于纷纭错杂的病症中理清脏腑病变关系，寻出根本，药方一出，即获桴鼓之效。

如《内科摘要·卷上·脾胃亏损吞酸嗳腐等症七》所载病案：陆仲之母，心腹疼痛已久，发作时必胸满，呕吐，厥逆，面赤唇麻，咽干舌燥，寒热不时，脉洪大。众医作痰火治疗，屡止屡作。在嘉靖乙巳年（1545）春天，发热频繁且重，用药反而加剧。朱存默认为，是服寒凉药所致，欲用参、术等治疗，而陆氏以为痛无补法，于是请薛己诊治。薛己诊后感叹说，这是寒凉损真之故，属于内真寒而外假热之证，而且病人脉弦洪而有怪状，是脾气亏损，肝脉乘之所致。惟当温补其胃，遂与补中益气加半夏、茯苓、吴茱、木香，一服见效，可谓神奇。

**5. 多脏兼病辨得清**

薛己善于运用各种知识和方法提高脏腑辨证的准确性，抓住主要病变脏腑，随证施治。

一是根据疾病表现随时辰而异的变化特点，定位病变的脏腑及其性质。

如其论述有关痨瘵发热的辨证经验：寅、卯、辰时潮热，为肝经燥热，用六味丸补肾水以生肝血；午、未时潮者，是心经虚热，用六味丸壮水之主，以制阳光；申、酉、戌时潮热，属肺经虚热，用补中益气汤培脾土以生肺金；亥、子、丑时潮热，乃肾涸虚热，用六味丸；兼手足逆冷，是肾经虚败，用六味丸。大凡表现为潮热、发热、晡热者，属于五脏亏损，须用六味丸；属于气血亏损者，须用十全大补汤（《明医杂著·痨瘵》薛按）。薛己以潮热发生于不同时辰为依据，断定相应脏腑的病变并随证用药，为后人大开方便之门。

二是根据疾病在面部反应的部位，确定病变脏腑及其性质。

**案例**

薛己诊一小儿，患囊痈久不愈，面色㿠白，左颊为甚。薛己分析说，囊痈属肝木，而面白属肺金，左颊又属肝经，此乃金来克木为贼邪；患者小便如淋，乃肝肾二经之气将绝，故辞不治。后小儿果然殁于金旺之日。薛己还预设说："盖肝为肾之子，肾为肝之母，设预为调补肾水，必不致于危也。"（《保婴撮要·卷十四·囊痈》）只是为时已晚。

### 6. 脏腑辨证以脾肾为核心

从《内科摘要》所载病证可以清晰看出这一特点。该书记录的202例病案主要以五脏来分辨的，其中属于脾胃亏损43案、脾肾亏损29案、命门火衰8案、肾虚火动7案、脾肺亏损20案、脾肺肾亏损39案、肝肾亏损4案、肝脾肾亏损14案；另外有元气亏损25案，饮食劳倦亏损元气13案。这10类病案中，有关脾者5类，有关肾者6类，有关肺者、肝者各2类，足见脾肾在脏腑辨证中的重要地位。重视脾肾，是薛己学术思想的核心。以脾肾为核心的脏腑辨证原则比较集中地反映在内科领域中。

如对中风先兆病案：州判蒋大用形体魁伟，中满吐痰，劳则头晕，所服药物皆为清痰理气。薛己分析说，"中满者，脾气亏损也；痰盛者，脾气不能运也；头晕者，脾气不能升也；指麻者，脾气不能周也。"(《内科摘要·卷上·元气亏损内伤外感等症》)于是，薛己用补中益气加茯苓、半夏以补脾土，用八味地黄以补土母而治愈。

### 7. 辨证以脏腑虚损为主

薛己脏腑辨证着眼于每一脏的虚损。《内科摘要》上下卷二十一条，每一条均明确标示"某某亏损"。例如心腹作痛，吞酸嗳腐、痢疾、疟疾等，病因病机复杂，临床表现多端，而薛己都是从脾胃亏损角度去分析辨证和类集病案的。又如泄泻、头眩、小便不利、肚腹膨胀等，每一病证临床上都会出现多种证候，而薛己均从脾肾亏损出发论治，说明薛己对内科杂病虚证体会较深，辨证得心应手。

### 8. 脏腑辨证结合气血辨证

气是脏腑组织机能活动的源泉和动力，推动血行脉中，运行全身，起滋养濡润全身脏腑组织的作用。气血辨证就是运用中医气血理论，对四诊所得临床资料进行综合分析，以判断气血病变状态，为治疗提供依据的辨证方法。它着重于分析疾病与气血的关系，确定病变在气或在血。由于气血既是脏腑功能活动的物质基础，又是脏腑功能活动的产物，脏腑病变与气血病变常相伴出现，互相影响，因而气血病变与脏腑病变密切相关，气血辨证与脏腑辨证常需结合运用。脏腑辨证、气血辨证主要用于内伤杂病，而薛己临证最常见的就是内伤病，因此，其特别擅长将这两种辨证方法应用诊疗实践中。

如，薛己在讨论小儿热毒疮疥诊疗时，曾指出："因乳哺过早，或嗜甘肥，脏腑积热，或母食膏粱浓味，或七情内火所致。当分脏腑所属之因，病之虚实，调其血气，平其所胜。"（《保婴撮要·卷十一·热毒疮疥》）

### 9. 脏腑辨证结合八纲辨证

八纲辨证是中医基本辨证纲领之一，其思想源于《内经》，首先将"阴阳"作为辨别疾病的总纲，提出"善诊者，察色按脉，先别阴阳"（《素问·阴阳应象大论》），并以"邪气盛则实，精气夺则虚"（《素问·调经论》）界定了"虚实"概念，对表里寒热也有了明确认识。

张仲景则是八纲辨证的具体实施和发扬者，总结了丰富经验。至晋隋唐时期，医家多以虚实寒热论脏腑病证，辨证中充分运用八纲，使之更切合临床实际。宋金元时期，医家们结合实践进行理论研究和发挥，从不同角度对阴阳表里寒热虚实的具体内容进行讨论，大大促进了八纲辨证的发展。如寇宗奭提出了治病"八要"（《本草衍义·卷一·序例上》）；王执中有"治病八字"之说，认为"虚实阴阳表里寒热八字不明，杀人反掌"（《东垣先生伤寒正脉·治病八字》）。

至明代，八纲作为一个独立的辨证纲领被确立下来，张介宾明确指出，诊病施治必先审阴阳"二纲"，"阴阳既明，则表与里对，虚与实对，寒与热对，明此六变，明此阴阳，则天下之病，固不能出此八者"（《景岳全书·传忠录》）。时至清代，八纲辨证被广泛应用到临床实践中，如程国彭提出："病有总要，寒热虚实表里阴阳八字而已，病情即不外此，则辨证之法亦不出此。"

（《医学心悟·寒热虚实表里阴阳辨》）并依此提出八法，以法统方，简明扼要。随着官方编订的《医宗金鉴》问世，八纲辨证趋于完善，并得以推广。

八纲辨证能从病位、病性、病势等方面反映证候的基本构成，但就辨证层次而言又嫌笼统。通过脏腑辨证，可以把握疾病的具体部位，使临床用药能够"有的放矢"。薛己深知此理，临证时必综合应用八纲辨证和脏腑辨证，以期准确诊断病证，为恰当用药提供依据。

如治疗疮疡病症，薛己认为，应当察经之传受，病之表里，人之虚实，然后使用攻法或补法。假如肿痛热渴，大便秘结，为邪在内，宜疏通；如果焮肿作痛，寒热头疼，为邪在表，应发散；如果焮肿痛甚，乃邪在经络，需要和解；表现为微肿微痛而不作脓者，属于气血虚，宜用补托法；如果漫肿不痛，或不作脓，或脓成而不溃，是气血虚甚，应当峻补；如果色黯而微肿痛，或脓成不出，或腐肉不溃，为阳气虚寒，应用温补法（《外科枢要·卷一·论疮疡未溃用败毒之药》）。

对于小儿热证，则分辨心肝脾肺肾五脏之不同。虚实温壮，四者不一。还有表里血气、阴阳浮陷，以及风湿痰食的区别，各当详辨。属于心热者，额上先赤，心烦心痛，掌中热而哕，或壮热饮水，巳午时益甚；属于肝热者，左颊先赤，便难转筋，循衣捻物，多怒多惊，四肢困倦，寅卯时益甚；属于脾热者，鼻上先赤，怠惰嗜卧，身热饮水，遇夜益甚；属于肺热者，右颊先赤，手掐眉目，喘咳寒热饮水，日西热甚；属于肾热者，颏下先赤，两足热重，骨苏苏如虫蚀，热甚不能起床，夜间益甚（《保婴撮要·卷六·发热》）此均属经验之谈。

# 四、内科疾病论治经验

明代是内科学全面发展并达到空前繁荣的时期，一是在金元医家理论争鸣及医疗经验的基础上，出现了以薛己、张介宾、赵献可、李中梓等医家所代表的温补派对刘完素、朱震亨的医学主张展开论争，对内科杂病辨证论治的发展起了很大的促进作用；二是内科医家在临证上更为重视辨证论治理论的运用，使辨证论治水平明显提高；三是不少医家对内科杂病诊治的总结与医著空前增多，并能对临证实践发挥切实的指导作用，且由此对后世内科学的发展产生了较大影响。

其中，薛己为弘扬内科学的典型代表。薛己内科学术思想与其基本医学思想一致，突出表现在重视脾胃和肾命，尤重脾胃，提出"脾胃一虚，则诸症蜂起"的观点。因此，他在治病时特别注重补益脾胃之气，同时他也探讨了肾命学说。由于脾肾在生理、病变的关系上极为密切，薛己对于以土虚为主者，主张"补肾不如补脾"之说；但当肾虚为重时，则又以补肾为先。至脾肾皆虚，则经常采用脾肾同治之法。在治则上，讲究求本，滋其化源，因而他在处方用药时重视温补，不尚苦寒，成为温补学派的倡导者。

## （一）内科疾病虚损为多

薛己记录的内科医案多属于虚损一类的疾病。如《内科摘要》病证均属虚损：有18篇直接指出为"某某亏损某某"所致，另外3篇亦分别是由"脾肾虚寒""命门火衰""肾虚"所致，可见该书所载全是虚损病症。本书中所治医案的病证所属疾病范围广泛，篇名中提及诸多病证。依据现代中医内科病名命名原则，可归属于虚劳、胸痹、胃痛、腹痛、内伤发热、吐酸、呃逆、痞证、泄泻、痢疾、疟疾、咳嗽、喘证、眩晕、中风、痰饮、郁证、瘿病、癃闭、鼓胀、水肿、头痛、淋证、遗精、血证、便秘，所论病证非常广泛，现代中医内科的肺系病证、心系病证、脾胃系病证、肝胆病证、肾系病证、气血津液病证都有论及。书中所载医案以脾胃虚损病证为主，篇名中所论病症与脾脏亏损或脾胃亏损（薛己所论多脾胃不分）有关的有17个，与肾脏亏损有关的有12个，与肺脏亏损有关的仅有5个，与肝脏亏损有关的仅有 3 个，可见薛己重视脾肾，尤重中焦脾胃。

《内科摘要》为薛己治疗内科杂症的经验实录，集中反映了薛己治疗内科杂病的特点。以下从虚损病的病因、病机、诊断、治法、用药等方面进行分析研究，探讨薛己论治内科虚损性疾病的临证经验，冀望对现代临床有所启发。

### 1. 虚损病的病因

#### （1）医药之过

《内科摘要》所载医案，有 114 例患者在薛己诊治之前，曾被其他医生诊治失误；或者病家刚愎自用，不信薛己良言，乱服某些药物，以致病情加重甚至死亡。因此，医药之过可谓薛己诊治患者的主要病因。初步统计，这些药误中以误服寒凉药最多，约有 35 例。寒凉药物，最易损伤脾胃。对于寒凉药物的滥用，薛己一直持批判态度，多次在医案中就寒凉药的危害进行论述。

如大尹徐克明因饮食失宜，日晡发热，口干体倦，小便赤涩，两腿酸痛，余用补中益气汤治之。彼知医，自用四物、黄柏、知母之剂，反头眩目赤，耳鸣唇燥，寒热痰涌，大便热痛，小便赤涩。又用四物、芩、连、枳实之类，胸膈痞满，饮食少思，汗出如水；再用二陈、芩、连、黄柏、知母、麦门、五味，言语谵妄，两手举拂。屡治反甚，复求余，用参、芪各五钱，归、术各三钱，远志、茯神、酸枣仁、炙草各一钱，服之熟睡良久，四剂稍安。又用八珍汤调补而愈（《内科摘要·卷上·饮食劳倦亏损元气等症》）。

**按语：**由该案可知，徐氏患内伤发热，属于气阴两虚，而且因饮食失宜所致，可知脾胃受损，虽有热象，但不可投寒凉药攻伐脾胃。薛己诊治，针对病因，欲投补中益气汤，无奈徐氏仗自己懂医术，擅服寒凉药物，以致病情加重，且执迷不悟，直至"屡治反甚"才信薛己所言，服补益之剂而愈。薛己就此案论述道："夫阴虚乃脾虚也，脾为至阴，因脾虚而致前症。盖脾禀于胃，故用甘温之剂以生发胃中元气，而除大热，胡乃反用苦寒，复伤脾血耶？若前症果属肾经阴虚，亦因肾经阳虚不能生阴耳。经云：无阳则阴无以生，无阴则阳无以化。又云：虚则补其母，当用补中益气、六味地黄以补其母，尤不宜用苦寒之药。世以脾虚误为肾虚，辄用黄柏、知母之类，反伤胃中生气，害人多矣"。由此足见薛己对于滥用寒凉药物的批判态度。

### （2）饮食劳倦

《内科摘要》所载医案，有42例因劳倦过度，有18例因饮食失宜。劳倦过度，耗伤元气，气虚则脾胃亦受影响而运化无力；饮食失宜，直接损伤脾胃。两者皆可导致脾胃运化失职，水谷精微不能正常运化，气血生化乏源，正气虚损，脏腑功能失调而为病。

### （3）情志失调

《内科摘要》中，有31例因为情志失调，有28例是因怒发病。恼怒过度，肝火内盛，木旺乘土，可导致脾胃亏虚，运化失职，进而产生一系列病证。

如：阳山之内素善怒，胸膈不利，吐痰甚多，吞酸嗳腐，饮食少思，手足发热十余年矣。所服非芩、连、枳实，必槟、苏、厚朴。左关弦洪，右关弦数。此属肝火血燥，木乘土位，朝用六味地黄丸以滋养肝木，夕用六君加当归、芍药以调补脾土，不月而愈。

乙巳夏，因大怒，吞酸嗳腐，胸腹胀满。余以他往旬日，或用二陈、石膏治之，吐涎如涌，外热如灼，将用滚痰丸下之。余到诊之，脉洪大，按之如无。余曰：此乃脾胃亏损而发热，脾弱而涎泛出也。余用六君加姜桂一钟，即睡觉而诸症如失，又数剂而康（《内科摘要·卷上·脾胃亏损心腹作痛等症》）。

**按语：** 患者的病因，就是其"善怒"的情志偏向。善怒之人，肝失条畅，横逆犯脾犯胃，脾胃气机郁滞则胸膈不利；脾不运化则生痰；木郁作酸则吞酸，胃气上逆则嗳腐；胃不受纳则饮食少思；气郁化火，煎熬阴血，阴虚则手足发热。诸般症状，皆由肝失条畅、木乘土位所致，无不与其善怒的性格密切相关，而且其后病证的复发又由大怒直接导致。

**（4）其他病因**

《内科摘要》中的病因还有房劳过度、外感风邪、先天禀赋不足、素来体弱等。这些病因皆可导致人体气血的亏损，造成虚损的体质。如房劳过度可导致肾虚，外感风邪可有表虚，禀赋不足自然元气亏损，素来体弱多有气血两虚。

**2. 虚损病的病机**

《内科摘要》所记录的医案皆为虚损病证，其主要病机是脾胃亏虚，其次是肾脏亏虚。

**（1）脾胃亏虚**

脾胃亏虚，是薛己论述病机的主要部分，这于书中各篇名可见一斑。《内科摘要》中的医案，有 89 例直接指出与脾胃亏虚相关。

脾胃为人体气血生化之源，濡养五脏六腑，四肢百骸，对人体至关重要。薛己对于脾胃格外重视，其在《内科摘要》中明言"人以脾胃为主"，"胃为五脏之根本"。另外，薛注《明医杂著·补中益气汤》，在论述补中益气汤的应用时亦论及脾胃的重要性。其云："脾胃气实，则肺得其所养；肺气既盛，水自生焉；水升则火降，水火既济而天地交泰。若脾胃一虚，则其他四脏俱无生气。"因此，若脾胃亏虚，则气血虚弱，正气不足，以致内伤外感，诸证蜂起。

**（2）肾脏亏虚**

《内科摘要》中，有 54 例医案直接指出其病机为肾脏亏虚。肾内寄元阴元阳，为一身阴阳之根本。若肾虚，可导致人体阴阳的虚损。另外，肝肾同源，肾虚可导致肝虚；肾藏命门之火，肾虚则命门火衰，不能生土，使脾胃失其温煦，功能降低。"命门火衰不能生土等症"中所载医案，即为这种病变。总之，肾虚亦是人体虚损的重要病机。

### 3. 内科病的诊断特点

#### （1）重视脉诊

《内科摘要》中少有舌象记载，但却有72例载有脉象，可见薛己对于脉象还是相当重视的。考薛己对脉诊的记录，既有整体上的综合考察，又有寸、关、尺各部的详细描述。薛己诊脉，多依据脉象的整体情况候体内气血虚实，对于寸、关、尺各部所候脏腑的认识，考书中记录可知：

右寸候肺。书中有11例医案记录寸部脉象，记录右寸脉象的有7例，其中6例医案的病机和肺有关，如"工部陈禅亭发热"案中载有脉象"右寸脉平脱"，薛己诊为"此土不能生金，生气绝于内矣"。可知薛己以右寸候肺。另虽有1例左寸脉象的记录，但未论及所候脏腑。

左关候肝，右关候脾。如"横金陈梓园痢疾"案中记录"余脉之，左关弦紧，肾水不能生肝木也；右关弦大，肝木乘克脾土也"；"唐仪部胸内作痛"案中记录"左关弦长，右关弦紧，此脾虚肝邪所乘"，可知薛氏左关候肝，右关候脾的脏腑配属。

双尺候肾。《内科摘要》中，有尺脉记录的医案有17例，其中15例病机涉及肾。如"通府黄廷用两足发热"案中，记录"两尺数而无力。余曰：此肾虚之症也"，知薛己以双尺候肾。另书中无单独的右尺脉象记录，虽有5例左尺脉象记录，但未有阴阳之分。

#### （2）以脏腑辨证为主

《内科摘要》中，薛己采用的辨证方法主要是脏腑辨证。即在认识脏腑生理功能、病变特点的基础上，将收集的资料综合分析后，判断疾病所在脏腑部位及其病性的辨证方法。因此，其诊断结果经常是某脏腑或虚或实、或寒或热，其中尤以脾胃居多，另有肾、肝、肺，但没有涉及心，病性多虚，故多诊断为脏腑亏损。

《内科摘要》中的病证多由脾胃亏损和肾虚所致。其对脾胃亏损的诊断
思路为：病因有劳倦过度、饮食失宜，既往有服用寒凉药物史，全身症状
有倦怠乏力，另有纳呆食少、腹痛腹胀、吞酸嗳腐、泄泻、痢疾、便秘等。
其对肾虚的诊断思路为：病因亦多为劳倦过度，或有房劳过度，全身症状
可见倦怠乏力，肾阴虚多见口干、日晡发热，同系统症状多见小便不利、
小便自遗淋涩、尿浊等症。另外，薛己对肺虚的诊断多依据咳嗽、痰、喘
等症状；肝虚多指肝血虚或肝阴虚，多依据由怒发病的病因。

### 4. 虚损病的治法特点

由以上病因病机的分析可知，《内科摘要》中的医案多以脾虚、肾虚为
主，依据"虚则补之"的原则，故其治法为补脾、益肾。

对于脾胃气虚、阳虚者，主张以温补之法补益脾胃阳气，多投以补中益
气汤；对于肾阴亏虚者，主张以滋补之法滋阴补肾，多投以六味地黄丸；对
于肾阳亏虚者，主张以阴中求阳之法补益命门，多投以八味丸。对于脾肾两
虚者，单脏治疗难以奏效时多培补元气，滋其化源，脾肾双补，诸方合用。

### 5. 虚损病的处方用药规律

（1）高频方剂应用经验

经统计，《内科摘要》中，薛己应用较多的方剂为补中益气汤、六味地
黄丸、六君子汤、八味丸以及十全大补汤，俱为补益之剂。补中益气汤、
六君子汤为补脾方剂，六味地黄丸、八味丸为补肾方剂，十全大补汤为大
补元气的方剂。薛己重温补脾肾的特点，由其常用方剂可见一斑。

①补中益气汤

主治：本方虽最为常用，但《内科摘要》两卷末的"各症方药"均未
见载，却载于薛注《明医杂著》。主治为中气不足，或误服克伐药物导致的
四肢倦怠、口干发热、饮食无味；或饮食失节，劳倦身热，脉洪大而无力；

或头痛恶寒，自汗；或气高而喘，身热而烦，自汗体倦，少食，脉微细软弱；或中气虚弱而不能摄血；或饮食劳倦而患疟痢；或疟痢等症因脾胃虚而不能愈者；或元气虚弱，感冒风寒不胜发表者等。考《内科摘要》医案，补中益气汤治疗的病证非常广泛，几乎涉及内科所有系统的病证。

临床应用：薛己认为，但凡脾胃虚弱、元气不足之病证皆可应用。其对补中益气汤的具体应用体现在两个方面。

一是作为主要方剂，治疗以脾胃虚弱或元气不足为主要病机的疾病。此种病变常常单用，不需合用其他方剂；若有兼证，仅作药物加减变化。这种应用最多。

如治一脾虚患者：外舅年六十余，素善饮，两臂作痛，恪服祛风治痿之药，更加麻木，发热，体软、痰涌，腿膝拘痛，口噤语涩，头目晕重，口角流涎，身如虫行，搔起白屑，始信。谓余曰：何也？余曰：臂麻体软，脾无用也；痰涎自出，脾不能摄也；口斜语涩，脾气伤也；头目晕重，脾气不能升也；痒起白屑，脾气不能营也。遂用补中益气加神曲、半夏、茯苓，三十余剂，诸症悉退，又用参术煎膏治之而愈（《内科摘要·卷上·元气亏损内伤外感等症》）。

**按语**：案中虽然病情复杂，症状繁芜，但薛己认为该病主要病机为脾虚，故直投补中益气汤，并根据症状酌加神曲、半夏、茯苓燥湿化痰，果收良效。

又如治一元气不足患者：大尹曹时用患疟寒热，用止截之剂，反发热恶寒，饮食少思，神思甚倦，其脉或浮洪或微细。此阳气虚寒，余用补中益气，内参、芪、归、术各加三钱，甘草一钱五分，加炮姜、附子各一钱，一剂而寒热止，数剂而元气复（《内科摘要·卷上·脾胃亏损疟疾寒热等症》）。

**按语**：此案中病人主要病机为元气亏虚，薛己亦直投补中益气汤而愈。

二是配合其他方剂治疗脾胃虚弱或元气不足伴有其他脏腑虚损的疾病。

此种情况以脾肾两虚最常见，因此合用其他方剂最多者为六味地黄丸。

如秀才刘允功形体魁伟，不慎酒色，因劳怒，六脉洪数而虚。余以为肾经亏损，不能纳气归源而头晕；不能摄水归源而为痰，阳气虚弱而麻痹，虚火上炎而作渴，用补中益气合六味丸料治之而愈（《内科摘要·卷上·元气亏损内伤外感等症》）。

**按语：**案中刘氏形体魁伟，本是气血旺盛之人，因劳怒又不慎酒色导致肾精亏损，故应用补中益气汤补益元气，合用六味地黄丸滋阴补肾。

三是薛己常常根据病情灵活加减药物。《内科摘要》中，薛己在应用补中益气汤时多是在原方的基础上增加一些药物，很少减去某味药物。如加五味子、麦冬以清敛浮热，主治元气虚浮之证；加炮姜以温补脾胃，散寒止痛，主治脾胃虚寒之证；加半夏、茯苓以祛痰散结，主治脾胃虚弱、痰湿阻滞之证。

此外，《内科摘要》中仅有1例补中益气汤减味药物的医案，该案为：一儒者，每春夏口干发热，劳则头痛，服清凉化痰药，泻、喘、烦躁；用香薷饮，神思昏愦，脉大而虚。此因闭藏之际，不远帏幕为患，名曰疰夏。用补中益气去柴胡、升麻，加五味、麦门、炮姜一剂，脉益甚。仍用前药加肉桂五分，服之即苏，更用六味丸而痊（《科摘要·卷下·脾胃亏损暑湿所伤等症》）。

**按语：**薛己去升麻、柴胡，实因该儒者闭藏之际仍房事过多，以至于肾亏至极，根本已损，不耐丝毫升提，否则更损肾精。薛己处方，并未拘泥，而是依照病情灵活运用。

②六味地黄丸

主治：六味地黄丸，薛己处方时名为六味丸，亦作地黄丸，"各症方药"中见载。就其主治，薛己论述道："治肾经不足，发热作渴，小便淋秘，气壅痰嗽，头目眩晕，眼花耳聋。咽燥舌痛，齿牙不固，腰腿痿软，自汗盗汗，便血诸血，失音，水泛为痰，血虚发热等症。其功不能尽数。"

临床应用：一是滋补肾阴，兼退虚热。六味地黄丸为滋补肾阴的名方，薛己主要用其滋肾阴，兼有虚热亦退热。

如其治疗一老儒的便秘案，案载老儒素有风热，饮食如常，大便十七日不通，肚腹不胀，脉洪大而虚，此阴火烁津液，用六味丸二十余剂，至三十二日始欲去，用猪胆润而通利如常（《内科摘要·卷下·脾肺肾亏损大便秘结等症》）。

二是滋水涵木，滋其化源。薛己亦常将六味地黄丸用于肝阴不足证。水生木，故肝木虚可补肾水，滋水涵木，滋其化源。

如薛己治疗阳山之内的嗳腐吞酸案，案载阳山之内善怒，病患胸膈不利，吐痰甚多，吞酸嗳腐，饮食少思，手足发热十余年，脉象左关弦洪，右关弦数。薛己诊为肝火血燥，木乘土位，朝用六味地黄丸以滋养肝木，夕用六君加当归、芍药以调补脾土，不月而愈（《内科摘要·卷上·脾胃亏损心腹作痛等症》）。

**按语**：老儒，多阴虚；大便不通，知风热耗伤津液；饮食如常，肚腹不胀，知病不在脾胃；尺脉洪大而虚，知肾阴不足，兼有虚热。薛己诊为阴火内烁津液，投用六味地黄丸，既可滋阴又可退热。服二十余剂，到三十二日大便得通，因患者年老，故恢复较慢。

③六君子汤

主治："治脾胃虚弱，饮食少思，或久患疟、痢。若见内热，或饮食难化作酸，乃属虚火，须加炮姜。"

临床应用：六君子汤为四君子汤加陈皮、半夏而成，不但益气健脾，还可燥湿化痰，故薛己应用于脾虚兼有痰湿的病变。

**案例**

光禄柴黼庵，善饮，泄泻腹胀，吐痰作呕，口干，此脾胃之气虚，先用六君加神曲，痰呕已止，再用补中益气加茯苓、半夏，泻胀亦愈（《内科摘要·卷上·脾肾亏损停食泄泻等症》）。

**按语：**柴氏所患由脾胃虚弱导致，但兼有吐痰作呕之症，故先投六君子汤益气健脾、燥湿化痰。痰呕止后改用补中益气汤，增加补益脾胃之力。由此案还可知，是否有痰，为薛己应用补中益气汤与六君子汤的重要依据。

④十全大补汤

主治：薛己认为十全大补汤的主治非常广泛，能够治疗八珍汤主治的气血虚弱，恶寒发热，烦躁作渴；或不时寒热，眩晕，昏愦；或大便不实，小便赤淋；或饮食少思，小腹胀痛等症。除此之外，又治遗精，白浊，自汗，盗汗；或内热，晡热，潮热，发热；或口干作渴，喉痛舌裂；或胸乳膨胀，胁肋作痛；或脐腹阴冷，便溺余沥；或头颈时痛，眩晕目花；或心神不宁，寤而不寐；或形容不充，肢体作痛；或鼻吸气冷，急趋气促。

临床应用：薛己应用十全大补汤，即是大补元气，但见元气不足，便可应用。

**案例**

癸卯春人日，余在下堡顾氏会间，有儒者许梅村云：余亲马生者，发热烦渴，时或头痛，昨服发散药，反加喘急腹痛，其汗如水，昼夜谵语。余意此劳伤元气，误汗所致，其腹必喜手按。许往询之，果然。遂与十全大补加附子一钱，服之熟睡，唤而不醒，举家惊惶，及觉，诸症顿退，再剂而瘥。（《内科摘要·卷上·饮食劳倦亏损元气等症》）

**按语：**案中马生元气亏虚，薛己直接投以十全大补汤加附子，一剂诸症消，二剂病瘥愈。薛己还在案后附言："凡人饮食劳役起居失宜，见一切火症，悉属内真寒而外假热，故肚腹喜暖，口畏冷物，此乃形气病气俱属不足，法当纯补元气为善"。足见十全大补汤大补元气之功。

⑤八味丸

主治：八味丸于"各症方药"见载，薛己应用时以肉桂易桂枝，以补火助阳，引火归原；熟地黄易干地黄，更益肾阴，主治命门火衰，火不生土，以致脾胃虚寒、饮食少思、大便不实、脐腹疼痛、夜多漩溺等症。

临床应用：薛己对八味丸的应用多体现在补火生土，滋其化源。其在《内科摘要》中专列"命门火衰不能生土等症"，明示应用。

如薛己治疗朱佐痞证案，案中朱氏夏月因醉睡觉，醒后饮水，然后又睡，遂觉右腹痞结，以手摩之，腹间沥漉有声，热摩则气泄而止，每每加剧，饮食稍多则作痛泻，求治于其他医生，令服枳术丸，固守无效。后求治于薛己，诊曰：此非脾胃病，乃命门火衰不能生土，虚寒使之然也。若专主脾胃误矣，可服八味丸则愈。朱氏服之果验。

此案为朱氏记录附于书中者，医案后还有朱氏对薛己的称赞："盖八味丸有附子，医家罔敢轻用。夫附子斩关夺旗，回生起死，非良将莫能用，立斋先生今之武侯也。"（《内科摘要·卷上·命门火衰不能生土等症》）

此外，薛己对于肾元不固之危证，常急用八味丸以回阳救逆。

（2）高频加味药物（对）的应用

①五味子、麦冬：麦冬味甘、微苦，性微寒，归胃、肺、心经，有养阴生津、润肺清心的功效，适用于胃阴虚之舌干口渴、胃脘隐痛、大便干结等症，肺阴虚之鼻燥咽干、干咳咯血、咽痛音哑等症以及心阴虚之心烦、失眠等症。五味子味酸、甘，性温，归肺、心、肾经，具有收敛固涩、益气生津、补肾宁心的功效，适用于肺虚之久咳虚喘、自汗盗汗以及肾虚之遗精滑精、久泻不止等症。考薛己所用，常将五味子、麦冬合用于兼有阴虚的咳嗽中。

**案例**

中书鲍希伏，素阴虚，患咳嗽，服清气化痰丸及二陈、芩、连之类，痰益甚，用四物、黄柏、知母、玄参之类，腹胀咽哑，右关脉浮弦，左尺脉洪大。余曰：脾土既不能生肺金，阴火又从而克之，当滋化源。朝用补中益气加山茱、麦门、五味，夕用六味地黄加五味子，三月余，喜其慎疾得愈（《内科摘要·卷上·脾肺亏损咳嗽痰喘等症》）。

**按语**：患者素有阴虚，又患咳嗽，薛己处方中加麦冬、五味子，既用麦冬补益肺阴，又用五味子敛肺止咳，结合病证分析，这两味药物的应用颇为精当贴切。当然，案中还体现了薛己补土生金、滋其化源的治疗特色，该特色将于其论治"咳嗽"部分专门论述。

②炮姜：炮姜以干姜砂烫至鼓起，表面呈棕褐色，或炒炭至外表色黑，内至棕褐色入药，性温，归脾、肝经，有温经止血、温中止痛的功效，适用于脾胃虚寒性脾不统血之出血证以及虚寒性腹痛、腹泻。考薛氏应用，既有温经止血之用，又取其温中止痛之功。

**案例1**

通府薛允下血，服犀角地黄汤等药，其血愈多，形体消瘦，发热少食，里急后重。此脾气下陷，余用补中益气加炮姜，一剂而愈。（《内科摘要·卷上·脾胃亏损停食痢疾等症》）

**按语**：该案便是取炮姜温经止血之功。

**案例2**

太常边华泉呕吐不食，腹痛后重，自用大黄等药一剂，腹痛益甚，自汗发热，昏愦，脉大。余用参、术各一两，炙甘草、炮姜各三钱，升麻一钱，一钟而苏，又用补中益气加炮姜二剂而愈。（《内科摘要·卷上·脾胃亏损停食痢疾等症》）

**按语**：该案患者腹痛后重，自用大黄等寒凉之剂，损伤脾胃，以致腹痛加重，薛己处方两次，都加了炮姜，用以温中止痛。

③半夏、茯苓：半夏辛温，有毒，归脾、胃、肺经，有燥湿化痰、降逆止呕、消痞散结的功效，适用于湿痰、寒痰之咳嗽气喘以及各种原因导

致的呕吐，还用于心下痞、结胸、梅核气以及瘿瘤、痰核等。茯苓性甘、淡、平，归心、脾、肾经，具有利水消肿、渗湿、健脾、宁心的功效，常用于水肿、痰饮、脾虚泄泻、心悸、失眠等。半夏和茯苓都是健脾化痰的常用药物，也是常用的一个药物组合。考薛己所用，多是取其化痰之功。

**案例**

州判蒋大用形体魁伟，中满吐痰，劳则头晕，所服皆清痰理气。余曰：中满者，脾气亏损也；痰盛者，脾气不能运也；头晕者，脾气不能升也；指麻者，脾气不能周也。遂以补中益气加茯苓、半夏以补脾土，用八味、地黄以补土母而愈。(《内科摘要·卷上·元气亏损内伤外感等症》)

**按语**：案中薛己应用补中益气汤时，针对蒋氏的中满吐痰加半夏、茯苓以健脾燥湿化痰。

④木香：木香，辛、苦、温，归脾、胃、大肠、胆、三焦经，具有行气止痛、健脾消食的功效，常用于脾胃气滞证、泻痢里急后重、腹痛胁痛等。考薛己所用，多取其行气止痛之功用于肝胃不和证或肝郁脾虚证。

如"府库徐道夫母胃痛"案，案中徐母胃脘当心痛剧，右寸关俱无，左虽有，微而似绝，手足厥冷，病势危重，察其色，眼胞上下青黯。薛己诊为"此脾虚肝木所胜"，投以人参、白术、茯苓、陈皮、甘草补益中焦，加木香行肝气和胃气，加吴茱萸散脾胃之寒，急煎服一剂，后煎熟再进，诸病悉愈。

### 6. 特色治法和服药方法

#### （1）特色治法

①猪胆汁通便：《内科摘要》中，记载了4例薛己用猪胆汁导法治疗便秘的医案。导，有因势利导之意，指对于津伤便秘者，用润滑药物纳入肛门，引起排便。猪胆汁，苦、咸、寒，入肝、胆、肺、心、大肠经，有益肺、补脾、润燥的功效，一般内服用于治疗消渴、便秘、黄疸、咳嗽、哮

喘等，外用灌肠可治疗顽固性的便秘。

②人工呼吸：薛己在治疗沈大雅母亲的脱证时，用了人工呼吸的方法。具体情况为：大雅之母患脾虚中满，痰嗽发热，又因饮食失宜，吞酸呕吐绝食。被其他医生按胃经实火宿食治疗，投以苦寒之药，导致病情加重，呕吐不止。薛己诊治时已经神脱脉绝濒死，惟目睛尚动，急用粗盐、艾、附子炒热熨脐腹，又以口气补接母口之气，即人工呼吸，又以附子作饼，热贴脐间，一段时间后慢慢苏醒，转危为安，后又慢慢调治而愈（《内科摘要·卷上·脾肾虚寒阳气脱陷等症》）。在急救过程中，薛己还用到回阳救逆的附子，但是并非内服，而是炒热外贴肚脐，即神阙穴，药物、穴位的选择都有深意，值得借鉴。

### （2）朝夕补法

薛己根据人体一天中气血阴阳的消长进退，创造性地采用不同的方剂配合朝夕服药方法，以达到调补脾肾的目的。考《内科摘要》中的医案，提及朝夕服药法的医案有10例。朝服方剂多为补中益气汤、四君子汤、六君子汤之类的方剂，这些方剂具有补益脾胃功效。夕服方剂多为六味地黄丸、八味丸、加减八味丸之类，这类方剂具有补肾的功效。经络气血的子午流注，辰时即早上7点至9点，胃经最旺；巳时即9点至11点，脾经最旺。人体在这一时间段脾胃气血旺盛，调治起来最有力度，故脾胃虚者适于此时补益。酉时即17点至19点，肾经最旺，肾虚者酉时补肾最为有效。薛己这一朝夕补法，补益脾肾效果更佳。

## （二）内科病症诊治经验

### 1.咳嗽诊治

咳嗽，或为六淫外邪侵袭肺系，或为脏腑功能失调，内邪干肺，导致肺失宣肃，肺气上逆作咳，临床治疗或祛邪利肺，或扶正补虚，多从肺论治。薛己关于咳嗽的论治，散见于《内科摘要·脾肺亏损咳嗽痰喘等症》

《保婴撮要·咳嗽》《校注妇人良方·卷六》之《妇人咳论方论》《咳嗽用温药方论》《老嗽方论》,《校注妇人良方·卷十三·妊娠咳嗽方论》《校注妇人良方·卷二十二·产后咳嗽方论》《校注明医杂著·咳嗽》等篇。

（1）病因病机

薛己认为,咳嗽为邪气犯肺所致,无论外感、内伤,"邪之所凑,其气必虚",故肺脏多虚。肺虚当补,亦可根据"虚则补其母"的原则补益脾胃达到补肺的目的。薛己从脾胃论治,是基于患者"本虚"这一条件的。这一条件下,患者或素来体弱,或脏腑已虚,或各种原因导致气血亏虚。脾胃为后天之本,气血生化之源,与"本虚"有着密切关系。脾气不足,运化功能失职,则人体气血化生乏源,正气虚弱,易受邪气侵袭。因此"本虚"情况下患者咳嗽的病机有其特殊性,正如李杲《脾胃论·脾胃胜衰论》中云:"肺金受邪,由脾胃虚弱,不能生肺,乃所生受病也"。

（2）证治特点

①从脾胃论治:薛己根据脾肺之间的生化关系,多从脾胃进行论治,通过补益脾胃,资其化源,以生肺金,使得肺气充足,驱邪外出,同时腠理密实,不易被外邪侵袭。此外,补益脾胃还可改善患者"本虚"的身体情况,使正气充足,同样不易被外邪侵袭,即《金匮要略·脏腑经络先后病脉证并治》中所谓"四季脾旺不受邪"。《内科摘要》中"脾肺亏损咳嗽痰喘等症"篇记录了26例咳嗽医案,有外感咳嗽,有内伤咳嗽,多从脾胃论治。

《校注妇人良方·卷二十二·产后咳嗽方论》明确指出:"所患悉因胃气不足,盖胃为五脏之根本,胃气一虚,五脏失所,百病生焉。经云:肺属辛金,生于己土,脾土既虚,不能生金,则腠理不密,外邪易感矣。治当壮土金,生肾水,以制火为善。"

**案例1**

鸿胪苏龙溪咳嗽气喘,鼻塞流涕,余用参苏饮一剂,以散寒邪,更用

补中益气汤以实腠理而愈。(《内科摘要·卷上·脾肺亏损咳嗽痰喘等症》)

**按语：**苏某咳嗽气喘，为外邪袭肺，肺失宣肃所致；鼻塞流涕，此为流清涕，知其有寒。病位在表，当解表散寒，薛己方以参苏饮，知苏某同时素体偏虚。参苏饮为薛己治疗外感咳嗽常用方剂，应用于体虚体弱患者。如其在专论小儿咳嗽时，考虑到小儿脏腑娇嫩，形气未充的生理特点，指出："若咳嗽流涕，外邪伤肺也，先用参苏饮"。该方益气解表，宣肺化痰，由苏叶、葛根、前胡、半夏、桔梗、陈皮、枳壳、人参、茯苓、木香、甘草组成。方中用紫苏、葛根解表散寒，但"邪之所凑，其气必虚"，故又有人参、茯苓、甘草健脾益气。服参苏饮后更用补中益气汤专补中焦，不但可改善苏某的体质，同时通过补脾生金，固实腠理，亦体现了"虚则补其母"的治则。

**案例 2**

金宪阮君聘，咳嗽面白，鼻流清涕，此脾肺虚而兼外邪，用补中益气加茯苓、半夏、五味治之而愈，又用六君、芎、归之类而安。(《内科摘要·卷上·脾肺亏损咳嗽痰喘等症十一》)

**按语：**此案中阮某面白，知其气血虚，脾为气血生化之源，脾虚则气血生化无源，故知阮某脾胃已虚，脾为肺之母，可知肺金亦不足。鼻流清涕，知其外感寒邪。薛己诊为脾肺虚而兼外邪，治宜健脾益肺，扶正祛邪，但薛己单用补虚之法，处以补中益气汤补益脾胃，加茯苓、半夏健脾化痰，加五味子敛肺止咳，使诸症好转，后又投六君子汤益气健脾，加川芎、当归之类调和气血。纵观所用药物，专补脾胃以增强正气，无一味驱散外邪者，甚至不计较五味子收敛肺气，所谓闭门留寇之患，实为"正气存内，邪不可干"之妙用。本案中，薛己从脾胃论治外感咳嗽，并获得良效，是充分认识到阮某脾肺虚的情况。

**案例3**

司厅陈国华，素阴虚，患咳嗽，以自知医，用发表化痰之剂，不应；用清热化痰等药，其症愈甚。余曰：此脾肺虚也。不信，用牛黄清心丸，更加胸腹作胀，饮食少思，足三阴虚症悉见。朝用六君、桔梗、升麻、麦门、五味，补脾土以生肺金，夕用八味丸，补命门火以生脾土，诸症渐愈。经云：不能治其虚，安问其余？此脾土虚不能生肺金而金病，复用前药而反泻其火，吾不得而知也。(《内科摘要·卷上·脾肺亏损咳嗽痰喘等症》)

**按语**：陈某患咳嗽，恃自己懂医，用发表化痰剂，本想发散在表之邪，却忽视了自己阴虚的体质，正虚则驱邪亦无力，自然不能收效，应知补虚扶正为先。然陈某不思其失，竟又投清热化痰剂、牛黄清心丸等一派清热泻火药，攻伐正气。此用药思路之无稽，连薛己都感慨"吾不得而知也"。陈某不辨虚实，终致祸端。薛己治疗虚证则用补法，且以朝夕补法力补肺脾肾，朝用六君补脾土，另加桔梗、升麻、麦门冬、五味子补肺金，不但取补土生金之意，另有补脾土则五脏安之妙用；夕亦用八味丸，补火生土，亦体现了虚则补其母的原则，如此资其化源，终得诸症渐愈。此案薛己治疗思路，根于补脾，又补肺肾，体现了虚则补之的治则以及滋其化源的治法。

②从体质论治：患者体质的不同，往往决定其对某些邪气的易感性及产生病证的倾向性。因此，认清患者的体质特点有助于分析其发病规律，为诊断和治疗疾病提供依据。

薛己论治咳嗽，重视患者的体质，并以此作为选择治法和方药的依据。《内经》云"正气存内，邪不可干""邪之所凑，其气必虚"，薛己对此颇有体会。咳嗽患者多有正气虚弱这一基础，或偏于阴虚，或偏于阳虚，或偏于气虚，或偏于血虚，影响脏腑功能，脏腑失调，尤其脾胃升降失调，内而产生痰湿，外而招致邪气，影响肺气的宣肃，发为咳嗽，并有偏热偏寒之殊。此正如《素问·宣明五气论》所云："五气所病……肺为咳。"又如

《素问·咳论》所说："五脏六腑皆令人咳，非独肺也。"因此临证治病必须结合患者平素体质而定。

薛己经过长期临床实践体会到，素禀虚弱，或因饮食起居不调，房事不节，或长期患病，导致患者体质虚弱；表现出或偏于阴虚，或偏于阳虚；或偏于脾虚，或偏于肾虚，或偏于脾肺两虚，或足三阴虚；或偏于痰湿等常见的咳嗽病症特点。这也正是薛己辨治的重要依据。

一是辨机体阴阳之偏。

足三阴虚咳嗽包括两类，其一是阴虚转为阳虚之体。

**案例**

太守钱东塘，先患肩疽。属足三阴虚，火不归源，用壮水之主以制阳光而愈。余曰：疮疾虽愈，当屏去侍女，恐相火一动，其精暗流，金水复竭，必致变症。后果喘嗽痰出如涌，面目赤色，小便淋沥。又误认为外感风寒，用麻黄汤表散，汗出不止。迎余视之，其脉已脱，惟太冲未绝。余谓脾虚不能摄涎，肾虚不能生水，肺虚不能摄气，水泛为痰，虚寒之症也。辞以难治，勉以益火之源以消阴翳而愈。继后劳伤神思，外邪乘之，仍汗出亡阳以致不起。（《明医杂著·卷二·咳嗽》薛按）

**按语：**该患者以房事过多，形成足三阴虚，火不归源之体，发为肩疽。故薛己用壮水之主以制阳光的方法治之而愈，并给患者提出警告：应屏去侍女以节欲，以防生变。不过，病人未听劝告，致精气虚衰，而发为喘、嗽、痰症，却误认为外感风寒而用辛温发表，汗出不止，以致阳随津脱，变为"脾虚不能摄涎，肾虚不能生水，肺虚不能摄气，水泛为痰"之虚寒证。由于病重，薛己勉强以"益火之源以消阴翳"之法治疗。当然，由于病机分析丝丝入扣，药对病证，幸而获愈。然而，患者仍不慎加调养，复受外邪，终至亡阳而殁。

其二是足三阴虚寒之体。

**案例**

州守王用之，先因肚腹膨胀，饮食少思，服二陈、枳实之类，小便不利，大便不实，咳痰腹胀；用淡渗破气之剂，手足俱冷。此足三阴虚寒之症也。用金匮肾气丸，不月而康。（《内科摘要·卷下·脾肾亏损小便不利肚腹膨胀等症》）

**按语：** 从本患者腹胀、纳呆，服用二陈、枳实之类，出现小便不利，大便不实，咳嗽吐痰，腹胀；又服用淡渗破气之剂，手足俱冷诸症，可知患者原属肺、脾、肾气俱虚之体，误用破气淡渗之品，致使足三阴气虚加重而为虚寒，故治以金匮肾气丸而康。

由上述两例患者之体质状况可知，薛己重视的"足三阴虚"并非单纯"阴虚"证，而是指足三阴经的不足，因此还包括相当一部分"阳虚"之虚寒证。我们从薛己的辨证分析可以领悟到，准确把握病机是施治的关键，而且，病人的体质是可变的，治疗方法也就不可一成不变。

素体阴虚咳嗽包括两类，其一是阴虚咳嗽误治伤阳。

**案例**

司厅陈国华素阴虚，患咳嗽，以自知医，用发表化痰之剂；不应，用清热化痰等药，其症愈甚。余曰：此脾肺虚也。不信，用牛黄清心丸，更加胸腹作胀，饮食少思，足三阴虚症悉见。朝用六君、桔梗、升麻、麦门、五味，补脾土以生肺金；夕用八味丸，补命门火以生脾土，诸症渐愈。经云：不能治其虚，安问其余？此脾土虚不能生肺金而金病，复用前药而反泻其火，吾不得而知也。（《内科摘要·卷上·脾肺亏损咳嗽痰喘等症》）

**按语：** 患者素体阴虚，发为咳嗽，误用发表化痰之剂损伤脾气，又用清热化痰等药戕伐肺气，致使病情加重。薛己做出脾肺虚弱的诊断，患者不信，反用牛黄清心丸，致使病情进一步加重，病变复杂。薛己诊为足三阴阳气虚，采用朝夕补法，即朝用补脾土以生肺金，夕用补命门火以生脾土之法。当然，病人毕竟本属阴虚之体，故而用药亦兼顾肺阴以免有偏，终获痊愈。

其二是阴虚咳嗽误治伤阴。

### 案例

中书鲍希伏，素阴虚，患咳嗽，服清气化痰丸及二陈、芩、连之类，痰益甚，用四物、黄柏、知母、玄参之类，腹胀咽哑，右关脉浮弦，左尺脉洪大。余曰：脾土既不能生肺金，阴火又从而克之，当滋化源。朝用补中益气加山茱、麦门、五味，夕用六味地黄加五味子，三月余，喜其慎疾得愈。(《内科摘要·卷上·脾肺亏损咳嗽痰喘等症》)

**按语**：清气化痰丸及二陈、芩、连之类主治痰热内结之证，以之治疗阴虚咳嗽，则徒损脾气、伤肺阴；又用四物、知、柏、玄参，养阴不足而重伤脾气，是以阴火上克，而见诸脉症。因此，薛己朝用补中益气加山茱、麦门、五味，夕用六味地黄加五味子，益脾气、滋肺阴，经三月余而愈。

上两例患者均是阴虚体质，但因咳嗽误治用药不同，致使病症变化结果不一，薛己辨证准确，既重体质又能据证用药，故而皆能取得满意疗效。由此可见薛己具有灵活的辨证思想。

二是辨脏腑之盛衰施治。

首先是脾肾亏损咳嗽。

### 案例

一儒者失于调养，饮食难化，胸膈不利。或用行气消导药，咳嗽喘促，服行气化痰药，肚腹渐胀；服行气分利药，睡卧不能，两足浮肿，小便不利，大便不实，脉浮大按之微细，两寸皆短。此脾肾亏损，朝用补中益气加姜、附；夕用金匮肾气加骨脂、肉果，各数剂，诸症渐愈；再佐以八味丸，两月乃能步履；却服补中（指补中益气汤）、八味，半载而康。(《内科摘要·卷下·脾肾亏损小便不利肚腹膨胀等症》)

**按语**：此患者由于日常失于调养，造成脾肾虚弱之体，以致饮食难化，胸膈不利。医者不审病机，误以为饮食积滞，而用行气消导药，反致气虚咳嗽喘促；医者不察，给服行气化痰药，重伤脾气而无以运化，出现肚腹渐胀；可惜医者执迷不悟，反予行气分利药，不仅无益于运行气机，反由脾虚导致肾亏，水湿留滞，出现诸脉症。薛己明确辨证为脾肾亏损，于是朝用补中益气加姜、附，夕用金匮肾气加骨脂、肉果，各数剂，诸症渐愈。为彻底纠正患者已造成的脾肾亏损体质，薛氏继续给予八味丸，服药两月乃能步履；再以补中益气汤、八味丸配合治疗，经半载而康复。

其次是脾肺亏损咳嗽。

**案例1：脾气虚弱遇劳咳嗽**

地官李北川每劳咳嗽，余用补中益气汤即愈。一日复作，自用参苏饮益甚，更服人参败毒散，项强口噤，腰背反张。余曰：此误汗亡津液而变痓矣。仍以前汤加附子一钱，四剂而痊。感冒咳嗽，若误行发汗过多，喘促呼吸不利，吐痰不止，必患肺痈矣。(《内科摘要·卷上·脾肺亏损咳嗽痰喘等症》)

**按语**：本例患者素体脾虚，故而劳累即咳，薛己用补中益气汤就可治愈。然而，又有一次遇劳复发，病人自作主张服用参苏饮，致使病情加重，以为发散力不够，继用人参败毒散发散，损伤津液，而见项强口噤，腰背反张诸症。故而薛己辨为误汗亡津液之痓症，然患者究竟属于脾虚之体，于是用补中益气汤加附子一钱，使阳旺而阴生，仅四剂而痊。

**案例2：脾肺阳虚寒痰咳嗽**

侍御谭希曾咳嗽吐痰，手足时冷。余以为脾肺虚寒，用补中益气加炮姜而愈。(《内科摘要·卷上·脾肺亏损咳嗽痰喘等症》)

**按语**：谭姓患者素体脾肺阳虚，不能达于四末，故手足时冷；阳虚不化水湿，侵袭于肺，则咳嗽吐痰。因脾为肺之母，故薛己以补中益气加炮姜治之而获愈。薛己未像一般医生采用见咳止咳、见痰祛痰之法，足见其功力之深，也为后人提供了思路。

### 案例3：脾肺虚而兼外邪

金宪阮君咳嗽面白，鼻流清涕，此脾肺虚而兼外邪，用补中益气加茯苓、半夏、五味治之而愈，又用六君、芎、归之类而安。(《内科摘要·卷上·脾肺亏损咳嗽痰喘等症》)

**按语：**此例患者面白，知其肺气虚寒，脾为肺之母，故有脾虚；鼻流清涕，知其外感寒邪。是以薛己诊为脾肺虚而兼外邪，本宜用健脾补肺、散寒祛邪之法，然薛己只用补虚之法，处以补中益气汤补益脾胃，加茯苓、半夏健脾化痰，加五味子敛肺止咳，咳嗽诸症消失。但因患者脾虚，气血不足，故又投六君子汤益气健脾，加川芎、当归之类调养气血。可见，薛己治病，更重视"治人"。充分体现了治病求本的思想。

### 案例4：脾肺俱伤，痰郁于中

一妇人不得于姑，患咳，胸膈不利，饮食无味，此脾肺俱伤，痰郁于中，先用归脾汤加山栀、抚芎、贝母、桔梗，诸症渐愈，后以六君加芍、归、桔梗，间服痊愈。(《内科摘要·卷上·脾肺亏损咳嗽痰喘等症》)

**按语：**此案患者虽然病因情志不遂而发，但由于迁延日久，脾肺俱伤，气化失职，致使痰郁于中为主要病机，故以健脾益气为主要治法，兼顾养血疏肝，先用归脾汤加栀子、川芎、贝母、桔梗，咳嗽诸症消失；患者究属脾虚肝郁之体，故以六君加芍、归、桔梗，间服痊愈。

### 案例5：脾肺热邪上逆而咳

职坊王用喘嗽作渴，面赤鼻干，余以为脾肺有热，用二陈加芩、连、山栀、桔梗、麦门而愈。(《内科摘要·卷上·脾肺亏损咳嗽痰喘等症》)

**按语：**王姓患者当属脾虚有痰、肺虚有热之体，故为病可见喘嗽作渴，面赤鼻干，此与外感热邪、或寒邪化热所致咳嗽不同，故以二陈加芩、连、山栀、桔梗、麦门冬治之而愈。可见薛己善于辨析病人体质而灵活遣药。

再次是脾虚咳嗽。

**案例1：脾虚失运痰嗽气喘**

儒者张克明咳嗽，用二陈、芩、连、枳壳，胸满气喘，清晨吐痰；加苏子，杏仁，口出痰涎，口干作渴。余曰：清晨吐痰，脾虚不能消化饮食；胸满气喘，脾虚不能生肺金；涎沫自出，脾虚不能收摄；口干作渴，脾虚不能生津液。遂用六君加炮姜、肉果温补脾胃，更用八味丸以补土母而愈。（《内科摘要·卷上·脾肺亏损咳嗽痰喘等症》）

**按语：**本例病案中，薛己做了详细分析，患者之吐痰、气喘、口渴，悉由脾虚所致，而痰湿之成，津液之不化，则是脾虚不能温运所致，故应本着"病痰饮者，当以温药和之"之法，用六君加炮姜、肉果温补脾胃；薛己更追究病人脾虚之源，从调整病人体质入手，用八味丸以补土母，终获痊愈。

**案例2：脾虚生痰肺虚阴火而咳**

一妇人咳嗽，早间吐痰甚多，夜间喘急不寐，余谓早间多痰，乃脾虚饮食所化；夜间喘急，乃肺虚阴火上冲。遂用补中益气加麦门、五味而愈。（《内科摘要·卷上·脾肺亏损咳嗽痰喘等症》）

**按语：**从薛己对此例患者病情及治疗思路的剖析可知，病人当属脾虚痰湿、肺虚阴火之体质，故用补中益气加麦门冬、五味子而治愈。

第四是火不生土咳嗽。

**案例**

表弟妇咳嗽发热，呕吐痰涎，日夜约五六碗，喘咳不宁，胸躁渴，饮食不进，崩血如涌，此命门火衰，脾土虚寒，用八味丸及附子理中汤加减治之而愈。（《内科摘要·卷上·脾肺亏损咳嗽痰喘等症》）

**按语：**此例患者之表现为发热、胸躁渴、崩血如涌，颇似热证；然而，由呕吐痰涎，日夜约五六碗之多，饮食不进，知是脾虚已重，运化无力；

进而推知类似热证的表现，确是阳虚外浮之象，其根本在于命门火衰，无以燠土，故而用八味丸及附子理中汤加减治之而愈。由此可知，薛己不愧为行家里手。

第五是肝火血虚咳嗽。

**案例**

一妇人患咳嗽，胁痛发热，日晡益甚，用加味逍遥散、熟地治之而愈。年余，因怒气劳役，前症仍作，又太阳痛或寒热往来，或咳嗽遗尿，皆属肝火血虚，阴挺痿痹，用前散及地黄丸，月余而瘥。(《内科摘要·卷上·脾肺亏损咳嗽痰喘等症》)

**按语：**从此案的治疗经过可知，患者属肝火血虚之体，故初发病时用加味逍遥散、熟地治之而愈。一年多以后，又因怒气劳役，导致前症复发，由于患者固有之体质，容易造成肾精不足，故又见遗尿、阴挺痿痹等症，因而，薛己在前述治疗方药基础上，配合应用六味地黄丸，治疗月余而愈。由此可知，薛己诊疗疾病之灵巧，绝非"头痛医头，脚痛医脚"之辈所能望其项背的。

③四时论治：在《明医杂著·咳嗽》中，王纶以四时为纲，根据春暖、夏热、秋燥、冬寒四季不同特点分时论治，顺时用药，颇具特色。薛己按四时论治，又不拘于王纶所论。

春季多因风寒所伤，咳嗽声重、头痛，用金沸草散；咳嗽声重、身热，头痛，用局方消风散。盖肺主皮毛，肺气虚则腠理不密，风邪易入，治法当解表兼实肺气；肺有火则腠理不闭，风邪外乘，治宜解表兼清肺火。邪退即止，若数行解散，则重亡津液耶，蕴而为肺疽、肺痿矣。故凡肺受邪不能输化，而小便短少，皮肤渐肿，咳嗽日增，宜用六君子汤以补脾肺，六味丸以滋肾水。

夏季喘急而嗽，面赤潮热，脉洪大，用黄连解毒汤；热燥而咳，用栀子仁汤；咳唾有血，用麦门冬汤。薛已还认为，各型咳嗽俱兼用六味丸，夏月尤当用此，壮肾水以保肺金。

秋季多咳而身热，口干，便赤，脉虚而洪，用白虎汤；身热而烦，气高而短，心下痞满，四肢倦怠，精神短少，用香薷饮；若病邪已去，宜用补中益气汤加干山药、五味子以养元气，柴胡、升麻各二分以升生气。

冬季若风寒外感，形气病气俱实者，宜用麻黄之类，即所谓从表而入之病，还应自表而出。若形气病气俱虚者，宜补其元气，而佐以解表之药。若专于解表，则肺气亦虚，腠理益疏，外邪乘虚而入，其病更难治。若病日久，或误服表散之剂，以致元气虚而邪气实，急宜补脾土为主，则肺金得养，诸病自愈。若人老弱，或劳伤元气，而患前症，误用麻黄、枳壳、紫苏之类，而汗出亡阳，多患肺痈、肺痿，治失其宜，多致不起。

由上可知，薛已治疗四时咳嗽，并非单从时邪入手只用解表法，而是从整体出发，顾护正气为主。

薛已特别注重肺、脾、肾三脏的功能状态，咳嗽是肺的宣降失常所致，故治疗咳嗽当使肺的宣降复常，但是不可专注于肺，应考虑五行相生关系，肺阳虚则注重土中生金，肺阴虚注重壮肾水保肺金。

薛已治疗咳嗽慎用解表法。若有外感，正气旺盛，则可用汗法解；若正气不足，不可单用汗法，当补其元气，兼以解表，并且邪退即止。

④分时辰论治：薛已经过长期临床观察发现，许多咳嗽患者发病与时辰相关，因而特别注重按时辰用药治疗，并依据《内经》的有关认识验证了自己的经验。《素问·金匮真言论》云："平旦至日中，天之阳，阳中之阳也；日中至黄昏，天之阳，阳中之阴也；合夜至鸡鸣，天之阴，阴中之阴也；鸡鸣至平旦，天之阴，阴中之阳也。"这是天人相应观在一日中分时论治的理论基础，也是临床指导依据。薛已认为：上半日为阳中之阳，王纶所说的"胃中有火"应分虚实，实者当用竹叶石膏汤清之，虚者当用补中

益气汤补之。因咳嗽与痰饮密切相关，故薛己补充，无论虚实"皆少佐以治痰之剂"。

午后为阳中之阴，多阴虚劳咳，王纶提出"补阴降火之法"，薛己反对用清气化痰，以及四物、知柏，认为"肾气亏损，火炎水涸，或津液涌而为痰者，乃真脏为患也，须用六味地黄丸壮肾水滋化源为主，以补中益气汤养脾土生肺肾为佐。"

五更咳：此概念由王纶提出，薛己认为"当作脾虚宿食为痰治之"。

黄昏咳：也是王纶提出的，王纶认为是"火浮于肺"，不可只用寒凉药，宜加五味子、五倍子、诃子皮敛而降之。薛己认为，"属脾肺气虚，以致肾经阳虚阴弱，而虚火上炎，或房劳太过，亏损真阴为患。法当补脾肺、生肾水。"（《明医杂著·卷二·咳嗽》薛按）

⑤分五脏六腑论治：《素问·咳论》云："五脏六腑皆令人咳，非独肺也。"并论述了咳嗽的病机、症状及针刺疗法。从中可以看到，五脏六腑咳是咳嗽引起了各系统症状，而非引起咳嗽的原因。五脏咳时间长久可发展为六腑咳，从《此事难知·〈素问·咳论〉一十一证各随脏腑汤液之图》可知，五脏咳所配方药偏于走表，属经络病，六腑咳所配方药偏于入里，属脏腑病，六腑咳是五脏咳的后续阶段。在《汤液本草·标本阴阳论》中，王好古云："以病论之，先受病为本，后流传病为标。凡治病者必先治其本，后治其标。若先治其标，后治其本，邪气滋甚，其病益畜；若先治其本，后治其标，虽病有数十证皆去矣。"可见，不可从名称上教条地认为，腑病重于脏病。薛己分脏腑论治咳嗽的经验简述如下：

肺咳，咳而喘息有音，甚则咳血，用麻黄汤；

心咳，咳则心痛，喉中介介如梗状，用桔梗汤；

肝咳，咳则两胁下痛，甚不可以转，转则两胠下满，用小柴胡汤；

脾咳，咳则右胁下痛，阴阳引肩背，甚则不可以动，动则咳剧，用升麻汤；

肾咳，咳则腰背相引而痛，甚则咳涎，用麻黄附子细辛汤；

胃咳，咳而呕，呕则长虫出，用乌梅丸；

胆咳，咳呕胆汁，用黄芩加半夏生姜汤；

大肠咳，咳则遗失，用赤石脂禹余粮丸；

小肠咳，咳而失气，气与咳俱失，用芍药甘草汤；

膀胱咳，咳则遗溺，用茯苓甘草汤；

三焦咳，咳则腹满，不欲食饮，用异功散。

⑥内伤咳嗽用药特色：薛己治疗咳嗽颇有经验，尤以治疗内伤咳嗽最具心得，扶正为主，时或兼以祛邪，临证重视脾肾，喜用成方，常选补中益气汤、六味地黄丸、金匮肾气丸、六君子汤、八珍汤、二陈汤、参苏饮、桔梗汤等，或单用，或联合，灵活自如，神思机巧耐人寻味。

a.补中益气汤：薛己用补中益气汤治疗中气不足咳嗽，常加茯苓、半夏、五味子、桔梗、炮姜、附子，以适应病症需要。

**案例1**

一妇人咳嗽，早间吐痰甚多，夜间喘急不寐，余谓早间多痰，乃脾虚饮食所化；夜间喘急，乃肺虚阴火上冲。遂用补中益气加麦门、五味而愈。(《内科摘要·卷上·脾肺亏损咳嗽痰喘等症》)

**案例2**

一男子咳嗽，愈后因劳复嗽，用补中益气加桔梗、山栀、片芩、麦门、五味而愈。但口干体倦，小便赤涩，日用生脉散而痊。(《内科摘要·卷上·脾肺亏损咳嗽痰喘等症》)

b.金匮肾气丸：对于肾气不足的咳嗽，薛己常用金匮肾气丸或加减八味丸（地黄二两，山药、山茱萸各一两，肉桂半两，牡丹皮、泽泻、茯苓各八钱，五味子一两半）治疗。

**案例 1**

一男子肾气素弱，咳唾痰涎，小便赤色，服肾气丸（指金匮肾气丸）而愈。"（《外科发挥·卷四·肺痈肺痿》）

**案例 2**

一男子常咳嗽，治愈……二年后，咳嗽作渴饮水，脉洪大，左尺为甚，用，补肾水而痊。（《疠疡机要·卷中·续治诸症》）

c. 补中益气汤合六味地黄丸：内伤咳嗽因中气不足，肾阴亏损者临床极为常见，因此薛己将补中益气汤与六味地黄丸合用，并随证加入麦门冬、五味子补中气，益肾阴，兼收肺气。

**案例 1**

一妇人咳嗽胁痛，或用清肺化痰降火等剂，久不愈，更加内热晡热，若两胁或小腹内热，其咳益甚，小便自遗。余曰：此属肝经血虚火动。用六味丸加五味子，滋肾水以生肝血，用补中益气生脾土以滋肺金而寻愈。"（《校注妇人良方·妇人风痰积饮咳嗽方论》）

**案例 2**

一小儿十四岁……毕姻后，咳嗽发热，仍用前药（指补中益气汤与六味地黄丸）及八珍等药而痊。（《保婴撮要·卷十九·痘咳嗽》）

**案例 3**

上舍史罗瞻之每至春咳嗽，用参苏饮加芩、连、桑、杏乃愈。乙巳春患之，用前药益甚，更加喉痦，就治。左尺洪数而无力。余曰：此是肾经阴火刑克肺金，当滋化源。遂以六味丸料加麦门、五味、炒栀及补中益气汤而愈。"（《内科摘要·卷上·脾肺亏损咳嗽痰喘等症》）

**案例 4**

一男子咳嗽吐血，热渴痰盛，盗汗遗精，用地黄丸料加麦门、五味，治之而愈。后因劳怒，忽吐紫血块，先用花蕊石散，又用独参汤渐愈。后劳则咳嗽吐血一二口，脾肺肾三脉皆洪数，用补中益气而痊愈。"（《内科摘要·卷下·脾肺肾亏损遗精吐血便血等症》）。

**按语：**《薛案辨疏》在评价本案时指出："立斋先生，凡遇此案之症，未尝不以补中、六味或兼生脉以兼脾肺肾之法治之。"

d. 补中益气汤配伍金匮肾气丸：薛己治疗脾肾阳虚咳嗽常用补中益气汤配伍金匮肾气丸，并干姜、附子、补骨脂、麦门冬、五味子等，补中气，温肾阳，兼收肺气。

**案例1**

一儒者失于调养，饮食难化，胸膈不利。或用行气消导药，咳嗽喘促，服行气化痰药，肚腹渐胀；服行气分利药，睡卧不能，两足浮肿，小便不利，大便不实，脉浮大按之微细，两寸皆短。此脾肾亏损，朝用补中益气汤加姜、附；夕用金匮肾气加骨脂、肉果，各数剂，诸症渐愈；再佐以八味丸，两月乃能步履；却服补中、八味，半载而康。

**按语：**《薛案辨疏》在分析本案时说："此案失于调养而致饮食难化，胸膈不利，其脾肺之气已虚矣。用行气消导药所变之症，肺气更虚也。服行气化痰药而所变之症，脾气更虚也。服行气分利所变之症，脾肺气下陷而不能运，因而命门之火衰弱，而不能化也。脉象已现上不足，下真寒也。故补中益气之不足，又加干姜、附子，金匮肾气不足，又加故纸、肉果，皆因脉之微、细、短三字主见也。亦犹前刘禹功之脉，微细虚短，而用金匮重加桂、附，补中送二神丸之意也。虽服法稍殊，而大略则同。"（《内科摘要·卷下·脾肾亏损小便不利肚腹膨胀等症》）

**案例2**

一妇人素勤苦，冬初患咳嗽发热，久而吐血盗汗，经水两三月一至，遍身作痛。或用化痰降火，口噤筋挛，谓余曰：何也？余曰：此血虚而药益损耳。遂用加减八味丸（地黄二两，山药、山茱萸各一两，肉桂半两，

牡丹皮、泽泻、茯苓各八钱，五味子一两半）及补中益气汤加麦门、五味、山药治之，年余而痊。（《女科撮要·卷上·经候不调》）

e.六君子汤配伍金匮肾气丸：六君子汤由人参、白术、茯苓各二钱，半夏、陈皮各一钱，甘草（炙）五分，生姜、大枣组成，配合金匮肾气丸，并随证加入炮姜、麦门冬、五味子，健脾益气，温补肾阳，补命火生脾土。

**案例**

儒者张克明咳嗽，用二陈、芩、连、枳壳，胸满气喘，清晨吐痰；加苏子、杏仁，口出痰涎，口干作渴。余曰：清晨吐痰，脾虚不能消化饮食；胸满气喘，脾虚不能生肺金；涎沫自出，脾虚不能收摄；口干作渴，脾虚不能生津液。遂用六君加炮姜、肉果温补脾胃，更用八味丸（指金匮肾气丸）以补土母而愈。（《内科摘要·卷上·脾肺亏损咳嗽痰喘等症》）

f.补中益气汤、六君子汤、八珍汤三方合用：薛己治疗脾土虚而不能生肺金的咳嗽，常将补中益气汤、六君子汤、八珍汤三方合用，朝用补中益气汤，间佐以八珍汤，夕用六君子汤，培土生金，气血并补，杜绝生痰之源，扶正祛邪。

**案例**

一妇人久咳嗽，面色萎黄，或时白，肢体倦怠，饮食少思，稍多则泻。此脾土虚而不能生肺金，朝用补中益气汤，夕用六君子汤为主，间佐以八珍汤（人参、白术、白茯苓、当归、川芎、白芍药、熟地黄各一钱，炙甘草五分；姜枣为引），三月余渐愈。（《校注妇人良方·妇人咳嗽方论》）

g.六味地黄丸、十全大补汤、补中益气汤并举：薛己治疗肾阴不足，气血两虚的咳嗽，多采用朝服六味地黄丸，夕用十全大补汤（人参、肉桂、地黄、川芎、白芍药、茯苓、白术、黄芪、甘草、当归各等分，生姜、大枣为引），兼以补中益气汤滋补肾阴，益气养血，健脾培中，扶助正气。

**案例**

一妇人患前症（指咳嗽），不时发热，或时寒热，或用清热之剂，其热益甚，盗汗口干，两足如炙，遍身皆热，昏愦如醉，良久，热止方苏，或晡热，至旦方止，此阴血虚而阳气弱也。余朝用六味丸料，夕用十全大补汤，月余诸症稍愈。更兼以补中益气汤两月余而愈。(《校注妇人良方·劳嗽方论》)

i.附子理中汤合金匮肾气丸：薛己治疗命门火衰，不能生土，脾肾阳虚咳嗽，用附子理中汤（附子、人参、白茯苓、白芍药各三钱，白术四钱）合金匮肾气丸温补脾肾之阳气。

**案例**

表弟妇咳嗽发热，呕吐痰涎，日夜约五六碗，喘咳不宁，胸躁渴，饮食不进，崩血如涌，此命门火衰，脾土虚寒，用八味丸（指金匮肾气丸）及附子理中汤加减治之而愈。(《内科摘要·卷上·脾肺亏损咳嗽痰喘等症》)。

j.二陈汤：薛己治疗咳嗽吐痰者常用二陈汤（陈皮、茯苓各一钱五分，半夏一钱，甘草五分，生姜三片）加栀子、桔梗，祛痰止咳，健脾和中。

**案例**

一妇人咳嗽吐痰，胸膈作痛，右寸关浮滑，项下牵强。此脾胃积热成痰，非痈患也，以二陈汤加山栀、白术、桔梗，治之而愈。(《外科枢要·卷二·论肺痈肺痿（十）》)。

另外，薛己对内伤与外感并见的咳嗽多用参苏饮（木香、紫苏叶、葛根、前胡、半夏、人参、茯苓各七分，枳壳、桔梗、炙甘草、陈皮各五分，生姜一片，葱一茎）灵活配伍其他方剂，扶助正气，兼去外邪。

如"参苏饮和补中益气汤、二陈汤、六君子汤治疗鸿护苏龙溪咳嗽气喘，鼻塞流涕，余用参苏饮一剂，以散寒邪，更用补中益气汤以实腠理而愈。后因劳怒仍作，自用前饮益甚，加黄连、枳实，腹胀不食，小便短少，服二陈汤、四苓（泽泻、猪苓、白术、茯苓各等分；为细末，每服一二钱，热汤调下），前症愈剧，小便不通。余曰：腹胀不食，脾胃虚也；小便不实，肺肾虚也，悉因攻伐所致。投以六君加黄芪、炮姜、五味二剂，诸症顿退，再用补中益气加炮姜、五味，数剂痊愈"（《内科摘要·卷上·脾肺亏损咳嗽痰喘等症》）。

参苏饮配合异功散治疗"一男子常咳嗽，治愈……后又咳嗽痰喘，患处（指曾经患白癜风部位）作痒，用参苏饮二剂，散其风邪；又用五味异功散加桔梗，补其肺气而痊"（《疬疡机要·卷中·续治诸症》）。

参苏饮合桔梗汤治疗"一男子咳嗽，项强气促，脉浮而紧，以参苏饮二剂少愈，更以桔梗汤（桔梗、贝母、当归、瓜蒌仁、枳壳、薏苡仁、桑白皮、甘草、防己各一钱，黄芪、百合各一钱半，五味子、葶苈子、地骨皮、知母、杏仁各五分，生姜三片）四剂而痊"（《外科发挥·卷四·肺痈肺痿》）。

参苏饮合五味异功散、地黄清肺饮、八珍汤、六味丸治疗"一男子常咳嗽，腿患白癜风，皮肤搔起白屑。服消风散之类，痒益甚，起赤晕；各砭出血，赤晕开肌而痒愈甚；服遇仙丹之类，成疮出水，殊类大麻风，咳嗽吐痰，面色㿠白，时或萎黄。此脾肺二经虚热之症，先用五味异功散治之，虚热稍退；又用地黄清肺饮（炙桑白皮半两，紫苏、前胡、防风、茯苓、黄芩、当归、连翘、天门冬、桔梗、甘草、生地黄各一钱；每服三钱，水煎，食后服），肺气渐清；又用八珍汤、六味丸而寻愈"。（《疬疡机要·中卷·续治诸症》）

⑦补中益气汤治咳嗽经验：薛己私淑李杲，其深受李杲脾胃内伤理论的影响，临证注重甘温以升发脾胃之阳气，善用补中益气汤治疗各科咳嗽的经验，颇有参考价值。

补中益气汤，是李杲根据《内经》"劳者温之，损者温之"治则所创立的，主要用来治疗内伤热中症。当然，李杲以补中益气汤为基础方治疗咳嗽也有丰富经验，薛己受其影响，临证善用补中益气汤治疗各科疾病，尤其治疗咳嗽更是得心应手。

然而，咳嗽的基本病机是肺气不降，而补中益气汤证的基本病机是中气不足，清阳下陷，用补中益气汤治疗咳嗽岂非南辕北辙？用补中益气汤治疗咳嗽体现了升因升用的治疗思想。陷者举之，为升法之常，升因升用，当属升法之变。"饮入于胃，游溢精气，上输于脾，脾气散精，上归于肺"。李杲云："脾胃一虚，肺气先绝。"（《内外伤辨惑论·卷中》）肺金为脾土之子，母病及子，肺气虚则肺的宣发肃降失常，肺气上逆，咳嗽作矣。补中益气汤补脾胃之气，气能化精，精借升举之力上归于肺，肺得濡养，能正常发挥宣发肃降的功能，则咳嗽自止。

薛己共记录以补中益气汤灵活加减治疗咳嗽的验案51个，涉及内、妇、儿等科，大大拓展了其治疗咳嗽的范围，积累了丰富的经验，足以开悟后学。

一是提出气虚劳嗽补中益气汤主之。

**案例 1**

地官李北川每劳咳嗽，余用补中益气汤即愈。一日复作，自用参苏饮益甚，更服人参败毒散，项强口噤，腰背反张。余曰：此误汗亡津液而变痓矣。仍以前汤加附子一钱，四剂而痊。（《内科摘要·卷上·脾肺亏损咳嗽痰喘等症》）

**按语：** 患者素体脾虚，故劳累即咳，薛己用补中益气汤即愈。然而后来劳发，病人自作主张服用参苏饮，致病情加重，不以为误，反继用人参败毒散发散，损伤津液，而见项强口噤，腰背反张诸症。故而薛己辨为误汗亡津液之痓症，然患者究竟属于脾虚之体，于是用补中益气汤加附子一钱，使阳旺而阴生，仅四剂而痊。

**案例 2**

一男子咳嗽吐血，热渴痰盛，盗汗遗精，用地黄丸料加麦门、五味，治之而愈。后因劳怒，忽吐紫血块，先用花蕊石散，又用独参汤渐愈。后劳则咳嗽吐血一二口，脾肺肾三脉皆洪数，用补中益气而痊愈。(《内科摘要·卷下·脾肺肾亏损遗精吐血便血等症》)

**按语：**患者本属阴虚痰热之证，故用六味丸加麦冬、五味获效；后因劳怒吐血，先用花蕊石散，又用独参汤渐愈，说明患者已有气虚。此为劳则咳嗽吐血之根，虽脾肺肾三脉皆洪数，亦当用补中益气汤益气健脾，以生化气血，因而获愈。

二是认为气虚外感以补中益气汤为主。外邪客肺，卫阳既虚且陷，不能卫外，补中益气汤可益气升阳，使阳气外达，表卫得固，则肺能正常发挥宣发肃降的功能。所以薛己明言"或元气虚弱，感冒风寒不胜发表，宜用此（指补中益气汤）代之"。

先散外邪，后实腠理：脾肺素虚，外邪来袭，脾虚则健运失职而不能转输津液，肺虚则宣降失常而不能布散津液，水液失调，壅滞于肺，遂至咳嗽吐痰等症。薛己先用参苏饮一剂益气解表，理气化痰，表证得解六七分，及时予补中益气汤补益脾肺之气，以实腠理，标本兼治。

**案例**

一产妇咳嗽声重，鼻塞流涕。此风寒所感，用参苏饮一钟，顿愈六七；乃与补中益气加桔梗、茯苓、半夏，一剂而痊；又与六君加黄芪，以实其腠理而安。

扶正即所以祛邪：病人素体脾肺虚弱，常易招致外邪，发为咳嗽等兼有外感的病症，则其治疗当以扶正为主，正气足则邪气自退。薛己以补中益气汤为主，据情做适当加减，而不需考虑祛邪，也常收佳效。

**案例**

一产妇咳嗽，见风则喘急恶寒，头痛自汗，口噤痰盛。余为脾肺气虚，腠理不密，用补中益气加肉桂，数剂而安。

三是治疗脾虚感冒误用发表之咳嗽。临证之时，有素体脾虚患者，感冒初期症状多与一般患者相同，若不详细审察，误作一般感冒而用发表之剂治疗，常致脾肺气虚，加重病情，若处理不当则会产生难以预料的后果。薛己对此有丰富经验，可供后学借鉴。

**案例**

一妇人感冒风寒，或用发表之剂，反咳嗽喘急，饮食少思，胸膈不利，大便不通，右寸关脉浮数，欲用通利之剂。余曰：此因脾土亏损，不能生肺金，若更利之，复耗津液，必患肺痈矣。不信，仍利之，虚症悉至，后果吐脓。余朝用益气汤，夕用桔梗汤，各数剂，吐脓渐止。又朝仍前汤，夕用十全大补汤，各五十余剂，喜其善调理，获愈。(《外科枢要·卷二·论肺疽肺痿》)

四是依脏腑辨证灵活配方。《素问·咳论》云："五脏六腑皆令人咳，非独肺也。"薛己对此特有体会，善于根据病人的脏腑盛衰情况，准确选择治法和方药，而取得满意疗效。

本脾虚，误治致脏腑不和而咳。

**案例 1**

一儒者失于调养，饮食难化，胸膈不利。始用行气消导药，致咳嗽喘促，又误服行气化痰药、服行气分利药，出现睡卧不能，两足浮肿，小便不利，大便不实，脉浮大按之微细，两寸皆短。此属脾肾亏损之证，于是朝用补中益气加姜、附；夕用金匮肾气加骨脂、肉果，各数剂，诸症渐愈；再佐以八味丸，两月乃能步履；却服补中（指补中益气汤）、八味，半载而康。(《内科摘要·卷下·脾肾亏损小便不利肚腹膨胀等症》)

## 案例 2

一小儿久泻青色，肠鸣厥冷。薛己认为，泻下色青，故为惊泄，属脾虚，招致肝木来侮。因此，治以温脾平肝法。然而，病家自用治惊悸等药，出现腹胀重坠，小便不利，四肢浮肿等变症，始信薛氏之言。薛己先用五味异功散加升麻、柴胡数剂，诸症减轻。又以补中益气汤数剂，饮食少加。然而，患者又因伤食夹惊，而致吐泻发搐。于是，薛己又用异功散加柴胡、钩藤钩四剂，诸症稍退。后来，患者再次伤风咳嗽，腹胀作泻，医者不知其体质，误用发散解利之剂，致其手足逆冷，睡中发搐。薛己认为：此脾土虚，致肺金受邪，重伤真气故也。于是用异功散加紫苏一剂，以散表邪；次以补中益气汤加茯苓、半夏，调补真气而痊。薛己辨证准确，用药恰当如此。(《保婴撮要·卷七·惊泻》)

脾虚生痰，肺虚火冲而咳：咳嗽有肺虚阴火上冲所致者，因是虚火，只需益气养阴即可，不必泻火。

### 案例

一妇人咳嗽，因脾虚饮食化生痰浊，故早间吐痰甚多；肺虚阴火上冲，故夜间喘急不寐。薛己遂用补中益气加麦门、五味而愈。(《内科摘要·卷上·脾肺亏损咳嗽痰喘等症》)

脾肺气虚，肝经虚火而咳：病人发作咳嗽，亦有肝经血虚火动者，但医者认证不清，误用清肺化痰降火，损伤脾肺之气，内热更增，甚则肾气耗伤，以致难治。薛己辨证清晰，抓住根本，以六味丸加五味子，滋水以涵木，以补中益气汤培土生金，则病自愈。

### 案例

一妇人咳嗽胁痛，或用清肺化痰降火等剂，久不愈，更加内热晡热，若两胁或小腹内热，其咳益甚，小便自遗。余曰：此属肝经血虚火动。用六味丸加五味子，滋肾水以生肝血，用补中益气生脾土以滋肺金而寻愈

（《校注妇人良方·卷六·妇人风痰积饮咳嗽方论第十五》）。

肺肾气虚，咳而遗矢遗尿：咳则遗失为大肠咳，咳则遗溺为膀胱咳，王好古分别用赤石脂禹余粮丸、茯苓甘草汤治疗。遗矢、遗溺均是气虚不摄的表现，由于"肾司二便"，因此，薛己用补中益气汤，配伍滋肾固气之品，多能获得良效。

**案例1**

一妊妇嗽则便自出。此肺气不足，肾气亏损，不能司摄，用补中益气汤以培土金，六味丸加五味以生肾气而愈。

**案例2**

一妊妇……后内热咳嗽，小便自遗，用补中益气加麦门、山栀，以补肺气、滋肾水而痊。

胃气素弱，悲思复伤而咳：若病人情志过极，如思伤脾、悲伤肺，致使气血无以化生，经血不行，不能统血行气，而见吐血、咳嗽，阴血不足，而见发热盗汗。薛氏采用朝夕补法，朝服补中益气汤加桔梗、贝母、知母，收补气之捷效而不燥；夕用归脾汤送地黄丸以速生阴血，则气足血旺，机体自然谐和而病愈。

**案例**

一妇人胃气素弱，为哭母吐血咳嗽，发热盗汗，经水三月不行。余以为悲则伤肺，思则伤脾，遂朝服补中益气加桔梗、贝母、知母，夕用归脾汤送地黄丸而愈。（《女科撮要·卷上·经闭不行》）

五是治疗病后脾肺气虚致咳。临床上许多疾病在病愈之后，会遗留脾肺气虚之患，而成为产生其他疾病的隐患。医者须知此理，临证时不致南辕北辙，造成误治而产生不必要的麻烦。

**案例**

一小儿疟后，腹胀咳嗽倦怠。属脾肺气虚，用补中益气汤、茯苓、半夏寻愈（《保婴撮要·卷七·诸疟》）。

　　**按语**：患者在经历其他疾病之后，造成了脾肺气虚之体，因此易感邪气而致咳嗽。治疗之时，应从其病后体质出发，否则就会造成误治。经薛己之手，不管是否误治，均从脾肺气虚用药，主以补中益气汤获得痊愈。

　　六是用于它病误治脾肺气虚而咳。由于医生医术有高低之别，以致治病效果有很大差异。若辨证不准，疾病迁延难愈，往往给患者造成痛苦。当此之时，薛己常能拨乱反正，使治疗回归正途，很快获愈。在薛己看来，这种情况多是误治损伤了脾肺之气，故以补中益气汤为主固其根本，此为要着。

　　**案例1**

　　一男子出痘，愈而喘嗽面赤，服参苏饮，面色痘痕皆白。此脾肺气虚而复伤也，用补中益气、五味异功散而痊。（《保婴撮要·卷十九·痘喘症》）

　　**案例2**

　　一小儿痘将愈，小便不利，服五苓散之类，小便愈少，喘咳唾痰。此脾肺复伤也，先用补中益气汤二剂送滋肾丸，却用补中益气、五味异功二药而痊。（《保婴撮要·卷二十·痘小便不利》）

　　七是结合病情灵活加味。薛己善用补中益气汤治疗咳嗽，除了准确辨证识体外，还在于能够根据具体病情灵活加味，若误汗出现诸如项强口噤，腰背反张，则加炮附子或肉桂，这与《伤寒论》"太阳病发汗，遂漏不止，其人恶风，小便难，四肢拘急，难以屈伸者"在桂枝汤的基础上加炮附子的道理类似；若误汗，汗出不止，加五味子，以收敛心肺之气；若脾肺虚寒，加干姜以温中散寒，相当于合用理中汤；若痰盛，加用半夏、茯苓，或与六君子汤先后使用，相当于合用了二陈汤，燥湿化痰，标本兼治；若夏月咳嗽，火乘肺金，阴火上冲，出现口干体倦，内热晡热，小便赤涩，或伴遗精、盗汗、不寐等，加麦门冬、五味子，相当于合用生脉散，或再送服六味地黄丸，以保肺气生肾水。

由上可知，薛己以补中益气汤治疗咳嗽，或用于素体气虚，或用于气虚感冒，或用于病后气虚，或用于误治气虚，或用于巩固疗效等。其用意在扶元养正，其功夫已是炉火纯青，为当今之临床开启了一条门径。

## 2. 中风诊治

中风乃中医历史上第一大病，也是历代医家尤为重视的一类疾病。"中风"病名首见于《灵枢·邪气脏腑病形》篇，"黄帝曰：五脏之中风，奈何？岐伯曰：阴阳俱感，邪乃得往。"认为只有当脏气有亏，阴阳俱感，风邪才能入中。又《素问·调经论》曰："血之与气，并走于上，则为大厥，厥则暴死，气复返则生，不返则死。"《素问·生气通天论》曰："阳气者，大怒则形气绝，而血菀于上，使人薄厥。有伤于筋纵，其若不容。汗出偏沮，使人偏枯。"可以说，自《内经》始，便奠定了中风的病理机制：阴阳失调，气血逆乱。这也成为后世对中风病机研究的纲领。薛己对中风的病因病机、诊断、治疗多有独到见解，并积累了丰富的实践经验。

### （1）对中风病因的认识

薛己对于中风的认识多受金元医家，特别是李杲"正气自虚"论的影响。薛己认为，此病多在内伤积损的基础上，复因劳逸失度、情志不遂、饮酒或外邪侵袭等触发，引起脏腑阴阳失调，血随气逆，卒然发生昏仆、不省人事等症。

①内虚邪中：薛己认为，中风为本虚标实之病，其病之本在于肝、脾、肾亏虚。气血不足，则脉络空虚，外邪乘虚入中，以发中风之证。脾主健运，若脾气亏虚，运化失常，则易变生湿痰，阻滞经络而发中风。如薛己云："若人脾胃充实，营气健旺，经隧流行，而邪自无所容。"另外，"肾水亏虚，阴亏难降，使邪水上溢，故多痰唾"也易发生中风。肝藏血，体阴而用阳，阴血亏则阳易旺，《内经》云"阴在内阳之守也"，今阳盛而阴衰，阴阳气不调和，气血大乱，易有中风之患。

②情志所伤：五志过极，皆从火化。五志化火，又可引动内风而发卒中。五志之中又以郁怒伤肝为中风的易发因素。对于妇人中风，薛己尤重肝脏失调。女子以肝为先天，盖肝藏血而主风，肝气为阳为火，肝血为阴为水，肝火旺则肝血必虚。怒则伤肝，肝阳暴亢，劫伤肝阴，肝气上冲于脑，神窍闭阻，遂致猝倒无知。另外，因情志所伤，阴精暗耗，久则肝肾阴虚，阳无所制而上逆动风。

③饮食失调：平素嗜食肥甘，饮酒过度，伤脾碍胃，脾失健运，聚湿生痰，痰湿生热，热生风，内外相引而发中风。正如朱震亨所说："湿土生痰，痰生热，热生风。"

④劳欲过度：《素问·生气通天论》云："阳气者，烦劳则张。"劳欲过度，易耗气伤阴，使阳气暴涨，引动气血上逆，阻滞清窍。薛己十分重视因劳欲所发或引发加重之中风，在治疗过程中亦多从疾病本质入手。

（2）对中风病机的认识

虽然中风发病原因多种，但其基本病机均为气血逆乱，阴阳失调。这是历代医家所认同的。薛己认为，中风乃本虚标实之证，其本质在于肝、脾、肾三脏的亏虚，其标在于痰、瘀、外风等因素。其中对于痰的形成，薛己更是作了详尽的论述。薛己赞同王纶的观点，认为痰的形成与脾、肾二脏有密切的关系。其中因脾主津液，王纶云："痰乃津液之变，如天之雾露……津液生于脾胃，为水谷所乘，浊则为痰，故痰生于脾土也。"因津液遍布周身，故痰遍身上下无处不到。薛己亦云："脾气亏虚，不能营养周身，亦不能摄涎归源。"另外，痰的形成与肾也有密切的关系，薛己认为，"肾水虚弱，阴亏难降，使邪水上溢，故多痰唾"。故痰之生成，若因脏气亏虚为先，治疗时应滋其化源而痰症自消。另外，若痰因风、寒、湿、食积等因素引起，治疗时先用南星、半夏清其痰，后用六君子之类调其胃气，切不可一味运用风药、燥药，正如《明医杂著·卷四·风症》中薛己所云：

"若概用风药耗其阳气，而绝阴血之源，适足以成其风益其病也。"

**（3）中风病的诊断特色**

薛己在中风病的诊断和辨证方法上有其独到之处，以求探得疾病的本质，治疗时切中病机。

①脉诊辨证：脉诊是中医诊病不可缺少的部分，而薛己在中风病的辨证上尤重脉诊。《内科摘要》与薛注《明医杂著》所记载的中风病案中，几乎每一例都详尽地论述了脉象特征。如薛己在《明医杂著·卷四·风症》所附病案记载：一妇人，因怒仆地……四肢拘急，汗出遗尿，六脉洪大，肝脉尤甚，皆由肝火炽盛……用加味逍遥丸加钩藤，及六味丸寻愈。本例病案，患者六脉洪大，且肝脉尤甚，盖经云："脉之卒然而盛者，邪气居之也。"故此例从肝论治。另外，薛己还指出"左关弦洪，由肝火血燥，右关弦洪，由肝邪乘脾"；"……六脉沉伏，此真气虚而风邪所乘……"等等。由此可以看出，薛己临证十分重视脉诊，并以之指导临床辨证用药。

其在《校注妇人良方·卷三·妇人诸证方论》详细论述了脉诊辨证的经验。如："左关脉浮弦，面目青，左胁偏痛，筋脉拘急，目瞤，头目眩，手足不收，坐踞不得，此中胆兼中肝也；左寸脉浮洪，面舌赤，汗多恶风，心神颠倒，言语謇涩，舌强口干，惊悸恍惚，此中小肠兼中心也；右关脉浮缓，或浮大……此中胃兼中脾也；右寸脉浮涩而短……此中大肠兼中肺也；左尺脉浮滑……此中膀胱兼中肾也。"由此可见，薛己诊脉经验之丰富，辨证之准确。

②注重鉴别诊断：临床上常有其他疾病表现与中风相似者，倘若辨别不清，治疗不当，就会出现难以挽回的局面。因此，薛己主张在中风辨证上要将与之类似诸病分开，易与中风相混淆者，有中寒、中气、中湿、中火、食厥、劳伤、房劳等证。对诸证之鉴别，薛己亦做出详尽论述："中于寒者，谓冬月卒中寒气。昏冒口噤，肢挛恶寒，脉浮紧……中于暑者，谓

夏月卒冒炎暑，昏冒痿厥，吐泻喘满……"（《校注妇人良方·卷三·妇人中风诸证方论》）中风、中暑、中湿等病症状虽有相似，但其本质截然不同，故临床应注意区分，辨证施治。

③分经辨证经验：薛己根据中风后临床表现症状，结合经络在人体的分布规律，以经辨证，指导处方用药。

如《校注妇人良方·卷三》记载一病案：一妇人口眼歪斜，四肢拘急，痰涎不利而恶风寒，其脉浮紧，此风寒客于手足阳明二经，先用省风汤二剂，后用秦艽升麻汤而愈。

此例病案中，薛己仅凭"口眼歪斜，四肢拘急"而判断"此风寒客于手足阳明二经"，《灵枢·经脉》篇言："胃足阳明之脉，起于鼻……入上齿中，还出挟口，环唇，下交承浆……""大肠手阳明之脉，起于大指次指之端，循指上廉，出合谷两骨之间，上入两筋之中，循臂上廉，入肘外廉，上臑外前廉，上肩，出髃骨之前廉，上出于柱骨之会上、下入缺盆，络肺，下膈，属大肠；其支者，从缺盆上颈贯颊，入下齿中，还出挟口，交人中，左之右，右之左……"由此可见，手足阳明二经都循头面，环唇，所以薛己从此二经论治。

④辨病邪部位：患者得病时间、患病程度不同，邪气侵犯部位有别。薛己将其区分为中脏、中腑、中血脉。如《校注妇人良方·卷三·妇人中风诸证方论》言："夫中腑者为在表，中脏者为在里，中血脉者为在中。"

另外，中风后症状表现不同，亦可帮助判定邪之所在。如《明医杂著·卷四·风症》曰："邪在皮毛、肌肉，则不知痛痒，麻木不仁，如有一物重贴于其上，或如虫游行，或洒洒寒栗，或肿胀，或自汗，遇热则或痒，遇阴虚则沉重酸痛；邪入血脉、经络，则手足、指掌、肩背、腰膝重硬不遂，难于屈伸举动，或走注疼痛。"薛己曰："眼瞀者，中于肝；舌不能言，中于心；唇缓，便秘者，中于脾；鼻塞者，中于肺；耳聋者，中于肾。"

邪气所在部位不同，治疗方法不同，"在表者宜微汗，在里者宜微下，在中者宜调荣"。(《校注妇人良方·卷三·妇人中风诸证方论》)

⑤脏腑辨证

a.以脾肾为核心：薛己在中风的辨证上多采用脏腑辨证，且以脾肾为核心。盖脾为先天之本，肾为后天之本。因此临床辨证又多从脾肾入手。如"臂麻体软，脾无用也。痰涎涌出，脾不能摄也。口斜语涩，脾气伤也。头目晕重，脾气不升也。痒起白屑，脾气不能营也。"(《明医杂著·卷四·风症》薛按）

b.以虚损病变为主：薛己指出："夫中风者，因内虚而中之也。"(《校注妇人良方·妇人中风诸症方论》)《内科摘要》诸篇多以某某亏损命名，而中风大多在元气亏虚内伤外感等症篇中。《内科摘要·元气亏虚篇》记载的23例中风病案中，因内伤亏虚者1例；脾气亏虚者7例；脾肾亏虚者2例；肝肾亏虚者2例；肝脾肺肾亏虚者1例；脾肺气虚者1例；肾精亏虚者2例；肝脾肾亏虚者3例；淫气风客1例；气血亏虚者3例。由此可以看出，中风辨证以脏气虚损为主，其中又以脾、肾二脏亏损最为常见，这是导致中风的根本。

（4）中风病的治疗特点

①温补脾肾以治本：调补脾肾以提高正气，增强机体的愈病能力一直是薛己关注的焦点，这种认识来源于其发病观。其云："设或六淫外侵而见诸证，亦因其气内虚而外邪承袭。"(《校注妇人良方·卷一·调经门》)此与《内经》所言"邪之所凑，其气必虚"是一致的。另外，薛己在《疬疡机要·序》中提出："以补为守备之完策，以解利为攻击之权宜。"这也是其治疗内科诸病的法则。中风病的本质属于本虚标实，其本在虚，薛己认为虚损多在脾肾二脏。故在中风的治疗上多施行温补脾肾之法。

a.补脾法：薛己认为，"人以胃气为本，纳五谷，化精液，其清者入营，浊者入胃，阴阳得此，是谓之橐籥"。又有"若人脾胃充实，营气健旺，经隧流行，而邪自无所容"（《明医杂著·卷四·风症》）的观点。另，薛注《明医杂著·风症》曰："人之胃气受伤，则虚证峰起"，故在中风的治疗上，多重视补脾，以滋化源。薛己脾虚致病的理论是对李杲脾胃学说的发挥，同时也为临床治病求本提供了坚实的理论依据。薛己从脾论治亦体现了其"治未病"的思想，从脾胃论治起到既病防变，未病先防之功，且调理脾胃之法对已愈之中风起到防止复发的作用，既获得了满意的临床疗效，又保证了良好的预后。

b. 温肾法：薛己对肾的认识，集百家之长，认为肾之阴阳水火是相辅相成，不可分割的。薛己云："设若肾经阴精不足，阳无所化，虚火妄动，所致前症者，用六味地黄丸补之；若肾经阳气燥热，阴无所生，虚火内动而致前症，宜用八味丸补之，使阳旺则阴生。"在中风的治疗中，薛己亦遵上述宗旨，从调和阴阳的角度，方药崇尚温补，较少用知母、黄柏等苦寒药。

薛己在治疗中风的过程中，常常脾肾同治，认为脾为后天之本，脾虚日久，化源不足，可导致肾虚；肾为先天之本，肾虚不能化生脾土，日久也可导致脾虚，故临床上常联合用药。如薛己治疗脾肾亏虚之中风常选六味丸，认为六味丸有"养气，滋肾，制火，导水，使机关利而脾土健实"之功。

c. 对痰的处理：自《丹溪心法·中风》提出"中风大率主血虚有痰，治痰为先，次养血行血"之后，后世医家治疗中风很大一部分从痰入手，多用化痰方药。而薛己对痰的处理更加体现了其治病求本的思想。其认为痰或许是导致中风的因素，但其本质不一定在痰。痰的生成主要责之于三方面：其一，痰由津液化生，津液若遭"血浊气滞，则凝聚为痰"，而津液生于脾胃，由水谷所乘，故痰生于脾土。其二，"若肾水虚弱，阴亏难降"则邪水上溢，多痰唾，此痰生于肾。其三，由风、寒、湿、食积等因素引起的痰。根据痰的生成，若责之于脾、肾两脏的亏虚，薛己在治疗中风时，不着眼于痰，而从脾肾入手，脾肾强而痰自消。若因外感、饮食等因素引起的痰，薛己提倡祛痰与补脾同时进行，以防痰未去而脾胃已伤。薛己治痰的思路亦体现了其"治病求本"的思想。

②朝夕补法：薛己对内科病的另一大贡献即创制了朝夕补法。薛己认为，疾病"朝宽暮急，属阴虚；暮宽朝急，属阳虚；朝暮皆急，阴阳俱虚"（《明医杂著·卷四·风症》薛按）。故对阴阳同时虚损诸证，便用朝夕补法。《素问·生气通天论》曰："阳气者，一日而主外，平旦人气生，日中而阳气隆，日西而阳气已虚，气门乃闭。"此天人相应之理，说明人之一日阳气之消长，与日暮变化密切相关。观《明医杂著》及《内科摘要》所载中风案例，采用朝夕补法者4例。分别为朝服补中益气汤，晚服地黄丸1例；朝用补中益气汤，晚服八珍汤2例；朝用补中益气汤，晚用十全大补汤1例。朝夕补法的创制与应用是薛氏的一大创举，对临床贡献很大。

薛己治疗中风除了温补脾肾以及运用朝夕补法外，对于男女中风的辨证治疗亦是有差别的。薛己在《校注妇人良方·卷三·妇人中风诸症方论》中记载11例中风病案，其中辨证论治以肝入手者8例。此8例中大多数以肝火血燥为主。故妇人中风，应首先考虑肝脏病变。因肝脏损伤而致中风者，或因情志伤肝，或因产后、崩漏失血而致肝血亏虚。对于中风从肝论治，薛己亦有描述。如《校注妇人良方·卷三·妇人贼风偏枯方论》曰："医风先医血，血行风自灭，大抵此证多因胎前产后、失于调养，以致精血干涸，肝木枯槁，治法当滋其化源，考《生气通天论》曰，风客淫气，精乃亡，邪伤肝也。《阴阳应象大论》曰，风气通于肝，风搏则热盛，热盛则水干，水干则气不荣，故精乃亡，此风病之所由作也。"对于男子中风，薛己多从肾入手，治疗上多补肾，滋肾。

（5）治疗中风常用方药

薛己治疗中风多从脾肾入手，且注重温补。其补脾最常用方剂为补中益气汤；滋肾多用六味、八味；元气亏虚者，多用三生饮加人参。在《内科摘要》所记载的23例中风病案中，有11处用到补中益气汤；7处用到六味、八味。

薛己认为，真气虚而致中风者，多用三生饮加人参。其中，人参至关重要。薛己曰："三生饮乃行经络、治寒痰之药，有斩关夺旗之功，每服必用人参少许，以祛其邪而补助真气，否则不惟无益，适足以取败矣。"故其运用三生饮，往往加入人参一两以祛邪扶正。薛己对补中益气汤及六味、八味的运用，充分体现其治病求本的思想，其对补中益气汤的运用多受李杲影响。《明医杂著·卷之六·附方》薛按语："愚谓人之一身，以脾胃为主。脾胃气实，则肺得其所养，肺气既盛，水自生焉；水升则火降，水火既济，而成天地交泰之令矣。脾胃一虚，四脏俱无生气。故东垣先生著《脾胃》《内外伤》等论，谆谆然皆以固脾胃为本；所制补中益气汤，又冠诸方之首。观其立方本旨可知矣。故曰补肾不若补脾，正此谓也。"由此可见，薛己治疗中风着重调脾胃以联系脏腑，故在中风先期、已发中风而防变、后期调护防复发等诸多方面均用补中益气汤。薛己临床运用六味丸是取其"养气、滋肾、制火、导水，使机关利而脾土健实"之功。从六味丸及补中益气汤的运用上充分体现薛己重脾胃及脾肾同治的思想，对后世中风治疗影响巨大。

### （6）适时应用针灸疗法

薛己临证治疗中风亦常用针灸之法，并提出灸法的操作及注意事项。如其言："治风症者，手上如肩髃、曲池、合谷等是也。口歪斜，可灸颊车、承浆。口面上艾炷须小，手足上则可粗也。灸火须自上灸下，不可先灸下后灸上。"另外，提出针灸有所宜，亦有所禁。如遵从前人所言："形气不足，病气不足，此阴阳俱不足也，不可刺之，刺之则重不足，重不足则阴阳俱竭，血气皆尽，五脏空虚，筋骨髓枯，老者绝灭，壮者不复矣。"对于中风虚证不予针刺。

薛己论治中风病，无论辨证还是处方用药均体现其治病求本的思想，他创立的以温补治疗中风之法，亦为中风病的治疗开创新径。

### 3. 痰饮诊治

痰饮作为致病因素，是有形之实邪。根据《内经》"邪气盛则实"，"实则泄之"，又属阴邪，应当根据张仲景《金匮要略》中"病痰饮者，当以温药和之"的治疗原则，这是不能用补法的。但是，从痰为人体水液代谢的病理产物这一角度说，治病必求于本，就要从产生痰饮的相关脏腑肺、脾、肾、三焦入手治疗，而不能见痰化痰。

### （1）病因病机

薛己认为，脾在痰饮的产生中最为关键。"痰者，脾胃之津液，或为饮食所伤，或因七情、六淫所扰，故气壅痰聚。谚云肥人多痰，而在瘦人亦有之，何也？盖脾统血、行气之经，气血俱盛，何痰之有？皆由过思与饮食所伤，损其经络，脾血既虚，胃气独盛，脾为己土，胃为戊土，戊癸化火，是以湿因气化，故多痰也。"痰饮作为致病因素，引起新的病变，"游行周身，无所不至。痰气既盛，客必胜主，或夺于脾之大络之气，则倏然仆地者，此痰厥也，升于肺者，则喘急咳嗽；迷于心，则怔忡恍惚；走于肝，则眩晕不仁，胁肋胀痛；关于肾，则咯而多痰唾；留于胃脘，则呕泻而作寒热；注于胸，则咽膈不利，眉棱骨痛；入于肠，则辘辘有声，散则有声，聚则不利。"此段论述是对张仲景痰饮论的补充。

### （2）论治特点

①脾虚痰饮：脾居中州主运化。《素问·经脉别论》曰："饮入于胃，游溢精气，上输于脾，脾气散精，上归于肺，通调水道，下输膀胱，水精四布，五经并行。"论述了正常的水液代谢，反之"脾土虚弱，清者难升，浊者难降，留中滞膈，瘀而成痰"。即李中梓所云："脾为生痰之源。"薛己治疗脾虚痰饮，多以补中益气汤加茯苓、半夏或六君子汤加味，二者都含有

温化痰饮的二陈汤组成；益气健脾以治本，脾运正常，则饮无源；二陈化痰浊以治标，又能标本兼治。

**案例1**

州判蒋大用形体魁梧，中满吐痰，劳则头晕，所服皆清气化痰。余曰：中满者，脾气亏损也；痰盛者，脾气不能运也；头晕者，脾气不能升也；指麻者，脾气不能周也。遂以补中益气加茯苓、半夏以补脾土，用八味、地黄以补土母而愈。（《内科摘要·卷上·元气亏损内伤外感等症》）

**案例2**

一男子体肥善饮，舌本硬强，言语不清，口眼㖞斜，痰气涌盛，肢体不遂。余以为脾虚湿热，用六君加煨葛根、山栀、神曲而愈。（《内科摘要·卷上·元气亏损内伤外感等症》）

**按语：**形体肥胖之人多痰湿体质，多因脾失健运，水湿不化，中气不足，劳则益甚。蒋案因前医清气化痰误治，元气更虚，虚则补其母，以八味丸温补命门之火。熟地黄、山萸肉虽滋腻，但用的是丸剂，无碍脾之运化。

②肾虚痰饮：肾阴虚致使"肾主水"的功能异常，虚火游窜，上灼津液为痰。肾阳虚致蒸化失司，水湿泛滥，导致痰饮内生。咸味入肾，故肾虚痰饮口中多咸味。

若肾虚阴火炎上，宜用六味丸；若肾气虚，寒痰上涌，用八味丸。（《明医杂著·痰饮》薛按）六味丸、八味丸都补中有泻，熟地黄、山药、山萸肉填补肾精以治本，泽泻、茯苓化痰浊以治标，丹皮可活血化瘀，因"久病入络"，桂附温阳化气，也符合"病痰饮者，当以温药和之"。

**案例1**

大参李北泉时吐痰涎，内热作渴，肢体倦怠，劳而足热，用清气化痰益甚。余曰：此肾水泛而为痰，法当补肾，不信，另进滚痰丸一服，吐泻不止，饮食不入，头晕眼闭，始信。余用六君子汤数剂，胃气渐复，却用

六味丸月余，诸症悉愈。(《内科摘要·卷下·脾肾亏损小便不利肚腹膨胀等症》)

**案例 2**

阁老梁厚斋气短有痰，小便赤涩，足跟作痛，尺脉浮大，按之则涩。此肾虚痰饮也，用四物送六味丸不月而康。

**案例 3**

都宪孟有涯气短痰晕，服辛香之剂，痰盛遗尿，两尺浮大，按之如无。余以为肾家不能纳气归源，香燥致甚耳。用八味丸料三剂而愈(《内科摘要·卷下·脾肾亏损小便不利肚腹膨胀等症》)。

**按语：**李北泉案因前医误治伤脾败胃，吐泻不止，饮食不入，故先以六君子汤使胃气渐复，再用六味地黄丸而愈。膏粱厚味尺脉浮大，按之则涩，提示除了有肾阴虚，还有血瘀，故加四物汤以养营和血。孟与梁脉均两尺浮大，但梁因血瘀故脉按之则涩，孟因命门火衰，不能生土，气血不能充盈血脉，故按之如无。

③热痰

**案例**

一男子素厚味，胸满痰盛，余曰：膏粱之人，内多积热，与法制清气化痰丸而愈。彼为有验，修合馈送，脾胃虚者，无不受害。(《内科摘要·卷下·脾肾亏损小便不利肚腹膨胀等症》)

**按语：**薛己虽记有多例前医误用清气化痰丸后治的医案，但其"有是证，用是方"，善于辨证，灵活应用，热痰使用此方疗效显著。然而，薛己亦谆谆告诫后人"脾胃虚者，无不受害"，此方不可乱用。

④寒痰

**案例**

车架王用之，卒中昏愦，口眼㖞斜，痰气上涌，咽喉有声，六脉沉伏。

此真气虚而风邪所乘，以三生饮一两，加人参一两，煎服即苏。(《内科摘要·卷上·元气亏损内伤外感等症》)

**按语：**三生饮出自《太平圣惠和剂局方》，由生川乌、生南星、生附子、木香、生姜组成，治疗昏不知人的痰气厥证。因外中寒风，经脉因寒而收引，津液因寒而凝闭，脏腑经络猝然失用。病情紧急，二陈之类显然病重药轻，需温经解痉，祛痰理气，加人参一两。薛己解释为"驾驭其邪而补助真气"，亦合薛己"其属外感者，主以补养，佐以解散，其邪自退"之旨。

总之，薛己治疗痰饮，不拘于古人之法，或补肾，或补脾，或脾肾同补，但在温补以治本的同时，合以茯苓、半夏、陈皮、泽泻之属化痰浊以治标，标本兼顾。治疗实痰，热则清气化痰，寒则温经化痰。若见痰化痰，只会"脾气益虚，津液不行，而痰益盛矣"。薛己治疗痰饮重视脾、肾之法对后世叶桂影响巨大，叶氏由此提出了"外饮治脾，内饮治肾"的治疗大法。

### 4. 泄泻论治

泄泻是以大便次数增多，粪质稀薄，甚至泻出如水样便为临床特征的一种病证。

《内经》称本病证为"鹜溏""飧泄""濡泄""洞泄""注下""后泄"等，且对本病的病因病机有较全面的论述，主要分为两大类，即外感和内伤。如《素问·生气通天论》曰："因于露风，乃生寒热，是以春伤于风，邪气留连，乃为洞泄。"《素问·阴阳应象大论》曰："清气在下，则生飧泄。""湿胜则濡泻。"《素问·举痛论》曰："寒气客于小肠，小肠不得成聚，故后泄腹痛矣。"《素问·至真要大论》曰："诸呕吐酸，暴注下迫，皆属于热。"说明风、寒、热、湿均可引起泄泻，此为外感类。《素问·太阴阳明论》指出："饮食不节，起居不时者，阴受之……阴受之则入五脏……下为飧泄。"《素问·举痛论》指出："怒则气逆，甚则呕血及飧泄。"说明饮食、起居、情志失宜，亦可发生泄泻，此为内伤类。

《内经》还对导致泄泻的主要脏腑有明确认识。《素问·脉要精微论》曰："胃脉实则胀，虚则泄。"《素问·脏气法时论》曰："脾病者……虚则腹满，肠鸣，飧泄，食不化。"《素问·宣明五气》谓："五气所病……大肠小肠为泄。"说明泄泻的病变脏腑，与脾胃大小肠有关。《内经》关于泄泻的理论，为后世诊治奠定了基础。仲景将泄泻和痢疾统称为下利，《金匮要略·呕吐哕下利病脉证治》将其分为虚寒、实热积滞和湿阻气滞三型，并且提出了具体的治疗措施。如"下利清谷，里寒外热，汗出而厥者，通脉四逆汤主之。""气利，诃梨勒散主之。"指出了虚寒下利治当温阳和固涩。又说："下利三部脉皆平，按之心下坚者，急下之，宜大承气汤。""下利谵语，有燥屎也，小承气汤主之。"实热积滞者当攻下通便，即所谓"通因通用"。湿邪内盛，阻滞气机，不得宣畅，水气并下而致"下利气者"，"当利其小便"，以分利肠中湿邪，即所谓"急开支河"之法。

《三因极一病证方论·泄泻叙论》，从三因学说角度全面地分析了泄泻的病因病机，认为不仅外邪可导致泄泻，情志失调亦可引起泄泻。

薛己继承了前人的理论和经验，加以发挥形成了自己的特点，具有较高的实用价值。

### （1）病因病机

泄泻的病因有多种，主要是感受外邪、饮食所伤、情志失调、脾胃虚弱、命门火衰等。这些病因导致脾虚湿盛，脾失健运，大小肠传化失常，升降失调，清浊不分，而成泄泻。薛己特别强调脾虚最为关键，泄泻的病位在脾胃肠，脾胃为泄泻之本，脾主运化水湿，脾胃当中又以脾为主，脾病脾虚，健运失职，清气不升，清浊不分，自可成泻，其他诸如寒、热、湿、食等内、外之邪，以及肝肾等脏腑所致的泄泻，都在伤脾的基础上导致脾失健运时才能引起泄泻。

另外，命门火衰，脾肾阳虚，无以温化，同样是造成泄泻的重要环节，因此，温补脾肾亦成为治疗泄泻的主要特点。

（2）论治特点

一般说来，根据泄泻脾虚湿盛，脾失健运的病机特点，治疗应以运脾祛湿为原则。急性泄泻以湿盛为主，重用祛湿，辅以健脾，再依寒湿、湿热的不同，分别采用温化寒湿与清化湿热之法。兼夹表邪、暑邪、食滞者，又应分别佐以疏表、清暑、消导之剂。慢性泄泻以脾虚为主，当予运脾补虚，辅以祛湿，并根据不同证候，分别施以益气健脾升提、温肾健脾、抑肝扶脾之法，久泻不止者，宜固涩。

薛己在学习古人经验基础上，结合自己的体会，形成了相应的治疗特色。

①升阳益胃法：泄泻之病虽与湿邪密切相关，但其发病则属脾胃失职。薛己深明此理，故而每每强调补脾益胃升阳之法。试观其注《明医杂著·泄泻》之论："若泄泻而腹中重坠，此脾胃之气下陷也，宜补中益气汤。若服克滞之剂，而腹中窄狭，此脾气虚痞也，宜六君子汤。若胁胀少食，善怒泻青，此脾虚为肝所乘，宜六君子加柴胡、升麻、木香。若少食体倦，善噫泄黄，此脾虚下陷也，宜六君子加升麻、柴胡。"即可知其大意。

薛己在注解《明医杂著·泄泻》时，还多次引述李杲的论述，如在夏秋之间湿热下行，暴注水泻时，就引用了《脾胃论·肺之脾胃虚论》："脾胃之虚，怠惰嗜卧，四肢不收，时值秋燥令行，湿热少退，体重节痛，口苦舌干，食无味，大便不调，小便频数，不嗜食，食不消。兼见肺病，洒淅恶寒，惨惨不乐，面色恶而不和，乃阳气不伸故也。"薛己认为，大凡泄泻，服分利调补等剂不应者，此肝木郁于脾土，必用升阳益胃之剂，庶能保生。

其临证经验是外受湿热，当分利湿热，湿去热孤，则湿邪不能下趋大肠而引发泄泻。但是，薛己宗李杲之说，反对治疗泄泻单用分利之法。《内外伤辨惑论·肾之脾胃虚论》云："今客邪寒湿之胜，自外入里而甚暴，若以淡渗之剂利之，病虽即已，是降之又降，复益其阴而重竭其阳也，则阳气愈利，而精神愈短矣，阴重强而阳重衰也。兹以升药之药，是为宜耳。"有医案为证。

**案例**

秀水卜封君，善饮，腹痛，便泄，服分利化痰等剂，不应。其脉滑数，皮肤甲错。余谓此酒毒致肠痈而溃败也，辞不治。不信，仍服前剂，果便脓而殁。

脾喜燥恶湿，湿热久侵，脾胃受损，运化失职，产生内湿，内外湿合，则泄泻缠绵难愈。故当补益脾胃，清热化湿，兼驱除外湿。升阳益胃汤重用生黄芪，大补脾胃元气；六君子汤健脾运湿；茯苓、白芍、白术、生姜即真武汤去附子，合泽泻化湿浊，因有热邪，故去大辛大热之附子，加用苦寒之黄连直入中焦，亦合"脾苦湿，急食苦以燥之"之旨；白术、白芍、陈皮、防风即著名的痛泻要方，补脾柔肝，祛湿止泻；柴胡、白芍即四逆散的主药，疏肝理脾；二活合用，祛湿止痛，与防风合用取"风能胜湿"之意，升阳止泻。全方肺、脾、肝、肾四脏并调，升降并用，补泻兼施，寒温并调。

湿热泄泻，用人参、黄芪要注意若脾胃之气未受损，应慎之又慎。王纶云："凡泄泻病，误服参、芪等甘温之药，则病不能愈，而或变为黄疸。盖泄属湿，甘温之药能生湿热，故反助病邪，久则湿热甚而为疸矣。惟用苦寒泻湿热，苦温除湿寒则愈。泄止后脾胃虚弱，方可用参、芪等药补之。"故其治疗泄泻的主方（白术、白茯苓、炒白芍、陈皮、甘草）组成中并无参、芪，而强调白术、白茯苓、炒白芍三味是治疗泄泻必用药。

薛己记录了患者因误用参、芪致黄疸的医案：少宰李蒲汀，庚寅冬，湿热泄泻。因未生子，惑于人言淡渗之剂能泻肾，而服参、芪等药。后变黄疸，小便不利，腹胀，胸痞。薛氏曰：有是病必用是药，须以淡渗疏导其湿热。遂用茵陈五苓散，诸症顿退。至辛卯冬生子。

若湿胜于热，出现黄疸，小便不利，四肢沉重，渴不欲饮，用大茵陈汤，大便自利者，用茵陈栀子黄连汤。可见，薛己对于邪盛时，并不排除驱邪之泻法。

若湿热已去，薛己承袭李杲脾胃学思想，治疗泄泻用方也多以补中益气汤和六君子汤为基础方。对于久泻脾胃虚弱，饮食难化者，王纶主张在主方的基础上加炙黄芪、人参、神曲、麦芽、煨木香、炮姜，而薛己认为，久泻多由泛用消食利水之剂，损其真阴，元气不能自主持造成，麦芽善损肾，神曲善化胎消肾，故不轻易用麦芽、神曲。

但是薛己有医案就用了神曲：光禄柴黼庵，善饮，泄泻，腹胀，吐痰，作呕，口干。薛己认为，脾胃气虚，先用六君子加神曲，痰呕已止，再用补中益气加茯苓、半夏，泻胀亦愈。故薛己对麦芽、神曲的认识当存疑待考。

②温补命门法：久泻致滑脱不禁，除了从中焦论治，因久病及肾，还需兼顾下焦。《素问·脏气法时论》云："脾病者……虚则腹满肠鸣，飧泄食不化。取其经，太阴阳明少阴血者。"即明言泄泻也需从少阴肾论治。《伤寒论》中太阴为三阴屏障，故太阴虚寒也易传入少阴，成为脾肾阳虚证。太阴病、少阴病均可见泄泻，太阴病只是"自利益甚"，而少阴病严重时不止"下利清谷"，甚至"脉微欲绝"，从程度来说，少阴病比太阴病要严重得多。

李杲《内外伤辨惑论·肾之脾胃虚论》言沉香温胃丸"治中焦气弱，脾胃受寒，饮食不美，气不调和。脏腑积冷，心腹疼痛，大便滑泄，腹中雷鸣，霍乱吐泻，手足厥逆，便利无度。又治下焦阳虚，脐腹冷痛，及疗伤寒阴湿，形气沉困，自汗。"此段亦被薛己引用，然薛己师其法而不用其方，喜用补中益气汤或十全大补汤合四神丸。

薛己根据不同情况，发展了前人治法，其治时，属于脾胃虚寒下陷者，用补中益气汤加木香、肉豆蔻、补骨脂；属于脾气虚寒不禁者，用六君子汤加炮姜、肉桂；若命门火衰，而脾土虚寒者，则用八味丸；若脾肾气血俱虚者，用十全大补汤送四神丸；若大便滑利，小便闭塞，或肢体渐肿，喘嗽唾痰，为脾肾气血俱虚，宜用十全大补汤送四神丸；若大便滑利，小便闭涩，或肢体渐肿，喘嗽唾痰，为脾肾亏损，宜用金匮加减肾气丸。

③补脾平肝法：《灵枢·经脉》云："是主肝所病者，胸满，呕逆，飧泄。"论述了泄泻从肝论治。薛己诊断多从面色、脉象考虑。脾脉弦长者，薛己认为是肝木乘脾土，治以补脾平肝，足见脾土在治疗泄泻的重要性。

**案例1**

进士刘华甫，停食腹痛泻黄，吐痰，服二陈、山栀、黄连、枳实之类，其症益甚，左关弦紧，右关弦长，乃肝木克脾土，用六君加木香治之而愈。若食已消而泄未已，宜用异功散以补脾胃，如不应，用补中益气升发阳气。凡泄利色黄，脾土亏损，真气下陷，必用前汤加木香、肉蔻温补，如不应，当补其母，宜八味丸。（《内科摘要·卷上·脾肾亏损停食泄泻等症》）

**案例2**

金宪高如斋，饮食难化，腹痛，泄泻，用六君子加砂仁、木香治之而痊。（《明医杂著·卷一·枳术丸论》薛按）

④酒积热泄治疗经验：李杲《内外伤辨惑论·论酒客病》云："夫酒者，大热有毒，气味俱阳，乃无形之物也。若伤之，止当发散，汗出则愈矣，此最妙法也；其次莫如利小便。二者乃上下分消其湿，何酒病之有。今之酒病者，往往服酒癥丸大热之药下之，又有用牵牛、大黄下之者，是无形元气受病，反下有形阴血，乖误甚矣！酒性大热，已伤元气，而复重泄之，况亦损肾水，真阴及有形阴血俱不足，真水愈弱，阳毒之热大旺，反增其

阴火，是谓元气消亡，七神何依，折人长命；不然，则虚损之病成矣。《金匮要略》云：酒疸下之，久久为黑疸。慎不可犯此戒！不若令上下分消其湿，葛花解酲汤主之。"

王纶认为，酒积热泄应在其治泄主方的基础上加炒黄连、茵陈、干姜各一钱，木香五分，以清热利湿，健运脾阳。

薛己引述李杲之论述，并附医案以证之：旧僚钱可久，素善饮，面赤，痰盛，大便不实。余以为肠胃湿痰壅滞，用二陈、芩、连、山栀、枳实、干葛、泽泻、升麻一剂，吐痰甚多，大便始实。此后日以黄连三钱，泡汤饮之而安。(《内科摘要·卷上·脾肾亏损停食泄泻等症》)

然而，薛己并非局限于一隅者，他常常能居高临下，在治病用药获效后，指出同类疾病的病机，提出注意事项。

**案例**

光禄柴黼庵，善饮，泄泻，腹胀，吐痰，作呕，口干，此脾胃之气虚，先用六君加神曲，痰呕已止，再用补中益气加茯苓、半夏，泻、胀亦愈。此症若湿热壅滞，当用葛花解酲汤分消其湿，湿既去而泻未已，须用六君加神曲，实脾土，化酒积。然虽为酒而作，实因脾土虚弱，不可专主湿热。(《内科摘要·卷上·脾肾亏损停食泄泻等症》)

由此可见，薛己之见非常人所能比肩。

## 5. 小便不通论治

薛己对于小便不通的论述和医案见于《内科摘要·脾肾亏损小便不利肚腹膨胀等症三》《保婴撮要·卷八·小便不通》《校注妇人良方·妇人小便淋沥不通方论》《校注妇人良方·妇人转胞小便不利方论》《校注妇人良方·妊娠小便不通方论》等篇章。

《素问·灵兰秘典论》云："膀胱者，州都之官，津液藏焉，气化则能出矣。"《素问·宣明五气》云："膀胱不利为癃。"阐明膀胱气化功能失调是引起小便不通的直接原因。"腑以通为用",并不是说治疗小便不通只有通利之法。但是,人体小便的通畅有赖于三焦气化正常,而三焦气化主要依靠肺的通调、脾的转输、肾的气化来维持,又需要肝的疏泄来协调。

（1）治肺——清而通之

"肺通调水道,下输膀胱",论述了肺与人体津液代谢的关系。又"肺为水之上源",肺主一身之气,气行则水行,所以从肺论治小便不通被称为"提壶揭盖",体现了下病上治的治疗思路。早在《伤寒论》中,仲景就用小青龙汤去麻黄加茯苓治疗小便不利,可以认为是从肺寒论治。此种治疗思路和经验为薛己临证开辟了一大法门。

薛己认为,肺经郁热也可导致小便不通,并引用李杲"肺金生水,若肺中有热,不能生水,是绝其水之源",治以"清肺而滋其化源"。选方没有用李杲的清肺饮子（茯苓、猪苓、泽泻、琥珀、灯心、木通、通草、车前子、瞿麦、萹蓄）,而用黄芩清肺饮,由炒黄芩、炒山栀各一钱组成。寒则清热,苦则气降,用炒制品取其不伤脾胃,味少药轻,体现了"治上焦如羽,非轻不举"的用药法度,并加入盐豉借助其味辛宣发肺气,实现提壶揭盖水自流的目的。

（2）治脾——升以降之

脾居中宫,是水液升降之枢纽,是维持"清阳出上窍,浊音出下窍"的关键。李杲在《脾胃论·脾胃虚则九窍不通论》云:"清气不升,九窍为之不利",治疗方法是"下者举之,得阳气升腾而去矣"。朱震亨也认为,气虚可致小便不通,在《金匮钩玄·小便不通》载有用人参、黄芪、升麻等药,先服后吐,认为吐法可提气,"气升则水自下之,盖气承载其水也"。薛己深谙李杲之学,善用补中益气汤治疗小便不通。

**案例**

大尹刘天锡内有湿热,大便滑利,小便涩滞,服淡渗之剂,愈加滴沥,小腹腿膝皆肿，两眼胀痛。此肾虚热，在下焦，淡渗导损阳气，阴无以化，遂用地黄、滋肾二丸，小便如故，更以补中益气加麦门、五味煎服而愈。

**按语：** 内有湿热，大便滑利，小便涩滞，服淡渗之剂，取"利小便而实大便"之意，及"湿去热孤"之意，然何以愈加严重？盖淡渗太过，气之趋下，肾精受损，不能为膀胱存津液，气化不及，先以地黄、滋肾二丸填补肾精复气化之能，清下焦血分之热，又以补中益气汤合生脉饮补益脾肺之气，即所谓欲下之必先升之。

### （3）治肾——补而通之

肾主水，开窍于前后二阴，与膀胱相表里，共司小便。肾与膀胱气化正常，则膀胱开阖有度，小便藏泄有序。《金匮要略》虚劳病篇中载文："虚劳腰痛，少腹拘急，小便不利，八味肾气丸主之。"薛己喜用八味或六味丸合滋肾丸以复肾之气化治疗小便不通，并根据脉象选用，"尺脉数而无力者，阴火盛而阳不能化也，用六味、滋肾丸为主；尺脉浮而无力者，阳气虚而阴不能生也，用八味、滋肾丸为主。"（《校注妇人良方·妇人小便淋沥不通方论》）

**案例**

一小儿八岁，先小便涩滞，服五苓散益甚；加木通、车前之类，腹胀吐痰；加枳壳、海金砂而胸满阴肿，遍身发浮。余用六味丸煎送滋肾丸而痊。此皆禀父气所致，其作湿热痰气治之而殁者多矣。（《校注妇人良方·妇人小便淋沥不通方论》）

**按语：** 枳壳破气之药，五苓散、木通、车前、海金砂皆淡渗利水之品，损耗气血，小儿稚阴稚阳之体，气血未充，故服之坏症频频。阴阳之间，无阳则阴无以生，无阴则阳无以化。故薛己投六味丸、滋肾丸补坎中之水，泄其下焦虚火而愈。

#### （4）治肝——疏而通之

肝主疏泄，调畅全身气机，气机调畅则五脏六腑能正常发挥生理作用，若肝失疏泄，全身气机不畅可致气血水液流行不畅，出现小便不通的症状。《灵枢·经脉》云："是主肝所生病者……癃闭"，直言肝的功能失常可致小便不通。张仲景用四逆散加茯苓开创了从肝论治小便不利的先河。薛氏亦言："肝主小便"。

①肝郁化热之治：气郁化热，气病及津，阴津不能正常输布，小便不利，选用丹栀逍遥散，清郁热，疏肝气。

**案例**

一妇人患前症（指小便淋沥不通），面青胁胀，诸药不应。予以为肝经气滞而血伤，用山栀、川芎煎服而愈（《校注妇人良方·妇人小便淋沥不通方论》）。

**按语：**青者，肝色也，肝经布胁肋，气滞不通则胀。师朱震亨越鞠丸法，以山栀苦寒清肝热，川芎辛以通气滞，苦以降其气，肝藏血，气病多及血，温以通血脉。气血和，则肝之疏泄正常，全身气机调畅，此即不治小便反小便自利也。

②肝经湿热之治：湿热影响肝胆升发之性，气机郁阻，气不行则水不行，致使小便不利，方选用龙胆泻肝汤，清肝热，利小便。

**案例**

一妇人小便不利，小腹并水道秘闭，或时腹胁胀痛，余以为肝火，用加味逍遥散加龙胆草，四剂稍愈。乃去胆草，佐以八珍散加炒黑山栀，兼服而瘥。（《内科摘要·脾肾亏损小便不利肚腹膨胀等症》）

**按语：**腹胁胀痛，肝气不舒；小腹水道秘闷，木乘土。此妇人必多郁怒，五志过及皆可化火。丹栀逍遥散加龙胆草清肝火，疏肝气，健脾运。后用八珍散加炒黑山栀善后。

以上所述，分别从肺、脾、肾、肝四脏，论述小便不利的病机及治疗，有利于医者学习和临床运用。但是由于疾病的表现复杂多变，诊疗时经常得从多个脏腑着手方能取效。

（5）验案分析

**案例 1**

一富商，饮食起居失宜，大便干结，常服润肠等丸，后胸腹不利，饮食不甘，口燥体倦，发热吐痰，服二陈、黄连之类，前症益甚，小便滴沥，大便湿泄，腹胀少食，服五苓、瞿麦之类，小便不通，体肿喘嗽，服金匮肾气丸、补中益气汤而愈。（《内科摘要·脾肾亏损小便不利肚腹膨胀等症》）

**按语**：富商饮食起居失宜，或久卧伤气，或纤维素摄入太少，肠道传导无力致大便难解。润肠丸虽有养血之品，然多攻下之物，久之苦寒伤脾败胃，脾虚不运，聚湿成痰，上不能输布津液则口燥，在下则气机壅滞而腹胀，气不行水则小便不通、体肿，脾虚及肺虚致肺气不降则喘嗽，脾虚久及肾虚，肾气丸、补中益气汤合用，升降复常，肺、脾、肾三脏功能正常，诸症自除。

**案例 2**

一小儿八岁，先因小便黄赤，服五苓、导赤等散，后患便血。余以为禀赋虚热也，用六味丸及补中益气汤而痊。（《保婴撮要·卷八·小便不通》）

**按语**：小便黄赤，亦要审清病因，若因小儿饮水少，误用五苓、导赤利小便伤血络，导致血溢脉外，入后阴致使便血。此小儿先天禀赋不足，用六味丸补先天之本，补中益气汤补后天之本，肺脾肾气旺则痊。

**案例 3**

一妇人素善怒，小便淋沥不利，月经不调半载矣。或两胁胀闷，或小腹作痛，或寒热往来，或乳胸作痛，或咽喉噎塞，或两脚筋挛，或肢节结核，面色青黄不泽，形气日瘦，左关弦洪，右关弦数。此郁怒伤肝脾，血虚气滞为患。朝用加味归脾汤以补脾气，解脾郁，祛肝火；夕用滋肾生肝散，滋肾水以生肝血，抑肝火，舒筋膜。兼服月余而愈。（《校注妇人良方·妇人转胞小便不利方论》）

**按语：**怒则伤肝，肝失条达，气机不畅，随肝经循行而出现相应的证候，"布胁肋"，两胁胀痛；"抵小腹"，小腹作痛；"厥阴为枢"，感外邪则寒热往来；乳脉不通，则乳胸作痛；"上贯隔"，"循喉咙之后"，咽喉噎塞；"起于大指（趾）从毛之际，上循足跗上廉"，肝主筋，故两脚筋挛；气血不行，壅滞则生肢节结核；肝木乘脾，气血乏源，则面色青黄不泽，形气日瘦，左关弦洪，右关弦数。朝则升发，用加味归脾汤、柴胡、山栀疏肝气，清肝火；归脾汤健脾益气，养心安神；夕则收藏，用滋肾生肝饮，白术、山药、甘草健脾胃，熟地、当归养肝血，柴胡、丹皮清肝火，山茱萸、五味子味酸补肝体，舒筋膜。此案心、脾、肝三脏同治，以补养为主，清热、行气为辅，朝夕补法而获痊愈。

总之，薛己治疗小便不利，师张仲景、李杲、朱震亨之法，但不泥于古人，或治肺，清而通之；或治脾，升而降之；或治肾，补而通之；或治肝，疏则通之；或多法并用，不利小便而达到小便自利的目的，治病必求于本，值得我们借鉴。

### （三）《内科摘要》医案特色

医案，是医家治疗疾病时辨证、立法、处方用药的连续记录，反映了疾病发生发展的过程和医家的诊疗思路。医案的写法不一，或繁或简，风格各异。好的医案融合理、法、方、药于一体，反映辨证论治全过程。《内科摘要》所载医案较为详实，患者的病因病机、主要症状、处方用药等资料大多详细记载，对临床很有借鉴意义。

#### 1. 医案的体例

书中医案多为叙议结合的追忆式医案。其中大部分医案都记述详备，记有病家的姓名及身份、病因、既往治疗史，经过薛己筛选后的病情资料，对病情资料的辨证分析、处方用药，服药以后患者的病情变化，以及根据病情变化对治疗方药所进行的相应调整。例如：

一儒者怀抱郁结，复因场屋不遂，发热作渴，胸膈不利，饮食少思，服清热、化痰、行气等剂，前症益甚，肢体倦怠，心脾二脉涩滞，此郁结伤脾之变症也。遂用加味归脾汤治之，饮食渐进，诸症渐退，但大便尚涩，两颧赤色。此肝肾虚火内伤阴血，用八珍汤加苁蓉、麦门、五味到三十余剂，大便自润。（《内科摘要·卷下·脾肺肾亏损大便秘结等症》）

从该医案可知，患者身份为儒生，病因乃情志不遂，既往服过清热、化痰、行气等药物，症状可见发热口渴、胸膈不利、不思饮食、乏力、心脾二脉涩滞，经分析后诊断为郁结伤脾之变症，处以加味归脾汤。患者服药后症状减轻，但仍有余症。薛己据此调方为八珍汤加苁蓉、麦冬、五味子，直至服药三十剂才得以痊愈。

另有部分医案记述较为简略，但记录了主要病情，用药情况及用药后效果等重要项目，仍能反映薛己的辨证论治特色。如：

一男子时疮愈后，遍身作痛，服愈风丹，半身不遂，痰涎上涌，夜间痛甚。余作风客淫气，治以地黄丸而愈。（《内科摘要·卷上·元气亏损内伤外感等症》）

《内科摘要》中的医案体例总体上比较全面，记录内容丰富，能够全方位反映患者病情发展脉络，体现薛己临证诊断、辨证、论治和处方用药特色。深入挖掘整理薛己的医案，对于弘扬其学术思想、临床经验，对指导当今的中医临床实践具有重要的意义。

### 2. 医案的优点

#### （1）突出诊疗思路

在《内科摘要》所载的 246 例医案中，有 159 例明确记载病证的诊断。

这些诊断不但是薛己处方用药的依据，还可以由此反映薛己的诊疗思路。诸如：

一男子房劳兼怒，风府胀闷，两胁胀痛，余作色欲损肾，怒气伤肝，用六味地黄丸加柴胡、当归，一剂而安。（《内科摘要·卷下·肝脾肾亏损头目耳鼻等症》）

此患者薛己之所以诊为"色欲损肾，怒气伤肝"是依据其"房劳兼怒"的病因。然后，在这一诊断的基础上，确定了补肾疏肝的治疗原则，投以六味地黄丸补益肝肾，另加柴胡疏肝理气，当归补血以养肝。

（2）明确病因病机

分析《内科摘要》所载医案，可知这些疾病的病因病机有很多共性，这种共性决定了治疗方法类似，处方用药趋同，使得整本书可视为针对某一种病证进行治疗的专著。自然，这些医案是薛己刻意选择的，但正是由于这种选择的高度趋同性，才能充分反映出其独特的学术思想以及治疗内科疾病的特色。

（3）记录真实可靠

《内科摘要》记录了210人，其中记载真实姓名身份的有114人，这114人中有薛己本人以及薛己的母亲、兄长、外舅、表弟妇、外甥这些亲人。如详细记录的薛己母亲痹证案：

先母七十有五，遍身作痛，筋骨尤甚，不能伸屈，口干目赤，头晕痰壅，胸膈不利，小便短赤，夜间殊甚，遍身作痒如虫行，用六味地黄丸料加山栀、柴胡治之，诸症悉愈。（《内科摘要·卷上·元气亏损内伤外感等症》）

而且，根据其中太守朱阳山案、阳山之内案、阳山之舅案、阳山之弟案，可推知太守朱阳山家族中某人患病经薛己诊治痊愈后，其亲人也信赖薛己，纷纷寻薛己诊治疾病，这与现代临床情况极为相似，可见书中医案的可信度还是很高的。另外，书中有7例医案并非薛己记录，而是辑录他人的。这几例医案都是薛己治愈患者后，患者本人或家人所记，求附于卷中，一表感恩，二为示后，其中不乏对薛己医术的高度赞扬，言语真切，应为真实记录。

有很多古代医家在记录其医案时，往往选择治疗效果好能彰显其医术高超的医案，不免夸大其词，有失客观。《内科摘要》所载医案，虽然不少是薛己诊治疾病仅用数剂便愈者，诸如"一服而效""数剂而康""不月而愈"，但亦不乏病情缠绵难愈，需久服药物才能见效或痊愈者，有的是"月余而验，年许而安"，有的是"年余悉愈"，有的是"至六十日始进清米饮半盏，渐进薄粥饮，调理得痊"。结合现在临床来看，这一类医案较为真实地反映了薛己的诊治过程，其实事求是的精神令人叹服。

### 3. 医案的不足

#### （1）规范性差

众所周知，古人的医案记录随意，和医生的主观性关系密切，不像现代医院的病历有固定的规范、统一的标准可依，因此整理研究起来比较费力。这一特点也导致医案的个性化强，可重复性差，限制了医案的外延性，是研究古人医案的瓶颈之所在。《内科摘要》中的医案也是如此，虽然医案记录的资料比较充足，体例比较完整，但也缺乏一定的规范，标准化比较差。

#### （2）缺少药量

中医自古流传一句古话："中医不传之秘在于药量"，可知药量之重要。然而，《内科摘要》中的医案鲜有关于药物用量的记录。虽然《内科摘要》每卷末专列"各症方药"，将医案中所用处方的具体药量进行详细介绍，以弥补医案中处方无药量的不足，但这也仅是推测。其医案中约有126例医案有加减药物，但仅有21例提及加减药物的用量。不仅《内科摘要》如此，考《薛氏医案》其他著作中的医案，明确记录者也非常少。

细究原因，推知薛己所用药物多是在常用量范围内，比如明确记录加减药物用量的医案中，附子的用量都是一钱，古人向来惜墨如金，故不再专门列出。

### （3）少见舌象

在《薛氏医案》二十四种版本中，收录有舌诊专著《敖氏伤寒金镜录》，其卷首有薛己之序。其中就舌象言道："人之一身，皆受生于天，心名天君，故独为此身之主，舌为心之苗，凡身之病，岂有不见于此者。"想必薛己对于舌诊是相当重视的，然而遍览《内科摘要》医案，仅5例医案有舌象的记录，而且这些记录仅仅是"舌裂""遍舌生刺，缩敛如荔枝然""满舌生刺""舌燥""口舌干燥"等简单描述，没有记录舌苔的情况，或许薛己不重视舌象？考薛己其他著作所载医案，也鲜有详细记录舌象者，甚至对望诊依赖性较大的儿科医案中都很少提及舌象。

# 五、外科疾病论治经验

明代是我国外科发展的一个重要时期，外科理论水平明显提高，在疾病的认识水平、辨证治疗方法等方面都取得了重要成就。

薛己在临床上以擅长外科著称，造诣极深，著有《外科发挥》《外科心法》《外科枢要》《外科经验方》《疬疡机要》等，占其存世著作的较大比例。在这些著作中，详细记述了疮疡病的病因、病机、分期、治则治法、方药及善恶转归，理论与经验并举，自成一家。同时，他也非常重视《内经》《难经》《伤寒论》《金匮要略》等经典著作，汲取中医经典著作中的精华，作为临床诊治疾病的基础。

从以上著作中，可以看出薛己娴熟的外科诊治经验和独到的学术特点，不仅反映出薛己的学术思想与成就，而且对中医外科学的发展也起到了非常积极的影响和促进作用。

## （一）诊断特点

薛己对于每一种疾病，先列病名。在病名之下，论述辨证诊治。其诊断尤其重视望诊和切诊，非常重视对外科疾病预后的判断，这对于及早采取预防措施是十分有益的。

### 1. 四诊合参，尤重望切

薛己临床诊病，注意四诊合参，尤其重视望诊和切诊。在望诊方面，既注意望局部表现，也注意全身状态。在切诊方面，既重视病人的脉象，也注意病变局部的切诊。

望诊对于外科疾病的诊断极为重要。如乳腺多种疾病，善恶难辨；而乳腺癌的早期诊断更难，且尤为重要。薛己通过大量观察，指出乳房生肿块，不论时日，"凡势下陷者，皆曰乳岩，盖其形岩凸，似岩穴也，最毒，慎之！"（《外科发挥·卷八·乳痈》）将肿块处皮肤的内陷作为乳腺癌诊断的指标，这与现代医学的观点有相似之处。

薛己也非常重视病人的脉诊和对病变局部的切诊。脉象与脏腑气血密切相关，脏腑气血发生病变，血脉运行受到影响，其脉必有变化。薛己将脉象提至特别重要的地位，如其所云："脉者，人身之造化，病机之外见，医家之准绳，不可不精究而熟察。"（《外科枢要·卷一·论疮疡二十六脉所主》）在《外科枢要》和《外科心法》中，均开篇首论疮疡26脉之所主，详细论述了26脉的脉位、脉数、脉形、脉势、各脉主病等。通过脉象，判断疮疡的病位、病势、虚实、阴阳，并据此确定治则治法，推断进退良恶预后。如其所论洪脉之诊："似浮而大，按举之则泛泛然满三部，其状如水之洪流，波之涌起。其主血实积热疮肿。论曰：脉洪大者，疮疽之病进也。如疮疽结脓未成者，宜下之。脓溃之后，脉见洪大则难治。若自利者，不可救也。"由此可知，洪脉之脉形、脉势。洪脉所主疮疡病证之病位在血分，病势正进，多属阳实证，治疗应下之。如脓溃后见到洪脉则难治，若再兼有自利之症，则预后很差。

薛己在每一病名下，均先列脉证、治则；在其所附病案中，几乎每例病案都有对患者脉象的描述，并以此作为确定治则、遣方用药的依据。同时，脉象也是鉴别诊断的一个重要依据，如其在论述肺痈肺痿时所言："咳唾脓血，脉数虚者，为肺痿；数实者，为肺痈。"(《外科发挥·乳痈》)由此可见，脉诊之于临床诊治是非常重要且必要的。

薛己对病变部位的切诊也很有特色，他根据疮疡局部切诊来判断疮疡部位的深浅及脓已成否，并因此来指导遣方用药。如其所言："夫疮疡多端，欲辨浅深，直须得法……简而论之，则疮疽概举有三：肿高而软者，发于血脉。肿下而坚者，发于筋骨。肉皮色不相辨者，发于骨髓。又曰：凡疗疮疽，以手按摇疮肿，根平而大者深也，根小而浮者浅也。"(《外科心法·辨疮肿浅深法》)在《外科心法·辨脓法》中又论述道："凡疮疽肿大，按之乃痛者，肿深也；小按之便痛者，脓浅也；按之不甚痛者，脓未成也。若按之即复起者，有脓也；不复起者，无脓也……若发肿都软而不痛者，血瘤也。发肿日渐增长而不大热，时时牵痛者，气瘤也。"

### 2. 谨知预后，及早预防

薛己重视外科疾病预后的判断，认为疮疽证候，善从恶逆，不可不辨。他将《外科精要》中反映疮疡病不同预后的五善七恶之证论述得更为明确而具体，并指出其临床意义、治疗方药等。他认为："五善之中，乍见一二善证，疮可治也。七恶之内，忽见一二恶证，宜深惧之。"(《外科心法·辨疮疽善恶法》)此外，在《外科枢要·论疮疡五善七恶主治》中又指出"五善见三则瘥，七恶见四则危"。这对于及早采取预防措施具有非常重要的意义。

### 3. 鉴别清晰，对证治疗

薛己注意对疾病的鉴别诊断。如在《疠疡机要·疠疡类症》中，将"与疡形状相似而所因不同"者，共13证，如肾脏风、赤白游风、服辛热药引起的眉发脱落等一一列出，并详细分析了其病因、病机，以及临床治疗用药等，以示与麻风病相区别。再如发痉，除可见于破伤风感染后，还可见于临床多种疾患，如疮疡热毒内盛、疔疮走黄等均可见到烦躁、牙关紧急等不同程度的症状；痈疽溃后，筋糜肉烂，脓血大泄，亡血过多，筋无所养，也可出现牙关紧急、四肢劲强、或腰背反张、肢体抽搐等发痉症状。薛己指出，此"乃败症也，若大补气血，多有复生者。若作风治，速其危矣"。（《外科枢要·论发痉》）因而在《外科枢要》中特立"论类破伤风症"一节，并强调说："设若不审是非而妄药之，则误矣！"由此可见，薛己在临床诊断时，是非常重视相类疾病的鉴别诊断的，以期辨证准确，对证治疗。

## （二）治疗特点

薛己不仅讲求辨证，而且对治病求本、标本缓急、扶正驱邪、表里攻补等原则领会深刻，论述精辟，并以此指导治疗，灵活运用。此外，结合全身情况进行多样化的局部外治，也是薛己治疗外科疾病的重要手段。具体的外治法主要有四种，即针、砭、灸、熨。其中针与砭属于同一类，均在疮疡脓成之后，为切排之用。灸与熨属于同一类，大约在疮疡脓成之前，为催脓、拔毒之用。

### 1. 治病求本，重视内治

薛己认为，"不知外科者，无以通经络之原委；不精《内经》者，则无以究阴阳之变合"。内外虽不同科，但其道理是一样的，故其视病"不问大小，必以治本为第一义"。薛己在《外科枢要·论疮疡当明本末虚实》中指出："疮疡之作……当审其经络受证，标本缓急以治之。若病急而元气实者，先治其标；病缓而元气虚者，先治其本；或病急而元气又虚者，必先于治本，而兼以治标。"指出正气为本，病气为标；提出急则治其标，缓则治其本原则。如对于瘰疬一症的治疗，李杲主张用马刀将先出者切开引流，齐德之则主张用托法使之溃，还有医者用火针加追蚀药，这些均为舍本逐末之法。薛己认为，本症有属肝胆二经怒火风热血燥而致者，有系肝肾经精血亏损、虚火内动而致者，还有因情志不遂所起者，治疗当审症求因，治其本源，故治法也相应地有表散、清肝火、疏通行气、补气养血、滋补肾阴与切开排脓等不同。同时，薛己还指出，若不审脉证虚实，妄用追蚀或败毒猛剂，不只没有治疗效果，反而易致危证、败证。这比起宋元时代，的确是一个很大的进步。

## 2. 顾护胃气，长于温补

薛己对李杲的脾胃学说，有深刻理解并有进一步的发挥，提出外科疾病同样要重视脾胃，要将顾护"胃气"作为疾病治疗的首要任务。他认为，胃为五脏之本源，人身之根蒂，胃气一虚，诸症悉至；胃气的强弱，与疮疡病的发生、发展、病变过程及转归预后等均有密切的关系。他将疮疡病分为三期，即初期、成脓期、溃后期，对各期的诊治，始终将"胃气"放在首位，反复强调要顾护胃气。如其所言："疮疡之作，由胃气不调；疮疡之溃，由胃气腐化；疮疡之敛，由胃气荣养。"（《外科枢要·论疮疡用生肌之药》）由此可见，疮疡之发生、之溃、之敛，皆取决于胃气。同时，他又指出，胃气强壮则"气血凝结者自散，脓瘀已成者自溃，肌肉欲死者自生，肌肉已死者自腐，死肉已溃者自敛"（《外科枢要·论疮疡随症加减用药》）。在其撰写的各种外科著作中，收载了许多医案，均体现了善用四君子汤、补中益气汤等加减化裁以温补脾胃的特点。

薛己对疮疡病善恶之变的论述，也体现了"有胃气则生，无胃气则死"的观点。其在论述疮疡有五善七恶之分时说："夫善者，动息自宁，饮食知味，便利调匀，脓溃肿消，水鲜不臭，神彩精明，语声清朗，体气和平是也……恶者，乃五脏亏损之症，多因元气虚弱，或因脓水出多，气血亏损；或因汗下失宜，荣卫消铄；或因寒凉克伐，气血不足；或因峻厉之剂，胃气受伤，以致真气虚而邪气实，外似有余而内实不足，法当纯补胃气，多有可生。"(《外科枢要·论疮疡五善七恶主治》)由此可知，薛己所说的五善即有胃气的表现，七恶即胃气大亏，或无胃气的表现。在《外科枢要》论肠痈、论腹痈、论附骨疽等篇中，薛己指出"盖诸气皆禀于胃，法当补胃壮气"，主张辨证治疗，服用补中益气汤、四君子汤、六君子汤、八珍汤、十全大补汤等固其元气，助胃壮气，使根本坚固，诸脏有所禀，而邪自退也。对于体虚怯弱之人，更强调不必分其肿溃与否，必以补胃气为先。

此外，薛己临床也常用六味丸、八味丸加味，补养肾阴肾阳，顾护元气。如在《外科枢要·论多骨疽》中说："多骨疽者，由疮疡久溃，气血不能营于患处，邪气陷袭，久则烂筋腐骨而脱出……若阴火发热者，佐以六味丸，壮水之主，以镇阳光。阳气虚寒者，佐以八味丸，益火之源，以消阴翳。"再如对于流注一症，薛己认为由元气亏损所致，治宜固元气为主，佐以见证用药。全身症状为阳气虚或气血虚极者，用十全大补汤；血虚用四物汤加味；脾胃虚用六君子汤、补中益气汤加味；命门火衰用八味丸；肝脾虚用八珍汤加丹皮、柴胡等。若局部见肿硬作痛者，行气和血。不作脓，或脓成不溃者，或脓出反痛，气血虚弱者，用八珍汤；溃而不敛者，益气血为主等。临证时，需综合全身、局部症状进行辨证论治。

### 3. 应用朝夕分补法

朝夕分补法，是薛己根据机体的朝夕阴阳变化理论而创用的温补方法。认为患病之躯昼夜晨昏，阴阳各有偏虚之时，如他在《疬疡机要·变证治法》中所言："若朝宽暮急，属阴虚；暮宽朝急，属阳虚；朝暮皆急，阴阳俱虚也。"所以在治疗上也应当按照这一变化规律，采取朝夕不同的补益方法，以纠正阴阳的偏虚。如其所说的"阳虚者，朝用六君子汤，夕用加减肾气丸。阴虚者，朝用四物汤加参、术，夕用加减肾气丸。真阳虚者，朝用八味地黄丸，夕用补中益气汤"，获得了很好的治疗效果。

### 4. 温补而不废寒凉

薛己虽以善于温补而著称，但并未放弃寒凉攻伐药物。如其在《外科枢要·论疮疡去腐肉》中所言："余尝治脉症虚弱者，用托里之药，则气血壮而肉不死。脉证实热者，用清热之剂，则毒气退而肉自生。"薛己治疗身体壮实而疮疡初起者，大多也用寒凉解毒药以消之。邪在内者，施以攻下；邪气实者，则寒凉解利。如肠痛，"脉迟紧者，未有脓也，用大黄汤下之。脉洪数者，已有脓也，用薏苡仁汤排之。小腹疼痛，小便不利，脓壅滞也，牡丹皮散主之。"其中，大黄汤、薏苡仁汤及牡丹皮散均为寒凉攻逐的方药。由此可见，薛己外科内治讲究辨证论治，遣方用药，清托温补，并无偏废。反映其崇尚温补，又不避寒凉的学术思想。一般来说，薛己对寒凉药的使用较为谨慎。其在《外科枢要·论疮疡围寒凉之药》中明确指出："若不辨其阴症阳症之所由分，而妄敷寒凉之剂，迷塞腠理，凝滞气血，毒反内攻而肉反死矣。况运气得寒而不健，瘀血得寒而不散，瘀肉得寒而不溃，新肉得寒而不生，治者审焉。"由此可知，薛己反对不辨病因，一见疮疡皆谓热毒，概用苦寒之剂的做法。

### 5. 善用灸托之妙

薛己将多种内科治疗手段用于外科疮疡的治疗，具体有疏通、发散、和解、补托、峻补、温补等多种方法。如其在《外科枢要·论疮疡未溃用败毒之药》中说："疮疡之症，当察经之传受，病之表里，人之虚实，而攻补之。假如肿痛热渴，大便秘结者，邪在内也，疏通之。肿焮作痛，寒热头疼者，邪在表也，发散之。焮肿痛甚者，邪在经络也，和解之。微肿微痛而不作脓者，气血虚也，补托之。漫肿不痛，或不作脓，或脓成而不溃者，气血虚甚也，峻补之。色黯而微肿痛，或脓成不出，或腐肉不溃者，阳气虚寒也，温补之。"从以上论述中可以看出，6种治法中，补法占了3种，由此充分体现了薛己长于温补的特点。而在实际应用中，内科八法及

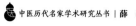

每一法化生出的多样治法，如活血化瘀、导湿化痰、疏肝解郁等，均可在薛己的各种医案中见到。尤其是托法的运用，更是得心应手。"托法"又称"内托"或"托里法"。早在晋·刘涓子《鬼遗方》中即有"治痈疽初起高肿，发痛不定，喘息气粗"用"托毒散"的记载。宋·齐德之在《外科精义》中更明确指出："凡为疮医，不可一日无托里之药。"可见"托法"在外科内治法中的重要性。薛己所治各种病证中，论及托法者较多，所列临床医案中运用托里之法而取良效者颇多。后面所附内服方药中，也有许多是以"内托"或"托里"冠名者，如内托复煎散、托里消毒散、托里散、托里荣卫汤、定痛托里散、神功托里散、托里温经汤、内托羌活汤、内托黄芪柴胡汤、内托黄芪酒煎汤、托里养荣汤、托里温中汤、托里当归汤等。其常用托法有托脓、祛腐、敛疮、托散等作用。《外科发挥》开篇首句在论述肿疡时说："肿高焮痛脉浮者，邪在表也，宜托之。"此托散之用也，说明其对托法的重视以及对托法运用之灵活。

薛己敢于突破前人用灸之忌，善于用灸治疡，极具特色。灸法多用于疮疡脓成之前，借助火力、药力的作用，可以起到和阳祛寒、活血散瘀、疏通经络、拔引郁毒的疗效。如其所言"常治一日至四五日未成脓而痛者，灸至不痛；不痛者，灸至痛。若灸而不痛，或麻木者，明灸之，毒气自然随火而散。肿硬不作脓，焮痛或不痛，或微痛，或疮头如黍者，灸之尤效。亦有数日色尚微赤，肿尚不起，痛不甚，脓不作者，尤宜多灸，勿拘日期；更服甘温托里药，切忌寒凉之剂。或瘀血不腐，亦用桑木灸之……大抵发背、脑疽、大疔、悬痈、脱疽、脚发之类，皆由膏粱厚味，尽力房劳，七情六淫，或丹石补药，精虚气怯所致，非独因荣卫凝滞而生也。必灸之，以拔其毒。"（《外科发挥·发背》）由此可知，薛己将灸法用于成脓之前，而一旦脓成，则宜以针刺排之，脓去则再行甘温调补之法。薛己所用灸法，大多为隔物灸，其灸法既可治虚，亦可治实。薛己是通过对施灸材料及隔物材料的调整，达到或补或泻的目的。如治虚，补阳促脓以桑木灸、隔豆豉饼灸、隔附子饼灸等；若治实，用以泻毒则主要用隔蒜灸。如此既可以避免直接灸之烧灼损伤，又可借助药物透达之力对疮疡局部行解毒消肿、活血行气、祛瘀生肌之功效。与内服药同用，还能增加内服汤剂之药力。如其在《外科发挥·疔疮》中所言："至阴之下，药力在所难到，专假药力，则缓不及事，不若灸之为良。"如此则灸药并用，内外兼治，以收全功。

### 6. 针砭穿刺，急泄其毒

对于疮疡的治疗，历史上有不少医家反对刀针之术，主张保守治疗，而终致"脓已成而不得溃，或得溃而所伤已深矣，卒之夭亡者，十常八九"（《外科心法·针法总论》）。为此，薛己不为前人藩篱所囿，大胆提出"疮疡一科，用针为贵"的见解。针砭之法，主要用于疮疡脓成之后，为切排之用。薛己主张疮疡脓成之后，应该及时切开排脓，急泄其毒，必要时加以药引，使之引流畅通，务使脓液排尽。如其在《外科发挥·发背》中指出："若脓已成，宜急开之，否则重者溃通脏腑、腐烂筋骨，轻者延溃良肉、难于收功，因而不敛多矣。"对于深部脓肿或发背成脓期，主张切开排脓。疮溃或切开后，若脓未流尽，则用纸作捻，蘸乌金膏，纳入疮内引流。

为了尽可能降低针刺排脓所引起的损伤，薛己对适当掌握脓疡针刺的深度也有丰富经验。如其所言："若疮深而针浅，内脓不出，外血反泄。若疮浅而针深，内脓虽出，良肉受伤。若元气虚弱，必先补而后针。其脓一出，诸症自退。"（《外科枢要·论疮疡用针宜禁》）除用针刺外，薛己还使用针镰砭割出血法，急泄其毒以治疗疾病。对于小儿丹毒，薛己认为虽说治法有数种，但都不如使用砭法治疗的效果好。对于脱疽之症，或腐肉不去的患者，则采用割治法进行治疗。

### 7. 内外兼治，以收全功

宋代以来外科痈疽之证多用托里内消之法，薛己则提出要辨证审因，反对不辨寒热、虚实、阴阳，采用多种内外治相结合的方法。如其在《外科枢要·论疮疡围寒凉之药》篇中，针对疮疡各期不同的表现，列举了不同的内外结合治法："设肿痛热渴，脉滑数而有力，属纯阳，宜内用济阴丹，外用益阳散，则热毒自解，瘀滞自散。若似肿非肿，似痛非痛，似溃不溃，似赤不赤，脉洪数而无力，属半阳半阴，宜内用冲和汤，外用阴阳散，则气血自和，瘀滞自消。若微肿微痛，或色黯不痛，或坚硬不溃，脉洪大，按之微细软弱，属纯阴，宜内服回阳汤，外敷抑阴散，则脾胃自健，阳气自回。"薛己对内、外、妇、儿、口齿、骨伤等诸科无所不攻，他认为不精研外科，无以通经络之原委；不精通《内经》，则无以究阴阳之变。内、外、妇、儿虽不同科，但道理是贯通的，治法用药亦是如此。薛己善于结合外治法治疗各种外科疾病，如其在诊治发背患者时指出："如脓不稠不稀，微有疼痛，饮食不甘，瘀肉腐迟，更用桑柴灸之，亦用托里药。若瘀肉不腐，或脓清稀，不焮痛者，急服大补之剂，亦用桑木灸之，以补接阳气，解散郁毒。"对于患疽稍重但尚未成脓者，若不用蒜灸之法以促其脓成，或者脓已熟而不及时切开排脓，或待腐肉自去者，多致不救。因此，薛己建议临床治疗应针药并用，或灸药并用，内外兼治，以收全功。这种内外治相给合的思想，对于外科临床治疗，提高疗效具有非常重要的作用。

## （三）外科病症治疗经验

在薛己的外科著作中，详细记载了脑疽、发背、时毒、疔疮、臀痈、肠痈、瘰疬等 30 余种外科主要病症的证治、验案及方药等，其中蕴含了薛己治疗外科病症的丰富经验与独到见解，现举例说明之。

### 1. 脑疽论治

脑疽，指生于脑后发际正中的有头疽，又名对口、对口发、对口疮、对口疽、对口疔、对口痈、脑漯、落头疽、项疽、项中疽、脑后发、脑痈、大疽；属虚证者则又称为脑烁。症状多见灼热肿痛、颜色鲜红。薛己对此病认识比较全面，对本病的病因病机、治则治法以及辨证论治、用药规律等都有自己的见解。

（1）病因病机

脑疽多因膀胱经湿热邪毒上壅或阴虚火炽、热邪上乘所致，症状多见灼热肿痛、颜色鲜红。薛氏认为脑疽"属膀胱经积热，或湿毒上涌，或阴虚火炽，或肾水亏损，阴精消涸"。

（2）治则治法

因头为诸阳之会，脑为髓海，疽发之后，毒邪内陷，易伤脑髓，致神志昏愦而成险证。其治初起宜清热疏风，解毒活血；虚者宜补气血，托邪毒。

薛己临床善于辨证立法，主张"肿痛未作脓者，宜除湿消毒"；"大痛或不痛，或麻木者，毒甚也，隔蒜灸之，更用解毒药"；"不甚痛，或不作脓者，虚也，托里为主"；"脓成胀痛者，针之，更以托里"；"上部脉数实而痛者，宜降火；上部脉数虚而痛者，宜滋阴降火为主"；"尺部脉数而作渴者，滋阴降火"；"不作脓，或不溃者，托里药主之"；"脓清或多者，大补气血"；"烦躁饮冷，脉实而痛者，宜泻火"。

（3）治疗经验

薛己治疗脑疽有实证、虚证之分，实证如湿热上涌，虚证如阴虚火炽、肾水亏损、阳气虚、脾气虚、阴精消涸等。对于初起肿赤痛甚，烦渴饮冷，脉洪数而有力，证属湿热上涌者，方药选用黄连消毒散，并加隔蒜灸以除湿热。对于漫肿微痛，渴不饮冷，脉洪数而无力，证属阴虚火炽者，用六味丸及补中益气汤以滋化源。对于口舌干燥，小便频数，或淋沥作痛，证属肾水亏损者，急用加减八味丸及补中益气汤以固根本，引火归经。对于不成脓，不腐溃，证属阳气虚者，用四君子汤加当归、黄芪。对于不生肌，不收敛，证属脾气虚者，用十全大补汤补之。对于色黯不溃，或溃而不敛，证属阴精消涸，名曰脑烁者，薛氏认为此证难治，甚者不治。若攻补得宜，也有治愈的。

### （4）常用方药

#### ①仙方活命饮

主治：治一切疮疡，未作脓者内消，已成脓者即溃。又排脓止痛，消毒之圣药也（偈曰：真人妙诀世间稀，一切痈疽总可医，消毒如同汤沃雪，化脓立见肉生肌）。前人称本方为"疮疡之圣药，外科之首方"。多用于疮疡肿毒初起而属阳证者。

#### ②黄连消毒散

主治：治脑疽，或背疽，肿势外散，疼痛发焮，或不痛麻木，服此。更宜隔蒜灸之。

#### ③四物汤

主治：治血虚，或发热，及一切血虚之证。

#### ④加减八味丸

主治：治疮疡痊后及将痊，口干渴，甚则舌或生黄，及未患先渴。此肾水枯竭，不能上润，以致心火上炎，水火不能既济，故心烦躁作渴，小便频数，或白浊阴痿，饮食不多，肌肤渐消，或腿肿脚先瘦。服此以生肾水，降心火，诸证顿止。及治口舌生疮不绝。

#### ⑤二神丸

主治：治一切脾肾俱虚，清晨作泻，或饮食少思，或食而不化，或作呕，或作泻，或久泻不止。如脾经有湿，大便不实者，神效。常治一切脾肾不足之证，无不效也。

并附有验案：李某，年逾四十，遍身发肿，腹胀如鼓，甚危，诸药不应。用此丸数服，饮食渐进，其肿渐消，兼以除湿健脾之剂而愈。

#### ⑥六君子汤

主治：治一切脾胃不健，或胸膈不利，饮食少思，或作呕，或食不化，或膨胀，大便不实，面色萎黄，四肢倦怠。

⑦**参苓白术散**

主治：治脾胃不和，饮食不进，或呕吐泄泻。凡大病后，皆宜服此药，以调理脾胃。

⑧**十全大补汤**

主治：治溃疡发热，或恶寒，或作痛，或脓多，或清，或自汗盗汗，及流注瘰疬便毒，久不作脓，或脓成不溃，溃而不敛。若血气不足之人，结肿未成脓者，宜加枳壳、香附、连翘，服之自消。

（5）验案分析

在《外科发挥·脑疽》《外科枢要·论脑疽》篇中，薛己共附医案16例。在这16例医案中，共选用包括黄连消毒散、仙方活命饮、四物汤、加减八味丸、八珍汤、十全大补汤、六君子汤、参苓白术散等20余首方剂。其中，仙方活命饮被选用的频次为4，黄连消毒散被选用的频次为3，其他方剂被选用的频次大多为1或2。在各医案中，除了根据病症所属证型选择相应的方药治疗外，有11例医案选用"托里消毒散""托里药"或"托里消毒药"进行治疗取得良效。由此可见，薛己对托法的重视以及对托法运用之灵活。在16例医案中，有4例医案采用了以"针法"治疗疾病，且均是在针法治疗以后，又补以"托里药"而愈。在治疗中，薛己主张：若"脓成，而及时针之，不数日即愈矣"。对于畏惧针痛或恐伤良肉而不肯用针者，薛己劝诫说："怯弱之人，及患附骨疽，待脓自通，以致大溃，不能收敛，气血沥尽而亡者为多矣。"可见脓成以后，及时针刺排脓是非常关键的。

**案例1**

一男子患之，肿痛脉数，以黄连消毒散二剂少退，与仙方活命饮二剂而止，再以当归、川芎、芍药、金银花、黄柏、知母而溃，又以托里药而

愈。(《外科发挥·脑疽》)

**按语**：此男子患脑疽，脉数为湿热之象，故以黄连消毒散解之，病见好转，又追以仙方活命饮消肿散结，活血止痛，两剂药而痛止。后又以清热散结活血之药使疽疡溃破而出。热毒之邪与气血相搏，聚而化脓，正邪相争后，邪去而正亦虚，故薛氏补以托里药而愈。

**案例 2**

一男子脓将成，微痛兼渴，尺脉大而无力，此阴虚火动之证。彼谓心经热毒，自服清凉降火药，愈炽。复求治，乃以四物汤加黄柏、知母、五味子、麦门冬、黄芪，及加减八味丸，渴止疮溃，更以托里药兼前丸而愈。(《外科发挥·脑疽》)

**按语**：患者脑疽后脓将成，疼痛不甚明显，但有口渴，脉象尺部大而无力。薛己诊为阴虚火动之证，应予滋阴降火，生津止渴。然患者以表象自欺，误以为心经热毒而服清凉降火药，是重伤其元而火更旺。不得已再求薛氏医治，薛己守前法用是药，五味子生津补肾，并以加减八味丸培元固本，使渴止疮溃。脓毒已溃，薛氏追以托里药，补正兼托余毒，脑疽自此而愈。

**案例 3**

一男子头项俱肿，虽大溃，肿痛益甚，兼作泻，烦躁不睡，饮食少思，其势可畏。诊其脉，毒尚在。与仙方活命饮二剂，肿痛退半；与二神丸及六君子汤加五味子、麦门冬、酸枣仁四剂，诸证少退；饮食少进，睡亦少得，及与参苓白术散数服，饮食顿进；又与十全大补汤加金银花、白芷、桔梗，月余而瘥。(《外科发挥·脑疽》)

**按语**：患者脑疽病重，头项俱肿，虽脓毒已溃，但疼痛不减，更有纳呆、溏泄等脾肾两虚之症状。薛己诊其脉，认为邪毒仍盛，故以仙方活命饮攻其毒，收效显著；邪去正虚，故以二神丸及六君子调补脾肾，再加滋阴养血安神药，使饮食睡眠可；后以参苓白术散健脾开胃而患者饮食顿增；最后以十全大补汤滋补气血，加金银花、白芷、桔梗清热消肿排脓，如此月余而脑疽痊愈。

### 2. 瘰疬论治

瘰疬，即结核症，好发于颈部、耳后，也有的缠绕颈项，延及锁骨上窝、胸部和腋下。在颈部皮肉间可扪及大小不等的核块，互相串联，其中小者称瘰，大者称疬，统称瘰疬。俗称疬子颈或老鼠疮。多见于青少年及原有结核病者。

瘰疬之名最早见于《灵枢·寒热》："黄帝问于岐伯曰：寒热瘰疬，在于颈腋者，皆何气使生？岐伯曰：此皆鼠瘘寒热之毒气也，留于脉而不去者也。"首次提出瘰疬的病因乃鼠瘘寒热之毒气留于经脉。《外科证治准绳》称瘰疬："又有马刀疮，亦生于项腋之间，有类瘰疬，但初起其状类马刀，色赤如火烧烙，极痛，此疮甚猛，宜急治之。"《疮疡经验全书》对瘰疬的发病部位、临床发展过程及治疗方法都做了详细的描述："此症手少阳三焦主之。大抵此经多气少血，因惊忧思虑故生此疾。"阐明了瘰疬的病因大多由情志不调所致，并且根据中医辨证施治原理，介绍了口服药、外用药、灸法等三种治疗瘰疬方法。薛己在继承前人理论和经验的基础上，对其认识又有发展。

### （1）病因病机

一般认为，瘰疬的发生多因肺肾阴虚，肝气久郁，虚火内灼，炼液为痰，或受风火邪毒侵扰，痰火互结于颈、项、腋、胯之间而成。症见初起肿块如豆，数目不等，皮色不变，推之能动，不热不痛。继则融合成块，推之不移。后期可自溃，溃后脓汁稀薄，其中或夹有豆渣样物质，此愈彼起，久不收口，可形成窦道或漏管。

薛己认为，瘰疬"属三焦，肝、胆二经怒火，风热血燥；或肝肾二经精血亏损，虚火内动；或恚怒气逆，忧思过甚，风热邪气，内搏于肝。盖怒伤肝，肝主筋，肝受病，则筋累累然如贯珠也。其候多生于耳前后项腋间，结聚成核"。

### （2）发病部位

薛己提出，瘰疬多发于耳前后、项侧、胸胁间三个部位。《灵枢·经脉》云："肝足厥阴之脉……属肝，络胆，上贯膈，布胁肋，循喉咙之后，上入颃颡。""胆足少阳之脉，起于目锐眦，上抵头角下耳后，循颈行手少阳之前，至肩上却交出手少阳之后，入缺盆；其支者，从耳后入耳中，出走耳前，至目锐眦后……下颈，合缺盆，以下胸中，贯膈，络肝，属胆，循胁里，出气冲……其直者，从缺盆下腋，循胸，过季胁下合髀厌中。"由经脉循行来看，瘰疬好发的这三个部位与肝胆经密切相关。

### （3）治则治法

其一，补形气，调经脉。薛己认为，瘰疬非膏粱丹毒火热之实证，是因虚劳气郁所致，故治疗"宜补形气，调经脉"，则其疮自消散。

其二，审虚实，定补泻。实邪在表，散之；实邪在内，泄之；实邪在气，行之；实邪在热，清之。虚在气，脉弱，补气为主；虚在血，脉涩，补血为主；肿硬不溃或溃后不敛，属虚在气血，以补气血为主。病因虚劳，大补。

其三，因有核而不敛，腐烂者，宜补；脉实而疮口不敛，或不消者，宜下。

### （4）治疗经验

薛己根据瘰疬的形态、病变阶段及其伴随症状进行论治。

初觉憎寒恶热，咽项强痛，寒热焮痛，证属肝火风热而气病，用小柴胡汤以清肝火，并服加味四物汤以养肝血。寒热既止，而核不消散，属肝经火燥而血病，用加味逍遥散以清肝火，六味地黄丸以生肾水。肿高而稍软，面色萎黄，皮肤壮热，脓已成，用针决之，并服托里之剂。经久不愈，或愈而复发，脓水淋漓，肌体羸瘦。薛己认为，必纯补之剂，庶可收敛，否则变为九瘘。其外用豆豉饼、琥珀膏，以驱散寒邪，补接阳气；内服补中益气汤、六味丸，以滋肾水、培肝木、健脾土，亦有可愈者。肝胆部分结核，不问大小，其脉左关弦紧，左尺洪数者，乃肾水不能生肝木，以致肝火燥而筋挛，须用补中益气汤、六味丸以滋化源，以治其本。初生如豆粒，附着于筋，肉色不变，内热口干，精神倦怠，久不消溃，属肝脾亏损，用逍遥散、归脾汤、六味丸健脾土，培肝木，切不可轻用散坚追毒之剂。脉洪大，元气虚败，则为不治。若面色㿠白，为金克木，也属不治。若其人患瘰疬兼见赤脉贯瞳子，有几条赤脉则几年死。

### （5）治疗特点

薛己治疗瘰疬有其独特的思路，多从肝气、肝血、肝脾三方面入手。

①从肝论治：薛己从肝论治瘰疬时，特别注重调和肝的体用关系，往往清肝火与养肝血同时进行。肝脏体阴而用阳，单清肝火不养肝血则非其治。另外，薛己清肝火与养肝血并用，也是秉持"治未病"的原则。前面所论述瘰疬的病因病机，或因大怒动肝火、伤肝气，日久肝火灼伤肝阴，必定会出现肝血亏虚的症状。所以，薛己在运用柴胡栀子散清肝火的同时，会佐以逍遥散以补养肝血；瘰疬后期，肝火既清，唯肝血已伤而难生，若肝血损伤日久，阴不制阳，必定会再度出现肝经虚火。所以，薛己在瘰疬后期用加味四物汤补养肝血的同时，佐以柴胡栀子散稍清肝火。二者均能起到治未病的效果。

②肝脾同治：因瘰疬多因怒后而得，肝火多旺，医者见肝火旺就用大量峻猛之剂以伐肝火，或不管瘰疬已溃、未溃而不恰当地用大量清热解毒等苦寒之品，结果往往克伐正气或者留邪于内，故薛己提出治疗瘰疬"切不可轻用散坚追毒之剂"。故证属风木旺而自病者，用泻青丸（龙胆草、大

黄、防风、羌活、川芎、当归、山栀），方中用羌活、防风，其中羌活气雄，防风善散，故能搜肝风而散肝火，所以从其性而升于上；少阳火郁，多烦躁，栀子能散三焦郁火而使邪热从小便下行；另外川芎、当归乃血分之药，能养肝血而润肝燥，又皆血中气药，辛能散而温能和，兼以培补。肝木旺的瘰疬，日久制约脾土，故薛己在治疗瘰疬时常兼用壮脾土之品，与《金匮要略》"见肝之病，知肝传脾，当先实脾"之说一致；另外，清肝伐肝之品，用之脾胃先伤，木反来克土，所以薛氏提出"大凡风木之病，但壮脾土则木自不能克矣。"

③补益气血：薛己提出，瘰疬"若气血俱虚，或不慎饮食七情者，不治"（《女科撮要·卷上·瘰》），在瘰疬即将破溃阶段，气血亏虚则不可妄加追溃之剂。此证以气血为主，气血壮实，不加追蚀之剂，瘰疬亦能自腐，若本身气血亏虚而用破溃之剂，反而溃后难敛，适得其反。故薛己针对气血亏虚之患者，多让其服益气养荣汤，调其气血则证自愈。

**（6）常用方药**

①益气养荣汤

组成：人参、茯苓、陈皮、贝母、香附、当归、川芎、黄芪、熟地黄、芍药、甘草、桔梗、白术。

功效：益气养血，行气活血散结。

主治：治怀抱抑郁，瘰疬流注，或四肢患肿，肉色不变，或日晡发热，或溃而不敛。用于瘰疬病长久不愈，全身衰弱，贫血者。

②散肿溃坚丸

组成：柴胡、升麻、龙胆草、连翘、黄芩、甘草、桔梗、昆布、当归尾、白芍药、黄柏、知母、葛根、黄连、三棱、广茂、瓜蒌根。

功效：泻火解毒，消坚散肿。

主治：治马刀疮，坚硬如石，或在耳下，或至缺盆，或在肩上，或至胁下，皆手足少阳经证；及瘰疬发于颏，或至颊车，坚而不溃，乃足阳明经中证，或已破流脓水。

③必效散

组成：南硼砂、轻粉、斑蝥、麝香、巴豆、白槟榔。

主治：瘰疬，未成脓自消，已溃者自敛，如核未去更以针头散腐之。若气血虚者，先服益气养荣汤数剂。然后服此散，服而疬毒已下，再服前汤数剂。

④荆防败毒散

主治：治一切疮疡焮痛，发寒热，或拘急头痛，脉数有力而有表寒证者。也可用于感冒等病证初起，出现恶寒、发热、无汗、剧烈头痛、肌肉关节酸痛，舌苔白腻，脉浮或浮数者。

⑤小柴胡汤

主治：治瘰疬乳痈，便毒下疳，及肝胆经分，一切疮疡，发热潮热，或饮食少思。治伤寒少阳证、妇人热入血室等。

⑥逍遥散

主治：治妇人血虚，五心烦热，肢体疼痛，头目昏重，心忪颊赤，口燥咽干，发热盗汗，食少嗜卧，及血热相搏，月水不调，脐腹胀痛，寒热如疟，及治室女血弱，荣卫不调，痰嗽潮热，肌体羸瘦，渐成骨蒸。治肝郁血虚脾弱证，致两胁作痛，头痛目眩，口燥咽干，神疲食少等。

⑦加味逍遥散

主治：肝脾血虚，内热发热；或遍身瘙痒寒热；或肢体作痛，头目昏重；或怔忡颊赤，口躁咽干；或发热盗汗，食少不寐；或口舌生疮；耳内作痛；或胸乳腹胀，小便欠利。

（7）验案分析

在《外科发挥·瘰疬》《外科心法·瘰疬》《外科枢要·论瘰疬》《外

科经验方·瘰疬》篇中，薛己共附医案 56 例，其中死亡病例 10 个。其致死的原因大多是没有认识到此证属虚劳气郁所致，宜补形气，调经脉，以使未成者自消，已成者自溃；或者是虽已认识到这一点，但为了"欲求速效"，而服散坚、追蚀、攻伐之药，致气血虚极而殁。总之，此病属于虚损之证，故大多数医案中，均采用了益气养荣汤、八珍汤、十全大补汤、补中益气汤、六味地黄丸等补益之剂。

### 案例 1

汪中翰侄，年及二十，耳下患病焮痛，左关脉数。此肝经风热所致，以荆防败毒散三贴，表症悉退。再与散肿溃坚丸，月余而平复。(《外科心法·瘰疬》)

**按语**：此青年耳下瘰疬，焮痛不止，其脉左关数，左关肝所属，肝主风，数为热，是故薛氏诊为风热侵犯肝经，以荆防败毒散驱风散热，热去而痛止；再以散肿溃坚丸消散肿块，一月而病愈。

### 案例 2

一男子耳下患五枚如贯珠，年许尚硬，面色萎黄，饮食不甘，劳而发热，脉数软而涩。以益气养荣汤六十余剂，元气已复，患处已消。一核尚存，以必效散二服而平。(《外科发挥·瘰疬》)

**按语**：此患者耳下瘰疬五枚如贯珠，病情延及一年而结块尚硬，反观患者面色萎黄，不思食，每遇劳作而发热，其脉数软而涩。数软为虚热内起，脉涩为气血阻滞，故薛氏以益气养荣汤健脾补气，养血活血。患者连服两月余，元气尽复，瘰疬已十去其八，所剩一枚，因患者正气得补，故放心投以必效散二服而平。

### 案例 3

一妇人因怒，结核肿痛，察其气血俱实，先以神效散下之，更以益气养荣汤，三十余剂而消。常治此证，虚者先用益气养荣汤，待其气血稍充，

乃用神效散，取去其毒，仍进前药，无不效者。(《外科发挥·瘰疬》)

**按语：** 此妇人因怒而伤肝，肝气郁滞，气血阻塞经脉，久而出现结核肿痛。薛己观其气血俱荣，无虚证存在，无后顾之忧而以神效散下之；病因先去，再以益气养荣汤益气养血，行气活血散结，一月余而结核自消。此医案看似简单，其中却深藏薛己诊病用药之道：其一，辨病先别虚实，有形病而气虚，有气病而形虚，有形病而气不病，有气病而形不病；其二，治病必求其本；其三，用药补泻有度。

### 案例 4

儒者杨泽之，缺盆间结一核。余谓：此肝火血燥而筋挛，法当滋肾水，生肝血。彼反用行气化痰，外敷南星、商陆，益大如碗。余用补中益气汤、六味地黄丸以滋肾水，间用芦荟丸以清肝火，年余，元气复而消。(《外科枢要·论瘰疬》)

**按语：** 此患者缺盆处生结核一枚，本为由实至虚而成，病已成虚，法当滋肾水，生肝血，取乙癸同源之意。而患者不辨虚实，反用行气化痰，是虚其虚，故瘰疬反增大如碗。薛己以正气虚故当扶正为先，少以攻邪之药佐之，于是用补中益气汤、六味地黄丸以滋肾水，间用芦荟丸以清肝火，治疗年余，方元气复而结核消散。可见元气易消而难复。

### 3. 痔疮论治

痔疮，又名痔核、痔病、痔疾等，包括内痔、外痔、混合痔。

痔为病名，首见于《素问·生气通天论》，其曰："因而饱食，筋脉横解，肠澼为痔。"其中指出暴食伤胃会出现肠痔，也就是所谓的痔疮。隋代巢元方的《诸病源候论》中将"痔"和"疮"分论。在《诸病源候论·卷之三十四·痔病诸候》篇中云："诸痔者，谓牡痔、牝痔、脉痔、肠痔、血痔也。其形证各条如后章。又有酒痔，肛边生疮，亦有血出。又有气痔，大便难而血出，肛亦出外，良久不肯入。"将痔分为牡痔、牝痔、脉痔、肠痔、血痔、酒痔、气痔七种，并在文中详论各痔的病因病机、部位、症状等。薛己认为，"盖风气通于肝，肝生风，风生热，风客则淫气伤精，而成斯疾。"在此基础上形成了自己的诊疗特点。

（1）病因病机

痔疮，多因饮食不节、过食炙煿厚味，生湿积热，湿热下注肛门而致；或房事过度、醉饱入房，筋脉横解，精气脱泄，热毒乘虚流注；或风客淫气伤精；或劳伤元气，阴虚火炽所致；或脏腑虚弱，加之外感风湿，内蕴热毒，而致气血下坠，结聚于肛门而致。

（2）治则治法

关于痔疮的治疗，薛己认为应当早期采用恰当的方法方为上策，因为痔属肝脾肾三经所在经的病变，故阴精亏损者难治，多成漏症；若属肺与大肠二经风热、湿热，热退自愈，不守禁忌者，也易成漏症。为防此变，薛己采用了如下治疗思路。

初起焮痛便秘，或小便不利，宜清热凉血润燥疏风；气血虚而寒凉伤损，调养脾胃，滋补阴精；大便秘涩，或作痛者，润燥除湿；肛门下坠，或作痛者，泻火导湿；下坠肿痛，或作痒者，祛风胜湿；肿痛、小便涩滞者，清肝导湿。

破而久不愈，多成痔漏，有穿臀、穿肠、穿阴者，有秽从疮口而出者，形虽不同，治法颇似，养元气，补阴精为主。

（3）治疗经验

薛己在临床治疗痔疮独具特点，用药切中病因。肿痛者属湿热，用加味槐花散治之；作痒者属风热，秦艽苍术汤治疗；便闭者属火盛，清燥汤治之；脓溃者为血热，黄芪汤治疗。

临症处方，考虑周全，更能照顾兼症，若有患痔而兼疝，患疝而兼下疳者，皆属肝肾不足之变证，但用地黄丸、益气汤，以滋养化源。若专服寒凉治火之药，则致病情加重而难愈。另外，可配合熏洗等法，用葱汤、槐角、五倍子等药，或真蒲黄以猪脂调敷。

（4）治疗特色

①填补阴精以治本：因为痔属肝脾肾三经的病变，根据朱震亨之说，阴精易亏而难复，阴精亏损者难治，患者也因此易于发展成痔漏而更加难治。因此，填补阴精就成为重要的治疗思想，四物汤、六味地黄丸乃必备之方。

②肺与大肠经要清：本病常因肺与大肠二经风热、湿热而发，早期采用恰当的方法，使风散、热清、湿去，则病情自能消散，故常用升麻、芩、连、荆防之类治之而收佳效。

③重脾肾滋化源：薛己认为，本病脾胃气虚、肾精不足者多见，故而常常以补中益气汤升发脾胃之气培补后天，六味地黄丸滋补肾精以壮先天，化源充盛，自无邪气为患。

临床医案中，间有因患痔漏而致便血、脱肛者，辨证属劳伤气血，火动而然者，用八珍汤、地骨皮散治疗；因虚而致者，则用补中益气汤治之而安。临床常用方药如秦艽苍术汤、秦艽防风汤、当归郁李仁汤、四物汤、八珍汤、补中益气汤、十全大补汤、六味地黄丸、理中汤、二神丸、四神丸等。除了内服方药外，还外用汤药熏洗，内外兼治，以收全功。对于患痔漏，脓出大便，诸药不应，其脉实者，薛己治以"用猪腰子一个切开，入黑牵牛末五分，线扎，以荷叶包煨熟，空心细嚼，温盐酒送下"（《续名医类案·卷三十三·痔》），数服顿退，再以"托里药"而愈。

（5）常用方药

①秦艽苍术汤

组成：秦艽、苍术、皂角仁、桃仁、黄柏、泽泻、当归尾、防风、槟榔、大黄。

功效：祛风散热，泻火通便。

主治：治肠风痔漏，大小便秘涩。

②秦艽防风汤

组成：秦艽、防风、当归、白术、黄柏、陈皮、柴胡、大黄、泽泻、红花、桃仁、升麻、甘草。

功效：祛风胜湿，解郁结，通便止痛。

主治：治痔漏结燥，每大便作痛。

③当归郁李仁汤

组成：当归尾、郁李仁、泽泻、生地黄、大黄、枳壳、苍术、秦艽、麻子仁、皂角仁。

功效：补血活血，润肠通便，散结止痛。

主治：痔漏，大便结硬，大肠下坠出血，苦痛不能忍者。

（6）验案分析

在《外科发挥·痔漏》《外科心法·痔》《外科枢要·论痔疮》篇中，薛己共附医案22例，其中有死亡病例4个。其致死者，有因肝肾阴精亏损，而虚火妄动，当滋化源，而不从，终致吐痰声嘶，面赤体瘦而殁者；有因患痔作痛，右手浮大，左尺洪数，冬见夏脉，当壮水之主，以镇阳光，反服芩、连苦寒泻火之剂，终致痰涎上涌，日夜不寐，右手脉洪大而数，按之无力，左尺全无，不治而殁者。兹举其验案（均出自《外科枢要·卷三·论痔疮》）如下。

**案例1**

一男子患痔成漏，每登厕则痛，以秦艽防风汤加条芩、枳壳，四剂而愈；以四物汤加升麻、芩、连、荆防不复作。

**按语：**此患者得痔成漏，每次如厕则疼痛难忍，薛己以秦艽防风汤加条芩、枳壳，祛风散热，泻火通便治愈。后为防其复发，给予补血养阴之四物扶正，祛肠风之荆防，清湿热之芩连，共成扶正祛邪之功。

**案例 2**

一妇人患痔，肿焮痛甚，以四物汤加芩、连、红花、桃仁、牡丹皮，数剂稍止，又数剂而愈。

**按语：**此病人症状为肿焮痛甚，为热毒伤血所致，故以四物汤养血补阴，加芩、连清热解毒，桃仁、红花、牡丹皮凉血活血，正对病机，药到病除。

**案例 3**

一儒者，脓血淋漓，口干作渴，晡热便血，自汗盗汗。余谓：此肾肝阴虚也。不信，仍服四物、柏、知、连之类，食少泻呕。余先用补中益气汤加茯苓、半夏、炮姜，脾胃渐醒；后用六味丸，朝夕服，两月余，诸症悉愈。

**按语：**此患者脓血不止，又有口干，且于日晡潮热、便血，并有自汗盗汗等症状，当为肝肾阴虚之症。患者却服寒凉苦降之药，大伤脾胃元气，而出现食少泻呕。薛己以补中益气汤加茯苓、半夏、炮姜，温补受伤之中气，使脾胃渐醒；后用六味丸，朝夕服，补肝肾，滋化源，两月余，肝肾阴虚才得恢复，诸症悉愈。

**案例 4**

一男子患此，服寒凉之剂，清晨去后不实，食少体倦，口干作渴，小腹重坠。余用补中益气汤，而下坠顿止；用四神丸而食进便实；用地黄丸而疮寻愈。

**按语：**此患者为服寒凉药太过，伤及脾胃中气，脾气虚则食少体倦，脾不运化水液而口干渴，中气虚陷则小腹重坠。薛己以补中益气汤恢复中焦元气，又以四神丸脾肾双补，振奋脾阳而恢复进食，大便亦复常；再以地黄丸滋补阴精，而获痊愈。

### 4. 脱疽

脱疽,是指四肢末端坏死,严重时趾(指)节坏疽脱落的一种慢性周围血管疾病,又称脱骨疽。其临床特点是,好发患趾(指)坏死变黑,甚至趾(指)节脱落。在《灵枢·痈疽》中即有关于本病的记载,云:"发于足趾,名脱疽,其状赤黑,死不治;不赤黑,不死。治之不衰,急斩之,不则死矣。"薛己对本病有自己的认识,并形成了独特的治疗思路。

#### (1)病因病机

脱疽,谓疔患于足或足趾,重者溃脱,故名之。亦有患于手,患于指者。此证因膏粱厚味,酒面炙煿,积毒所致;或不慎房劳,肾水枯竭;或服丹石补药,致有先渴而后患者,有先患而后渴者,皆因肾水涸,不能制火。亦有因修手足、口咬等伤而致者。本病的发生以脾肾亏虚为本,寒湿外伤为标,而气血凝滞、经脉阻塞为其主要病机。相关论述见于《外科发挥·脱疽》《外科心法·脱疽》《外科枢要·论脱疽》。

#### (2)治则治法

治疗脱疽,首要除湿攻毒。薛己倡导隔蒜灸法,"此病不问肿溃,惟隔蒜灸有效"。焮痛者,更以隔蒜灸至不痛;焮痛,或不痛者,隔蒜灸之,更用解毒药。

病处色黑,必须手术切除。急割去,同时速服补剂,或许可救。

病处色赤焮痛者,托里消毒,更兼灸。

患者出现口渴者,宜滋阴降火。

病处色黑延上,不治。

#### (3)治疗经验

色赤作痛,元气虚而湿毒壅盛,先用隔蒜灸、活命饮、托里散,再用十全大补汤、加减八味丸。

色黯不痛,肾气败而虚火盛,用隔蒜灸、桑枝灸,亦用十全大补汤、加减八味丸，则毒气不致上侵，元气不致亏损，庶可保生。

元气虚弱，或犯房事，外涂寒凉药物，内服克伐之品，损伤脾胃元气，患处不溃，若黑黯上延，多致死亡。病情重者当以脚刀转解周髀，轻轻拽去，筋随骨出，邪毒则泄出而不疼痛。"否则毒筋内断，虽去而仍溃"，强调了清创的重要性。这些偏僻之处，气血罕到，药虽导达，然而攻毒之剂，必先损伤脾胃，就不若灸法为良；病情重者，直接切除最为良法。

**（4）常用方药**

①十宣散

组成：人参、当归、黄芪、桔梗、炙甘草、白芷、川芎、厚朴、防风、肉桂。

功效：发散风毒，排脓止痛，内托疮毒。

主治：治疮疡，脉缓涩，体倦恶寒，或脉浮紧细，用之以散风助阳气。

②补阴八珍汤

组成：当归、川芎、熟地、芍药、人参、白术、茯苓、甘草、黄柏、知母。

功效：补气益血，滋阴清热。

主治：治瘰疬等疮，属足三阴虚者。

**（5）验案分析**

在《外科发挥·脱疽》《外科心法·脱疽》《外科枢要·论脱疽》中，薛己共附医案23例，其中死亡病例4个。其致死者，有因色黑，当急割去，而不从，致延上，终不救；有因患者忽视，没能及早治疗，后变劳症而殁者。临床辨证有足三阳经热毒壅滞者，有足三阴虚、而火内动者，有足三阳经积热、内外俱受患者，有脾经积毒下注者，有脾胃受毒所致者等。常用方药如人参败毒散、仙方活命饮、十宣散、加减八味丸、八珍汤、六君子汤、十全大补汤、补中益气汤等。除内服方药外，还多用隔蒜灸法以拔引郁毒。

**案例 1**

一男子足趾患之，肿焮痛赤，此三阳经虚，而外邪所乘也。用隔蒜灸、人参败毒散加银花、白芷、大黄，二剂而痛甚，又二剂而痛止。又与十宣散加天花粉、金银花，去桂，数剂而愈。(《外科枢要·卷三·论脱疽》)

**按语：**此患者足趾坏疽，红肿热痛，薛氏诊为三阳经虚，被外邪侵袭所致。故先以隔蒜灸恢复三阳元气，再以人参败毒散加银花、白芷、大黄清热解毒止痛，服两剂后疼痛加剧，是因正邪抗争激烈，仍守方两剂而痛止。后以十宣散加天花粉、金银花，去桂，数剂而愈。不效但不更方也是薛己的用药特点，反映了其对病情把握的熟练程度。

**案例 2**

又有足趾患之者，色紫不痛，此三阳经热毒壅滞，隔蒜灸五十余壮，又明灸百壮，始痛。投活命饮四剂，更以托里药，溃脱而愈。(《外科枢要·卷三·论脱疽》)

**按语：**此患者足趾脱疽，色紫不痛，薛氏认为是三阳经热毒壅滞，邪气太盛，正气无力相争。应先扶正气回归，给予隔蒜灸五十余壮，又明灸百壮，始痛，说明正气得复。于是投活命饮四剂，直攻热毒，更以托里药，溃脱而愈。

**案例 3**

一男子患前症，赤痛作渴。此足三阴虚，而火内动。用隔蒜灸、活命饮，三剂而溃；更服托里药，及加减八味丸，溃脱而愈(《外科枢要·卷三·论脱疽》)。

**按语：**此患者为足三阴虚，津液亏乏而作渴，虚火内动而痛。故以隔蒜灸壮阳气而散毒，活命饮解毒止痛，服三剂邪气随病灶而溃；又服托里药、加减八味丸，元气健旺，托毒外出，溃脱而愈。

**案例 4**

一膏粱之人，先作渴，足热，后足大趾赤痛，六脉洪数而无力，左尺为甚。余以为此足三阴虚，当滋化源为主。因服除湿败毒等剂，元气益虚，色黯延足。余乃朝用补中益气汤，夕用补阴八珍汤，各三十余剂，及桑枝灸，溃而脓清，作渴不止。遂朝以前汤送加减八味丸，夕用十全大补汤，三十余剂而痊。(《外科枢要·卷三·论脱疽》)

**按语：**此患者为多食膏粱厚味之人，肥甘厚腻，化生郁热，后足大趾赤痛。六脉洪数而无力，左尺为甚。薛己诊断为足三阴被火热灼伤，阴精内虚不能制阳，阳浮于表。患者又因服除湿败毒等剂，苦寒之药，折伤元气，使色黯延足。薛己乃朝用补中益气汤，夕用补阴八珍汤，各三十余剂，采用"朝夕补法"，力救纯阴，后以桑枝灸，溃而脓清，作渴不止。于是朝以前汤送加减八味丸，补阳回元，夕用十全大补汤，滋补气血，三十余剂而痊。

**案例 5**

一男子足指患之，焮痛色赤发热，隔蒜灸之，更以人参败毒散去桔梗，加金银花、白芷、大黄，二剂痛止。又十宣散去桔梗、官桂，加天花粉、金银花，数剂而痊。(《外科枢要·卷三·论脱疽》)

**按语：**此患者为热毒壅滞，症状焮痛色赤发热，隔蒜灸之，更以人参败毒散去桔梗，加金银花、白芷、大黄，大力祛邪的同时又兼扶正，二剂后痛止。又十宣散去桔梗、官桂，加天花粉、金银花，专攻火热邪毒，排脓托疮，数剂而痊。

# 六、妇科疾病诊治经验

薛己的妇科学术特点也是其医学思想的重要表现，突出在重视脾肾，认为调治脾肾是治病的关键。他说:"真精合而人生,是人亦借脾土以生。"这反映在其妇科临床遣方用药方面。如《女科撮要》云:"主治之法,脾经血燥者,加味逍遥散;脾经郁火者,归脾汤;肝经怒火者,加味小柴胡汤;血分有热者,加味四物汤;劳役火动者,补中益气汤;脾经血虚者,人参养荣汤;肝经血少者,六味地黄丸;气虚血弱者,八珍汤。"薛己成为妇科史上有影响的温补派代表之一。

薛己强调精神因素在妇产科疾病中的作用,尤其注重暴怒、忧郁及恐惧对妇女身心健康的影响。他认为精神因素致病,主要与肝藏血、脾统血之功能失调有关。恼怒伤肝,肝气失于调达而横逆,可致月经失调、痛经等;忧思伤脾,脾为气血生化之源,又为统血之脏,脾气耗损,可致月经失调、闭经、崩漏等。此外,恐惧过度则伤肾,肾失闭藏则冲任不固,引发经、带、胎、产诸病,其中尤以崩漏、堕胎等为多。

薛己调治月经病的重点在于强调妇女以血为本,调经重在肝脾肾;而脾胃为气血之本,薛己主张治病求本,务滋化源,调补脾土,亦重肾命;在处方用药方面,重视温补,不尚苦寒,习用六味、八味、六君、补中益气等方。薛己针对月经不调的主要原因提出了具体措施:"苟或七情内伤,六淫外侵,饮食失节,起居失宜,脾胃虚损则月经不调矣。若先期而至者,有因脾经血燥,有因脾经郁滞,有因肝经怒火,有因血分有热,有因劳役火动。其过期而至者,有因脾经血虚,有因肝经血少,有因气虚血弱。"他对诊治月经病提出了如下治则:"盖血生于脾土。故云脾统血,凡血病当用苦甘之剂,以助其阳气而生阴血。""大凡肝脾血燥,四物为主。肝脾血弱,补中益气汤为主。肝脾郁结,归脾汤为主。肝经怒火,加味逍遥为主。"(《女科撮要·经候不调》)

薛己尤善于应用补中益气汤治疗各种妇科疾病。如《女科撮要》共收妇科医案 183 个,涉及使用补中益气汤者达 62 案,体现了其治病务求本源的思想，临症凡属元气不足，脾胃虚弱并劳倦内伤者，悉用补中益气汤治疗。以此方治疗妇科经、带、胎、产，及历节痛风、流注、血风疮、臁疮、阴疮诸症，疗效卓著，颇能启迪后人。如对经候之症，薛己主张明确脾胃虚损之本。他说："苟或七情内伤，六淫外侵，饮食失节，起居失宜，脾胃虚损，则月经不调矣"；经漏不止，"其为患因脾胃虚损，不能摄血归源"；经闭不行者，"其为患有因脾胃虚而不能生血者"。因而，在治疗上，皆宗补中益气之意。治带下之症，薛己认为不管六淫七情之内伤外感，还是膏粱厚味，或服燥热药所致，"皆当壮脾胃，升阳气为主，佐以各经见症之药"。

薛己按照人体阴阳气血随时间变化的规律，采取朝夕服用不同补益药物的方法，朝温阳，暮滋阴，或朝养阴，暮补阳，或朝暮阴阳同补，使阴阳相互滋生，最终实现阴阳和谐的状态。其常用六味地黄丸治肾水亏损，配合补中益气汤以培土生金，金复生水，显示了薛己坚实的理论基础和丰富的临证经验。

## （一）月经病诊治经验

### 1. 五脏对月经的影响

#### （1）脾胃衰则月经不行

《素问·调经论》曰："饮入于胃，游溢精气，上输于脾，脾气散精，上归于肺，通调水道，下输膀胱，水精四布，五经并行。"《素问·阴阳别论》曰："二阳之病发心脾，有不得隐曲，女子不月。"薛己注解此段经文说："二阳，谓阳明胃与大肠也。故心脾平和，则百骸、五脏皆润泽而经候如常，苟或心脾受伤，则血无所养，亦无所统而月经不调矣。"（《明医杂著·妇人女子经脉不行》薛按）薛己宗李杲之说，认为脾为气血生化之源，"血者，水谷之精气也，和调五脏，洒陈六腑，在男子则化为精，在妇人上为乳汁，下为血海。故虽心主血，肝藏血，亦皆统摄于脾，补脾和胃，血自生矣。"（《校注妇人良方·月经序论第一》）

薛己首次提出"脾统血"。《内经》曰："脾主营。"《难经·四十二难》云："脾……主裹血，温五脏。"薛己在注解《妇人大全良方·王子亨方论》时，指出："愚按经云，脾统血，肝藏血。"《暴崩下血不止方论》《妇人血症方论》《女科撮要·经漏不止》之说同。《正体类要》上卷提出："《内经》云肝藏血，脾统血。"今本《内经》无此说。张山雷也说"《内经》脾统血，想由薛氏而来"，"盖血生于脾土，故云脾统血"。若妇人脾胃久虚，以致气血俱衰，遂而月经不行。

### （2）肾气衰则月经失常

肾藏精，为天癸之源，冲任之本，主生殖，主系胞；精能化生气血，精气即肾气，寓元阴元阳，是维持人体阴阳的根本，是生精、化气、生血的根本，也是生长、发育、生殖的根本。只有肾气盛，才能"天癸至，任脉通，太冲脉盛，月事以时下"；若肾气衰，或"任脉虚，太冲脉衰少，天癸竭，地道不同"，或肾失闭藏，冲任不固，不能制约经血，月经量多或淋漓不止，甚或成崩而暴下不止。

薛己引用朱震亨之说："人受天地之气以生，天之阳气为气，地之阴气为血，故气常有余，血常不足。夫人之生也，男子十六岁而精通，女子十四岁而经行，故古人必待三十、二十而后嫁娶，可见阴气之难成，而养之必欲其故也。"《素问·阴阳应象大论》云："年至四十，阴气自半，而起居衰矣。"薛己曰："夫阴气之成，止供给得三十年之运用，况男子六十四岁而精绝，女子四十九岁而经断……窃谓人之少有老态，不耐寒暑，不胜劳役，四时迭病，皆因气血方长，而劳心亏损，或精血未满，而早丧，故见其症难以名状。"（《明医杂著·卷一·痨瘵》薛按）

### （3）肝郁则月经不调

朱震亨曰："肝乃阴中之阳也，主疏泄者。"肝藏血，主疏泄，意即肝具有储藏血液、调节血量和疏泄气机的作用，在月经的产生过程中，肝血下注冲脉，司血海之定期蓄溢，参与月经周期、经期及经量的调节。

肝喜调达，恶抑郁，若妇人七情内伤，或忧或怒，肝气不疏，木郁伐土，导致气血不和，阴阳失衡，"阳太过则先期而至，阴不及则后时而来，其有乍多乍少，断绝不行，崩漏不止"（《妇人大全良方·王子亨方论》），薛己认为多因"恚怒伤肝，郁结伤脾"所致。

（4）心火妄动则经血妄行

薛己云："心脾平和，则经候如常。"（《女科撮要·经候不调》）《诗序》："苤苢，后妃之美也，和平，则乐有子矣。"薛己注解此句时，云："和则阴阳不乖，平则气血不争，故经云平和之气，三旬一见，可不慎欤。"（《校注妇人良方·月经序论第一》）《素问·评热病论》曰："胞脉者，属心而络于胞中"，心为火脏，阳中之阳，若心火（包括实火和虚火）妄动，则热激胞脉，热迫血行而出现月经先期、月经过多、崩漏、经行吐衄等症。

（5）肺虚则经失调节

肺主一身之气，朝百脉而输精微，如雾露之溉，下达精微于胞宫；气为血之帅，气可推动经血运行，参与月经的产生与调节。若肺气虚，则血行无力而出现月经先期、月经量少、经期短甚至闭经；若肺阴虚则金水不能相生，阴血亏虚，虚火上炎，灼伤肺络，络损血溢，以致吐衄。

**2. 七情内伤为病因关键**

导致月经失调的原因有多种，正如薛己所说："苟或七情内伤，六淫外侵，饮食失节，起居失宜，脾胃虚损，心火妄动，则月经不调矣。"（《校注妇人良方·月水不调方论第五》）在这些致病因素中，情志因素是最重要的，薛己记载的大部分妇科医案中的患者都是情志因素作祟而患疾。薛己云："然过期而不至是为失常，必有所因。夫人之生，以血气为本，人之病，未有不先伤其气血者。妇人得之，多患于七情。"（《外科发挥·卷五·瘰疬》）

《褚氏遗书·精血篇》记载："女人天癸既至，十年无男子合则不调，未十年思男子合亦不调，不调则旧血不出，新血误行，或渍而入骨，或变而之肿，或虽合而难子。"薛己也关注孀妇（一指寡妇，一指独居的已婚妇女）、师尼、婢妾及室女等这一特殊群体，她们容易因沉思积虑或性抑郁而发生月经病。可见，薛己已经注意到和谐适度的性生活对于维持妇女身体健康是十分重要的。

### 3. 辨证论治经验

薛己认为，调经当培养脾胃，以滋化源（《女科撮要·卷上·经候不调》)，当理心脾为主（《明医杂著·妇人女子经脉不行》薛按），应用苦甘之剂，以助阳气而生阴血（《校注妇人良方·月水不调方论第五》)。

薛己治疗月经病，以朱震亨"先期而至者，血热也；后期而至者，血虚也"为纲，以脏腑为目，发挥《内经》治则理论，细化了月经病的治疗。在《校注妇人良方·月水不调方论第五》中对月经不调进行辨证分型并提出相应的方药。

（1）先期而至

脾经血燥，用加味逍遥散（即丹栀逍遥散）；脾经郁火，用归脾汤；肝经怒火，用加味小柴胡汤（即小柴胡汤加生地黄）；血分有热，用加味四物汤；劳役火动，用补中益气汤。

（2）过期而至

脾经血虚，用人参养荣汤；肝经血少，用六味地黄丸；气虚血弱，用八珍汤。

（3）闭经

《难经·十四难》曰："损其肺者，益其气；损其心者，调其营卫；损其脾者，调其饮食，适其寒温；损其肝者，缓其中；损其肾者，益其精。"薛己发挥这一治法理论和"虚则补其母"的治则，在《校注妇人良方·月经不通方论第六》中对经闭进行辨证分型并提出相应的治法。

脾虚而不能生血，用调补法；脾郁而血不行，解而补之；胃火而血消烁者，清而补之；脾胃损而血少，则用温补；劳伤心而血少者，逸而补之；怒伤肝而血少者，和而补之；肾水不能生肝而血少者，补脾肺；肺气虚不能行血，宜补脾胃。

至于室女月水不通、室女经闭成劳、月水不利、月水不断等，皆各有治法和方药，并针对月经之过与不及之变提出"慎饮食、调七情、保神气"的调养方法。

### 4. 月经病的治疗禁忌

#### （1）禁苦寒、辛散

行经时，禁用苦寒、辛散之药，饮食亦然（《校注妇人良方·月经序论第一》）；不用香散之剂，"恐阳气燥而阴血渐衰"（《校注妇人良方·月水不调方论第五》）；"若服苦寒之剂，复伤胃气，必致不起"（《校注妇人良方·室女经闭成劳方论第五》）。

滥用苦寒之剂不仅会导致患者正气虚衰，甚至会出现死亡。

#### 案例

一妇人善怒，经不调，唇肿裂，服消毒药，唇胀出血，年余矣。余曰：当培养脾胃，以滋化源。不信，仍服前药，及追蚀状如翻花瘤而死。（《女科撮要·卷上·经候不调》）

**按语：** 此例患者因怒伤肝，肝失疏泄，气机不畅，调节血量的功能受影响，故月经不调。然同时患者又有唇肿裂的症状，下工见疮治疮，不固其本，服用消毒药，苦寒伤脾败胃，脾开窍于口，脾主肉，故唇胀；脾虚不统血，故出血。这样误治年余，此时主要矛盾已改变，由肝郁变为脾胃虚损，气血不生，薛己提出"当培养脾胃，以滋化源"的大法，此时还有"一逆尚引日"的可能，惜患者疑而拒之，仍坚持服用消毒药，"再逆促命期"，故追蚀状如翻花瘤而死。

### （2）慎用破血逐瘀

闭经有虚实之分，有脾胃虚而血不足者，越通则越虚；有经脉不通而致者，活血通经法才适用。

滥施破血逐瘀法通经，危害严重者，可导致患者死亡。

**案例1**

一少妇耳下患肿，素勤苦，发热口干，月水每过期而至且少。一老媪以为经闭，用水蛭之类通之，以致愈虚而毙……然而面色萎黄，四肢消瘦，发热口干，月水过期且少，乃阴血不足也，非有余瘀闭之证。（《外科发挥·卷五·瘰疬》）

**按语**：该少妇素勤苦，《脾胃论·脾胃盛衰论》曰："形体劳役则脾病。"脾虚则不能运化津液，津不上承则口干；"脾胃气衰，元气不足，而心火独盛"，故发热；脾胃虚则气血化生乏源，故月经后期而且量少，脾胃虚气血不能上荣于面，故面色萎黄；脾主四肢及肌肉，"脾胃俱虚，则不能食而瘦"，此明显是气血两虚之证，薛氏提出"宜以滋养血气之剂，徐而培之，则经气盛，而经水自依时而下"，用八珍汤之类的方子必能见效。虽月经后期而且量少但还不到闭经的地步，老媪用水蛭通之，可能是其经验之谈，事实证明此法犯"虚虚"之戒，乃临证之大忌。薛己记录此案，与其他死亡病案一样，一是自警，二是告诫后人勿要再犯同样的错误。

**案例2**

一室女年十七，患瘰疬久不愈，月水尚未通，发热咳嗽，饮食少思。有老媪欲用巴豆、肉桂之类，先通其经。予谓：此证潮热，经候不调者不治。但喜脉不涩，且不潮热，尚可治。须养气血，益津液，其经自行。彼惑于速效之说，仍用之。予曰：非其治也，此类乃剽悍之剂，大助阳火，阴血得之则妄行，脾胃得之则愈虚。经果通而不止，饮食愈少，更加潮热，遂致不救。（《外科发挥·卷五·瘰疬》）

按语：《素问·上古天真论》曰："女子二七而天癸至，任脉通，太冲脉盛，月事以时下，故有子。"该少女年已十七岁，而天癸尚未至，乃知其先天禀赋不足，故患瘰疬久不愈。"脾胃气衰，元气不足，而心火独盛"，故发热；脾虚则饮食少思，脾虚则土不生金，肺气不降则咳嗽，当脾肾同补，则气血有源，月经可通。然一老妪建议用巴豆、肉桂辛热攻下之剂，并被采纳，火灼津血，"阴血得之则妄行，脾胃得之则愈虚"，治疗不得法，终至不救。

对于薛己所言"凡经行之际，禁用苦寒、辛散之药"，不可拘泥。从其医案中发现，薛己也用苦寒、辛散之药，如芩、连、栀之苦寒，芎、柴之辛散，故当理解为不可单独使用苦寒、辛散之药，要与益气养血之剂配伍使用。至于用破血逐瘀法通经，由于薛己自身的局限性，其治疗的闭经以虚证居多，前医误用的严重后果对其也产生了消极影响，不可避免地把破血逐瘀法排除掉。早在《金匮要略》中，仲景就用土瓜根散治疗"经水不利，少腹满痛，经一月再见者"，用抵当汤治疗"妇人经水不利下"，二方皆是破血逐瘀的峻剂。后孙思邈在《千金方》中收录的治疗月经病的方剂中，䗪虫、水蛭、虻虫、蛴螬、鼠妇等破血的虫药几乎无方不用，因此说破血逐瘀法仍是治疗闭经的一大方法，所谓"有是证，用是法"。法本无优劣，适用则有效，关键在于医者是否明理，临症时能否做到辨病、辨证、辨体，因人制宜，量体裁衣。

## 5. 验案分析

钱薇在《明医杂著》注"序"中评价薛己："盖因病立方而不执方，虽立斋所自注，有不能尽立斋所自用者，若求立斋者，止以所著方焉，则亦蒉蒉矣。"从"序"里可以看到，薛己之注并未尽自己之意。因为写书只能写出一部分常规，至于临床随症变法、随病易方，在于当时的思路，所以古人说："书不尽言，言不尽意。"

薛己的学术思想主要体现在其医案中，对于薛己诊疗月经病的细微之处，也只有通过具体的医案才能体会。由于薛己在其多数医案中只是笼统地说"月经不调"，为了能对薛己诊疗月经病的经验有清晰的认识，故只选择月经情况明确的医案作为分析的对象。

### （1）月经先期病案

**案例 1**

一妇人月事未期而至，发热自汗，服清热止汗之剂，反作渴头痛，手掉身麻。此因肝经风热，用柴胡、炒芩连、炒山栀、归、芍、生地、丹皮各一钱，参、芪、苓、术各一钱五分，川芎七分，甘草五分，二剂其汗全止，更以补中益气而愈。凡发热久者，阳气亦自病，须调补之（《女科撮要·卷上·经候不调》）。

**按语：**朱震亨云："先期而至者，血热也。"况又伴发热自汗的症状，下工用清热止汗之法即是对症治疗。清热药多苦寒，苦能燥，故口渴；苦能降，清气不升，故头痛；止汗之药多味酸，如五味子、山萸肉之属，能闭塞人体气机，气机不畅则气血不行，肢体失濡养，故手掉身麻。《素问·至真要大论》曰："诸风掉眩，皆属于肝。"肝藏血，肝主风，故薛氏认为是"肝经风热"，处以丹栀逍遥散合八珍汤加减。肝旺则能乘土，"知肝之病，当先实脾"，故以参、术、苓、草益气摄血，健脾运，黄芪益气固表，则自汗可止；"治肝先治血，血行风自灭"，故以归、芎、芍、生地、丹皮养血和血；上十味药含八珍汤，有"甘温除大热"之意；"热者寒之"，故以芩、连、栀三药清降肝火，妙在三味药皆用炒过的，取其清热之用，而制其伤脾之弊，这是擅长温补的薛己用苦寒药之特色；肝主疏泄，用柴胡一可疏肝理气，二可助黄芪升清阳；此处方与病机丝丝入扣，故达到了"二剂已"的佳效，再以补中益气汤善后，诸症痊愈。

**案例 2**

一女子十四岁，发热作渴，月经先期，睡中咬牙。此肝脾二经虚热也，用加味逍遥散而安。后因怒，前症俱作，用柴胡栀子散而瘥。（《保婴撮要·卷五·咬牙》）

**按语：** 对于小儿睡中咬牙，薛己认为"其所致之经不同，或本于心经之热，或本于肝经之热，或本于脾肺肾经之热"（《保婴撮要·卷五·咬牙》），《素问·上古天真论》曰："二七天癸至，任脉通，太冲脉盛，月事以时下"，该少女已满二七，月经来潮，故脾肾之气旺，肝藏血，主疏泄，调节月经周期，结合朱震亨"先期而至者，血热也"的论断，当属肝经有热。肝旺则能乘土，"见肝之病，当先实脾"，故在清肝经血热的同时，还应顾护脾胃之气，故用加味逍遥散而安。后因怒，怒伤肝，肝郁化热，热扰冲任，经血妄行，故月经提前，方用柴胡栀子散而瘥（柴胡栀子散见薛氏创制方剂）。

**案例 3**

一女子十五岁，寒热，月经先期，两寸脉弦出鱼际。此肝经血盛之症，用小柴胡汤加生地黄、乌梅治之而愈。（《保婴撮要·卷六·寒热》）

**按语：** 薛铠曰："阳盛则乍热，阴盛则乍寒，阴阳相胜，虚实不调，故邪气更作而寒热往来，或乍寒乍热也。少阳胆者，肝之府，界乎太阳、阳明之间，半表半里之分，阴阳之气，易于相乘，故寒热多主肝胆经症，以小柴胡汤加减调之。"脉弦，肝脉也；寸脉出鱼际，乃长脉也，"气血皆有余也"（《诊家枢要》）；左寸主心，心脉出鱼际，乃心火之象；右寸主肺，肺脉出鱼际，乃肺热之象。薛氏用小柴胡汤加生地黄、乌梅治之，方中柴胡舒畅气机，升发阳气，透邪达表，解除郁热；黄芩既能清肺热，又能助柴胡清泻肝胆之郁热；生地黄凉血养阴，补心体而泻心用；乌梅酸温，除烦热，补肝体而泻肝用，与柴胡配伍一辛一酸，共同调理肝之疏泄；生姜、半夏辛温化痰降逆；人参、甘草、大枣大补元气，扶正祛邪。宋代杨仁斋

《直指方》载小柴胡汤加乌梅治疗"男女诸热出血",可谓一箭三雕,面面俱到。肝经有热,迫血妄行,宜清肝止血,方中黄芩是也;肝不藏血,疏泄太过,宜敛肝止血,乌梅是也;脾肺气虚,不能摄血,宜益气摄血,参、草、枣是也。薛己用杨氏之法治疗月经先期,既是继承,又是创新,对后世治疗月经先期、月经量多提供了借鉴。

**案例 4**

一女子十四岁,自汗寒热,月经先期。余谓肝火血热,用加味逍遥散、地黄丸而痊。(《保婴撮要·卷十·自汗》)

**按语：** 该少女月经先期,薛己认为是"肝火血热"引起。气郁化热,阳气不能正常出入少阳三焦,遂呈晡热(薛氏医案中,晡热是最常见的发热类型),肝失疏泄,气郁不舒,气病及津,阴津不能正常升降出入,故自汗、月经先期。薛己用加味逍遥散合六味地黄丸而愈。焦栀清肝经气分之热,丹皮清肝经血分之热,柴胡疏肝理气,舒展少阳三焦气机,得辛凉之薄荷相助,一则增强舒畅气机的作用,二则不助火邪;当归、白芍养血活血,补肝之体,行血之滞;白术、生姜健脾护胃,防肝之乘,避免苦寒伤胃;茯苓淡渗治津之病,柴胡主升,茯苓主降,阴津升降出入有序,则自汗止、月经按月而行。肝火旺,热耗阴血,虽有归、芍之养血,但是薛己还考虑到该女子年仅二七,天癸虽至但不盈余,故还需从乙癸同源的角度,用六味地黄丸益肾填精,精血互化,以生肝血。

**案例 5**

一女子十六岁,面色萎黄,素沉静,喜笑不休,月经先期,用柴胡栀子散、加味逍遥散而愈。次年出嫁,不时复作,但作时面赤勇力,发后面黄体倦,朝用补中益气汤,夕用加味逍遥散而愈。后每发,悉用前药即愈。(《保婴撮要·卷十·喜笑不休》)

**按语：**《灵枢·本神》曰："心气实则笑不休。"薛铠从五行相生的角度认为"肝火炽盛，能生心火，而喜笑不休者，用柴胡清肝散"。薛己选用柴胡栀子散（柴胡、炒栀子、丹皮、茯苓、川芎、芍药、当归、牛蒡子、甘草）、加味逍遥散合方，病理上是母病及子，治疗上体现了"（心）实则泻其母（肝）"之治法。然患者又有"面色萎黄""素沉静"的土虚之症，故"次年出嫁，不时复作"，发作时"面赤勇力"，"面赤"是肝火上炎之象，"勇力"是筋脉拘挛之象，"发后面黄体倦"乃脾气虚损之象。"见肝之病，当先实脾"，故朝用补中益气汤补益脾气，并借昼之阳气升发之力助精气上注于头面，夕用加味逍遥散清肝火，并借夜之阴气潜藏之势引火下行。其处方用药巧妙，故"后每发，悉用前药即愈"。

**案例 6**

一妇人发疙瘩，日晡热甚，月经先期，或头目昏眩，或寒热发热，或四肢抽搐。此肝经风热血燥，用加味逍遥散，治之寻愈。后因怒，前症复作，口噤遗尿，此肝火血燥也，用加味小柴胡汤治之，渐愈。又夜间发热谵语，此血分有热也，用小柴胡汤加生地而愈。更用加味逍遥散，调理而安。（《外科枢要·卷三·论发痉十六》）

**按语：**该妇人因情志不遂导致肝不藏血，不当泄时而泄，致使月经先期；肝之疏泄失职，气血津液运行阻滞，壅而成疙瘩；气郁化热，阳气不能正常出入于少阳三焦，遂呈晡热；忧郁恼怒太过，肝失调达，肝气郁结，气郁化火，上扰头目，故头目昏眩；脾主四肢，肝气旺则乘脾土，脾虚四肢无主，故抽搐，即薛己所言"不时发搐乃木乘土位"（《保婴撮要·发搐》）。用加味逍遥散正合病机，故治之寻愈。后因怒，前症复作，且增口噤、遗尿二症。肝主筋，脾开窍于口，"噤者，筋急，由风木太甚，而乘于脾以胜水湿，则筋太燥，然燥金主于收敛，劲切故也"（《保婴撮要·偏风口噤》）。肝之疏泄太过，津液外泄故遗尿，《灵枢·经脉》曰："是主肝所生病者……遗尿"，直言肝的功能失常可致遗尿。薛己亦言："肝主小便，因热甚而自遗也"(《校注妇人良方·妇人中风诸症方论第一》)，用加减小柴胡汤治之渐愈。至于夜间发热谵语，参看"热入血室"之例。后更用加减逍遥散乃是根据其体质，未病先防。

薛己治疗月经先期，离不开加味小柴胡汤、加味逍遥散、柴胡栀子散等柴胡剂，病因上情志是诱发因素，肝的藏血、疏泄功能不能正常发挥是关键。从五脏相关的角度又与脾、肾密切相关，肝气盛则能乘脾土，故需扶土抑木；肝血虚还要考虑肝肾同源，精血互化，六味地黄丸是薛氏的首选。

### （2）月经过（后）期病案

#### 案例 1

一妇人年三十余，忽不进饮食，日饮清茶三五碗，并少用水果，三年余矣。经行每次过期而少，余以为脾气郁结，用归脾加吴茱，不数剂而饮食如常。(《内科摘要·卷上·脾胃亏损吞酸暖腐等症》)

**按语**：经水乃气血所化，气血乃脾胃腐熟运化水谷精微而成，该妇人不进饮食三年，仅以清茶、水果度日，气血无源，故月经过期而少。李杲云："胃中元气盛，则能食而不伤。"(《脾胃论·脾胃盛衰论》) 该妇人不能食，提示元气虚，"胃既病，则脾无所禀受，脾为死阴，不主时也，故亦从而病焉"。薛己诊为"脾气郁结"，《素问·举痛论》曰："思则气结……思则心有所存，神有所归，正气留而不行，故气结矣。"用归脾汤加吴茱萸"不数剂而饮食如常"。《本经》言吴茱萸"温中"，薛氏注解"惟温中，故主太阴脾经"，可助脾胃腐熟运化水谷，其辛温，助归脾汤中木香利于结气之散，则气之郁结可除，归脾汤可益气健脾，宁心安神，"脾胃俱旺，则能食而肥"，气血生化有源，则经水按期而来，经量也有保证。

#### 案例 2

一妇人经候过期，发热倦息，或用四物、黄连之类，反两月一度，且少而成块；又用峻药通之，两目如有所蔽。余曰：脾为诸阴之首，目为血脉之宗，此脾伤五脏，皆为失所，不能归于目矣。遂用补中益气、济生归脾二汤，专主脾胃，年余寻愈。(《女科撮要·卷上·经候不调》)

**按语：** 朱震亨云："经水不及期而来者，血热也，四物加黄连"(《丹溪心法·卷五·妇人八十八》)。该妇人月经过期，前医见有发热，径用四物加黄连，此乃寒热不辨之误，用之经期又延后，两月一次，黄连苦寒伤脾败胃，气血乏源，故经量少，血得寒则凝，故有血块。经量少、有血块，又被下工误作瘀血作祟，故用破血之剂通之，攻伐峻药损伤气血，"目得血而能视"，今血伤目无所养，故"两目如有所蔽"。按照李杲脾胃学说，"形体劳役则脾病"，发热乃阴火上冲所致，李杲又有"脾胃虚则九窍不通论"，双目为在上之窍，故以补中益气汤升精气于双目，归脾汤健脾养心，"心脾平和，则经候如常"。

**案例3**

一女子素血虚惊悸，出嫁后更怔忡晡热，月经过期，用八珍汤加远志、山药、酸枣仁，三十余剂渐愈，佐以归脾汤痊愈。(《保婴撮要·卷十·惊悸》)

**按语：** 该女子为虚人体质，脾胃虚弱，气血乏源，经水不能按月而来，宗气不行，血脉凝滞，心神失养则惊悸不安。出嫁后情志不遂，由精神因素刺激，惊悸日久不愈转化为怔忡，心中惕惕，不能自控，活动后加重。心主血脉，脾主统血，《素问·阴阳别论》曰："二阳之病发心脾，有不得隐曲，女子不月"，月经过期乃经闭之渐，薛己先处以八珍汤加远志、山药、酸枣仁以益气养血，养心安神，"有形之血不能速生"，故服用三十余剂渐愈。后以归脾汤心脾同补而痊愈。

**案例4**

一妇人手心色赤瘙痒发热头晕，作渴晡甚，服祛风清热之药，肤见赤痕，月经过期。用加味逍遥散倍熟地，热止痒退；更以四物汤加柴胡、参、芪、炙甘草、茯苓，头清渴止；再用四物汤加参、术、茯苓、山栀，赤晕

亦消。(《疡疡机要·上卷·类症治验》)

**按语:** 此案乃因他证误治致月经延后。前医以为头晕乃"诸风掉眩,皆属于肝",又有风盛则痒之说(实则风也有外风内风之别),又见发热,径用祛风清热之药,服后肤见赤痕,月经先期,可见治疗不得法。见发热、口渴必辨外感内伤,李杲云:"内伤及劳役饮食不节,病手心热,手背不热。""初劳役形质,饮食失节,伤之重者,必有渴,以其心火炽,上克于肺金,故渴也。"(《内外伤辨惑论》)由手心热、日晡时口渴甚可知,该妇人乃内伤之病。风药辛散,用风药必损伤气血,且有"治风先治血,血行风自灭"之说,从薛己三次处方来看,其治疗均离不开养血之品。《素问·至真要大论》曰:"诸痛痒疮,皆属于心",且手厥阴心包经"入掌中"(《灵枢·脉经》),该妇人手心色赤瘙痒,故还需从心论治。

先用加味逍遥散加熟地疏肝气,养肝血,健脾运,其中丹皮、栀子色赤入心,清心凉血,体现了"(肝)实则泻其子(心)"之法。肝之疏泄及脾之运化正常,气血津液运行畅通无阻,则瘙痒退矣,内热之邪亦无处藏身,故发热止矣。继用四物汤加柴胡、参、芪、苓、炙甘草,益气血,升清阳,精气荣于上则头晕停、作渴止。朱震亨云:"妇人经水过期,血少也,四物加参术"(《丹溪心法·妇人八十八》),故用四物汤加参、术、茯苓、山栀,益气养血使经水有源则按月而来,血凉则赤晕退。

薛己三次处方,每次药物均大同小异,可看作薛己是根据病情变化对处方的调整。从薛己记载的治疗结果看,每用一方相应症状就消失,但是不可以理解为某一方专治某症,只是恰好用了某一方后,药对病机,该症状消失了。

### (3)月经先后不定期病案

#### 案例1

一妇人素郁怒,患前症(指结核,编者注),内热晡热,久而不愈,若面色萎黄则月经过期而少，若面色赤则月经先期而多。余曰：面黄过期，脾经虚弱也；面赤先期，脾虚火动也。朝用补中益气，升举脾土，以益气血；夕用加味逍遥，滋养肝血，以熄阴火；复以归脾汤解郁结，半载元气复而痊。（《校注妇人良方·卷二十四·妇人结核方论》）

**按语：** 该妇人素郁怒，郁者伐脾，脾虚不能生肺金，肺主气，气衰则血不行，肝主疏泄，怒则伤肝，气滞则血瘀，"气流而注，血注而凝"（《女科撮要·卷上·流注》）。发热乃是气虚致使阴火上冲，气郁化火两方面所致，且相互影响，病机复杂，故"久而不愈"。脾虚则饮食少思，气血生化乏源，上不能荣色于面，故见面色萎黄，下则血海不能按时满溢，故月经过期而少；肝气郁结，疏泄太过，经血不当泄而泄，故月经先期而多，怒则肝火上炎于面，故面色赤。肝之疏泄失常可使气血运行紊乱，进而导致经乱。

本案肝、脾二脏同病，既有气虚，又有气滞，既有气病，又有血病（结核乃有形之症，属血病，月经病归根到底就是血证），既有实火（肝怒之火），又有虚火（脾虚元气不足之阴火）。对于如此复杂之证，薛己善于把天人相应之理用于医疗实践中，创立朝夕用药法。朝属阳，升属阳，气亦属阳，故朝用补中益气汤升举脾土以生阴血，脾胃气旺则元气充，元气充则阴火熄，气血足则血海满，月经能按时而潮，并借助自然升发之力升精气于面部；夕属阴，降属阴，血亦属阴，夕用加味逍遥散，丹皮、栀子降肝火，凉血散血，柴胡、薄荷疏肝解郁，当归、芍药养肝血，白术、茯苓、生姜健运脾气，以防苦寒伤脾，肝之疏泄复常，气血运行有序，则流注之有形之物消失，月经周期、经量自然回归至正常范围之内。后用归脾汤解郁结，"心脾平和，则经候如常"。

**案例 2**

一女子二十岁，月经先期而或过期，或有怒身发赤晕，或患疙瘩，六七日方退。服祛风药，赤晕不退，瘙痒作渴。执为风证，恪服前药，搔破成疮，脓水浸淫。余曰：此肝火生风，再服是药，必致筋挛。不悟，后两手果挛，始信。先用地黄丸、四物汤，月余热渴顿减；乃佐以加味逍遥散，又月余患处脓少；又用四君、山栀、牡丹皮二十余剂，指能伸屈。（《疠疡机要·中卷·续治诸症》）

**按语**：怒则生肝火，火势燎原则身发赤晕；怒则气郁不舒，气血运行不畅，壅滞而成疙瘩；怒伤肝，疏泄太过，经血不当泄而泄，故月经先期而至；怒之后肝气郁结，疏泄不及，经血当泄而不泄，故月经后期而潮。前医误以为风邪客于皮肤致使营卫不和郁于肌肤出现身发赤晕、疙瘩，故用祛风药。然祛风药多辛温，辛温助热灼津血，故赤晕不退、口渴；热生风，风盛则痒；血属阴，血虚不能濡养，则阳气浮越于外，导致发热。气病及津，气滞可引起津液输布排泄障碍，气不化水，出现"搔破成疮，脓水浸淫"。《金匮要略·痉湿暍病脉证并治第二》曰："疮家虽身疼痛，不可发汗，汗出则痉。"该女子频频服用祛风之药，汗出伤津，津伤则筋挛。

幸终信薛己，薛己亦能力挽狂澜。因精血衰耗，水不涵木，木少滋荣而生内风，故薛己先用地黄丸补肾填精，四物汤调益营卫，滋养气血，达到精血互化之目的，阴能涵阳，故服用月余而口渴、发热顿减。加味逍遥散疏肝气，肝之疏泄正常，则经血按月而泄，气顺则津液代谢正常，故服用月余脓水减少。《素问·脏气法时论》云："肝苦急，急食甘以缓之"，故以四君子汤之甘以缓筋之拘挛，也对应"见肝之病，当先实脾"之治未病之法，加丹皮、山栀以清肝经之余热，以防死灰复燃，且四君子汤加丹栀体现了"苦甘相济即时伸"的治筋挛之法，故服用二十余剂手指能屈伸。

此案先期治疗一误再误，坏证频频，复杂多变。幸还有救逆的机会，薛己分步论治，先后层次清晰，每步治疗目标明确，值得效法。

### （4）月经先期误治成月经后期病案

**案例 1**

一妇人性善怒，常自汗，月经先期。余以为肝火血热。不信，乃泛用降火之剂，反致月经过期。复因劳怒，口噤呻吟，肢体不遂，六脉洪大，面目赤色。用八珍、麦门、五味、山栀、丹皮，数剂渐愈；兼用逍遥散、六味丸各三十余剂痊愈。（《校注妇人良方·卷三·妇人贼风偏枯方论第十》）

**案例 2**

一妇人患茧唇，月经先期，余以为肝火血热。不信，乃泛用降火之剂，后致月经过期。复因劳怒，口噤呻吟，肢体不遂，六脉洪大，面目赤色。用八珍、麦门、五味、山栀、丹皮，数剂渐愈；兼用逍遥散、六味丸料，各三十余剂痊愈。（《外科枢要·卷三·论发痉十六》）

**按语：**前例，怒则伤肝，肝之疏泄太过，津液外泄，故自汗、月经先期。后例，伴有茧唇，茧唇是以口唇肿起，皮白皱裂形如蚕茧，溃烂出血为主要表现的疮疡类疾病。两案虽表现有异，但薛己认为都是"肝火血热"所致，治疗当清肝火，疏肝气，养肝血，按照其处方习惯，会选加味逍遥散治疗。患者疑而勿纳，乃泛用降火之剂，寒凉太过，冰伏血凝，致使月经过期。后因劳怒，"形体劳役则脾病"，脾病则元气不充，不能布于肢体，则肢体不遂；怒则肝火旺，肝开窍于目，故目赤，火热上燎其面则面赤；肝火旺则灼伤阴血，肝主筋，筋失血养则急，急则口噤；《灵枢·九针论》曰："肝主语。"肝火旺扰乱肝魂，肝魂失主，故呻吟；怒则血管暴张，故见六脉洪大，脉证不和，当舍脉取证。薛氏认为发痉"皆由亡血过多，筋无所养"所致，故以八珍汤气血双补，加麦门、五味子增液濡筋，加山栀、丹皮清肝火、凉肝血。后用逍遥散、六味丸健脾气，疏肝气，养肝血，肝之疏泄功能复常，则经水能按月而来。

### （5）月经过期误治成月经先期病案

**案例1**

一妇人性沉静，怀抱不乐，月经过期，遍身作痒。服祛风清火之剂，搔破成疮，出水不止，其痒益甚；或用消风散之类，眉棱跳动，眉毛折落；又服遇仙丹，患处俱溃，咳嗽发热，饮食日少，月经先期。余作肝脾郁怒而血燥，前药复伤而益甚。先用四君、芍、归、山栀、牡丹皮，饮食渐进，服月余而嗽止；又以加味逍遥散加钩藤钩，二十余剂而眉不动，乃去钩藤，倍加参、术、当归，月余疮渐结靥，又以八珍汤加山栀、牡丹皮而痊。（《疠疡机要·中卷·续治诸症》）

**按语：**本例患者性情抑郁，气机郁滞，久而化火，损伤阴血，影响月经周期，并见全身瘙痒之疾。医者不察其因，治以祛风清火之剂，反伤脾胃元气，导致皮肤病症加重；再用消风散之类，而致动风之象，并见眉毛脱落；医者不察失误，反而给予遇仙丹，重损脾胃，气虚不固，肺金失养，出现咳嗽发热、饮食减少、月经提前等症。薛己诊为肝脾郁怒而血燥之证，以四君、芍、归、山栀、牡丹皮健脾清热养阴，脾胃功能渐复；又以加味逍遥散加钩藤疏肝清热，眉毛停止脱落；又以加味逍遥散倍加参、术、当归，月余而疮愈；最后以八珍汤加山栀、丹皮调理而愈。

### （6）痛经病案

**案例1**

一妇人经行腹痛，食则呕吐，肢体倦怠，发热作渴。此乃素禀气血不足，用八珍汤二十余剂而愈。（《校注妇人良方·卷一·月水行止腹痛方论第十二》）

**按语：**《金匮要略·血痹虚劳病脉证并治第六》曰："虚劳里急，悸，衄，腹中痛，梦失精，四肢酸疼，手足烦热，咽干口燥，小建中汤主之。"此案几乎就是小建中汤证的再现，食则呕吐乃因脾胃虚寒不能腐化水谷，食停胃中，胃气不得降所致，方中桂枝可降逆气，"生姜为呕家之圣药"。按照"但见一证便是，不必悉具"的辨证法则，用小建中汤加味完全可治愈。薛己临证多用时方，用八珍汤虽也对证，然显呆滞。

**案例 2**

罗安人每经行，脐腹痛甚，以桃仁桂枝汤，一剂而瘥。（《校注妇人良方·卷七·妇人痃癖诸气方论第七》）

**按语：** 陈自明云："若经道不行，绕脐寒疝痛彻，其脉沉紧。此由寒气客于血室，血凝不行，结积血为气所冲，心血与旧血相搏，所以发痛。譬如天寒地冻，水凝成冰。宜温经汤及桂枝桃仁汤、万病圆。"（《妇人大全良方·月水行或不行心腹刺痛方论第十二》）此案即是薛己用陈氏创制的桂枝桃仁汤治疗痛经的例子。桂枝桃仁汤由桂枝、芍药、生地黄各二钱，桃仁七枚，甘草一钱组成。薛己总结其病机为"气郁而血滞"，可以看出是由仲景桂枝茯苓丸与芍药甘草汤加减化裁而成。血得温则行，故用桂枝通血脉而消瘀血，温阳气而助气化，生地黄"逐血闭"（《本经》），"生新血补真阴"，桃仁苦甘，"苦以破滞血"，"甘以生新血"，芍药甘草汤益阴养血，通络缓急。

## （7）闭经病案

**案例 1**

一妇人胃气素弱，为哭母吐血咳嗽，发热盗汗，经水三月不行。余以为悲则伤肺，思则伤脾，遂朝服补中益气加桔梗、贝母、知母，夕用归脾汤送地黄丸而愈。（《女科撮要·卷上·经闭不行》）

**按语：**《素问·举痛论》曰："悲则心系急，肺布叶举，而上焦不通，营卫不散，热气在中，故气消矣。"肺气损伤，不能主一身之气，血行无力，故而闭经；气伤必有升降失调，肺气不降则咳嗽；五志过极皆能化火，故发热；情志之火损伤肺络，溢出脉外，故咯血（不是吐血，故更正）；夜则阴气盛，阳虚阴盛，气虚不能摄津，津液外泄故盗汗；《素问·举痛论》曰：
"思则心有所存，神有所归，正气留而不行，故气结矣。"过思伤脾，脾伤
则运化失司，升降失常，中焦受阻，气机郁结，故该妇人必有纳谷不香、
不寐等症。该妇人又胃气素弱，脾土为肺金之母，虚则补其母。薛己此案
根据天人相应之理，采用朝夕用药法。昼属阳，气属阳，主升，朝用补中
益气汤益气健脾，升阳摄津，加桔梗、贝母、知母即含有后世张锡纯升陷
汤的组成，其中桔梗升提肺气，柴胡生发肝气，升麻升举脾气；知母滋阴
清热，润肺燥，滋肾水，实现金水相生；贝母"利涩滞而散结气，除烦热
而润心肺"。夜属阴，津属阴，主降，咯之血、盗之汗、哭之泪，均是津液
外泄的表现，血、汗均为心之液，泪为肝之液，故以归脾汤补益心气，滋
养心液；六味地黄丸滋补肾阴以生肝血。前方以升、以气为主，但也有二
母之润、之降，可谓阳中有阴；后方以降、以津为主，却也有芪、参之升，
白术、木香之燥，可谓阴中有阳。气得补津液不妄泄，故咯血、盗汗停矣；
气得升降有序，咳嗽止矣；气血足，经血有源，故月经能够按月而来。

　　薛己经常把补中益气汤和六味地黄丸合用，一般是从脏腑角度考虑，
一补脾，一补肾，一先天，一后天，体现了薛己治病必求其本，务滋化源
的学术思想。但是本案给我们的启示是，也可以从升降的角度去分析二方
合用的深意，有升必有降，乃阴阳互根互用之理。薛己的同乡，清代医家
尤在泾在《医学读书记》一书中撰一短文《补中益气汤六味地黄汤方合
论》，就是从升降的角度分析二方："阳虚者，气多陷而不举，故补中益气
汤多用参、芪、术、草，甘温益气，而以升、柴辛平，助以上升；阴虚者，
气每上而不下，故六味地黄丸多用熟地、萸肉、山药，味厚体重者，补阴
益精，而以茯苓、泽泻之甘淡助之下降。气陷者多滞，陈皮之辛，所以和
滞气；气浮者多热，牡丹之寒，所以清浮热。然六味之有泽、苓，犹补中
之有升柴也；补中之有陈皮，犹六味之有丹皮也；其参、芪、归、术、甘

草，犹地黄、茱萸、山药也，法虽不同而理可通也。"

**案例 2**

一妇人性沉多虑，月经不行，胸满少食，或作胀，或吞酸。余以为中气虚寒，用补中益气加砂仁、香附、煨姜二剂，胸膈和而饮食进；更以六君加芎、归、贝母、桔梗、生姜、大枣数剂，脾胃健而经自调矣。(《女科撮要·卷上·经闭不行》)

**按语：** 思则伤脾，"脾既病，则胃不能独行津液，故亦从而病焉。"(《脾胃论·脾胃盛衰论》)脾胃既病，不能腐熟运化水谷精微，气血乏源，故月经不行；思则气结，脾气内虚，运化失职，气机壅滞，在上则胸满，在下则腹胀；脾虚则生内湿，湿邪困脾，纳呆不思食，故食少。薛氏用补中益气汤加味治疗，体现了"塞因塞用"的治法，补以行经，补以消胀，但是补也要顺应脾胃的生理特性。虚胀之治，若一味消胀，会愈消愈胀；同样，若一味守补，也会造成虚不受补。故以黄芪、人参、炒白术、煨姜益气健脾，温中和胃，陈皮、砂仁、香附行滞气，当归养血和血，升麻、柴胡助黄芪升阳气，则脾胃健，滞气消，胀满除，故服之"胸膈和而饮食进"。问题是，气血下行方能充溢血海，而反升阳气，岂不月经更难来潮？薛己也意识到这个问题，故效亦更方，以四君子汤健运中焦；生姜、半夏即名方小半夏汤，降逆气；加芎、归、大枣养血活血；桔梗"能开提气血"，贝母"利涩滞而散结气，除烦热而润心肺"，降中有升，气能行血，气能摄血，保证血海满则能溢而又不妄溢。

## （二）崩漏诊治经验

崩漏，是指非月经时暴下不止或淋漓不尽，前者谓之崩中，后者谓之漏下。本病多急证，薛己认为，若大下血后，毋以脉诊，当急用独参汤救之，此证易出现假热之脉，由脾胃先损而患，故脉洪大，皆因元气虚弱，脉有胃气则受补可救，并告诫万不可用寒凉之药。

## 1. 脏腑辨证治疗

### （1）从脾肝论治

脾统血，肝藏血，肝又与情志关系密切。治病必求于本，故薛氏治疗崩漏主要从脾、肝二脏着手。

治脾多温补，气旺则血得摄，兼清郁热。脾胃虚损，不能摄血归源，治以六君子加当归、川芎、柴胡；若气虚下陷，改用补中益气汤加酒炒芍药、山栀升阳举陷，摄血归源；若脾经郁结，血不归经，用归脾汤加柴胡、山栀、丹皮；若悲哀伤胞络而血下崩，用四君子汤加柴胡、升麻、山栀。

治肝多清肝养血，郁热得清则血不妄行。肝经有火，血得热则下行，治以四物汤加柴胡、山栀、茯苓、白术；若因怒生火，小柴胡汤加山栀、芍药、丹皮；若肝经有风，血得风而妄行，独圣散食前服下；若瘀血为患，用五灵脂为末，烧铁器淬酒调服。

### （2）久崩从肾论治

一般说来，久病从肾论治。崩漏日久，多是肾失固藏之变。如薛己以八味丸治疗崩漏验案：

乾内钱氏，年五十岁，辛丑患崩，诸药罔效，壬寅八月，身热肢痛，头晕涕出，吐痰少食。众作火治，转炽绝粒，数日淹淹伏枕，仅存呼吸。兄方浙归诊之，谓脾胃虚寒，用八味丸料一剂，使急煎服。然胃虚久，始下咽，翌早遂索粥数匙。再剂，食倍热减痛止，兼服八味丸良愈。癸卯秋，因劳役忧怒，甲辰春夏崩复作，六月二十日，胸饱发热，脊痛，腰不可转，神气怫郁。或作内伤，或作中暑，崩水沸腾，兼以便血，烦渴引饮，粒米不进，至七月十三日，昼夜昏愦，时作时止，计无所出。仍屈兄诊之，脉洪无论，按之微弱，此无根之火，内真寒外假热也。以十全大补加附子一剂，晕止，食粥三四匙，崩血渐减，日服八味丸，始得痊愈。（《女科撮要·卷上·经漏不止》）

按语：久崩致肾之闭藏之功失职，肾藏精，精化血，久崩血虚精亏，阴虚及阳，虚阳外浮，故见发热；血虚生风则头晕；肾阳虚致使蒸化失司，水湿泛滥，故涕出、吐痰；久崩脾阳亏损，脾主四肢，不荣则痛；脾不运化，故少食。此肾、脾、肝"三阴虚"，气血阴阳俱虚，而以肾虚为主，又误为火证，用凉药病甚，故以八味丸温补三脏，阴阳并补，其中熟地黄补肾填精生血，山萸肉酸温收敛外散之元气，桂附化气以固肾，则肾之闭藏之功可复。后食粥，脾胃得食养则脾阳复。此即薛己所言"脾胃虚寒而不能生阴血者，宜用八味丸"（《明医杂著·丹溪治病不出乎气血痰郁》薛按）。由于崩漏多急证，故多能及时治疗，此案少见。

**2. 用药特色**

**（1）寒而勿凝**

妇女崩漏多与情志因素有关，以怒、思、悲、哀为主，五志过及皆可化火，血得热则妄行，故要清热止血。但是过于寒凉则血遏，即使是热证，也要在清热的同时适当用温药反佐，以达到血止还能正常循行的目的，如奇效四物汤中，炒艾叶反佐炒黄芩，一温经止血，一凉血止血，相反相成。对于饱食致崩者，因伤脾气，下陷于肾，与相火协合，湿热下迫而致。宜用甘温之剂调补脾气，则血自归经而止矣。若误用寒凉，复损胃气，则血无所羁，而欲其止，不亦难哉！（《明医杂著·丹溪治病不出乎气血痰郁》薛按）。薛己在其医案中，并不使用大蓟、小蓟、藕节、侧柏叶等凉血止血药。

**（2）不惧热药**

《素问·阴阳别论》："阴虚阳搏谓之崩。"血得热则妄行，溢出脉外，故治疗血证多用凉药。但是，有其证用其药，仲景治疗远血的黄土汤就用了炮附子，薛己治疗崩漏也不惧温药，如附子、干姜之大辛大热之品，能温补元阳，元气充则血能摄。

### 3. 验案分析

#### 案例1

大尹王大成之内，久患崩，自服四物、凉血之剂，或作或辍。因怒发热，其血不止，服前药不应，乃主降火，更加胁腹大痛，手足俱冷。余曰：此脾胃虚寒所致。先用附子理中汤，体热痛止。又用济生归脾、补中益气二汤，崩血顿愈。

**按语：**患者久崩，本已气血俱虚，又因郁怒伤肝，肝火上炎，火热迫血妄行，服用寒凉降火药伤脾胃之阳，致脾胃虚寒。寒邪阻滞气机，不通则痛。薛己辨证准确，投以附子理中丸，温脾阳，通经络，则痛止。又投以补中益气汤、济生归脾汤，补益气血，诸症皆愈。

#### 案例2

大化内患月事不期，崩血昏愦，发热不寐。或谓血热妄行，投以寒剂益甚；或谓胎成受伤，投以止血，亦不效，乃敬延先生诊之。曰：此脾气虚弱，无以统摄故耳，法当补脾，而血自止矣。用补中益气加炮姜，不数剂而验。惟终夜少睡惊悸，另服八物汤，更不效。叩诸先生，曰：杂矣。乃以归脾汤加炮姜以补心脾，遂如初。

**按语：**患者素来脾气虚弱，脾失统摄，故见崩血。薛己诊断为脾气虚弱，无以统摄。故治以补脾，而血自止。薛己以补中益气汤为主补益脾气，加入辛热之炮姜，温补阳气、止血。另，患者素体虚弱，久病失养，脾气亏虚，以致心失所养，发为惊悸。薛己以益气安神的归脾汤加减，遂愈。

### （三）**热入血室诊治经验**

"热入血室"之名最早见于《伤寒论》，指妇女在经期或产后，感受外邪，邪热乘虚侵入血室，与血相搏所出现的病证。《伤寒论》云："妇人中风，七八日，往来寒热，发作有时，经水适断，此为热入血室，其血必结，故使如疟状，发作有时，小柴胡汤主之。""妇人伤寒发热，经水适来，昼日明了，暮则谵语，如见鬼状者，此为热入血室。治之无犯胃气及上二焦，必自愈。""妇人中风发热恶寒，经水适来，得之七八日，热除，脉迟，身凉和，胸胁满如结胸状，谵语者，此为热入血室也。当刺期门，随其实而取之。""阳明病下血谵语者，此为热入血室，但头汗出，当刺期门，随其实而泻之，然汗出者愈。"提出"热入血室"的症状：昼日明了，暮则谵语，如见鬼状。亦提出"热入血室"的治疗方法：一，服小柴胡汤；二，刺期门。至仲景之后，历代医家对血室的含义看法不一，如以成无己《伤寒明理论》为代表的医家认为"室者，居室也，谓可以停止之处。人身之血室者，荣血停留之所，经脉留会之处，即冲脉是也"；罗天益认为血室即《素问》所谓女子胞，即产肠；张介宾认为子宫即血室；柯琴《伤寒来苏集》云"血室者，肝也"；沈金鳌认为血室是肝也是冲脉，等等。综上，历代医家对血室的定位大致分为肝脏、子宫、冲脉诸说。

薛己继承了张仲景热入血室证的认识，并在此基础上进行了发挥。

### 1. 病因病机

薛己认为，妇人热入血室的引发条件为行经时外感风寒或先外感风寒后月经至；此类患者引发热入血室的病因为平素劳役过度或郁怒发热。盖"劳则气耗"，劳役过度日久必引发元气虚弱；怒则气上，引动肝阳，肝阳化火，损伤肝血，血虚而生内热，故发热。所以，劳役与郁怒之人其结局均为气血虚弱。

### 2. 治则治法

薛己治疗妇人热入血室之证初期运用仲景之法，后期根据患者引发热入血室疾病的本质进行治疗。

### 3. 辨证论治

薛己提出，凡热入血室引发"昼则明了安静，夜则谵语如见鬼状"者，用小柴胡汤加生地黄；若是血虚者，用四物汤加生地、柴胡。薛己亦提出热入血室后期证治：若病既愈而血未止，或热未已，元气虚弱，用补中益气汤；脾气素郁，用济生归脾丸；若血气素弱，用十全大补汤。

### 4. 常用药物

薛己在尊崇张仲景治疗热入血室证用小柴胡的基础上，常加生地。纵观历代本草，薛己加入此药，其意有三：一，生地直入阴血，直达病所，故充当引经之药；二，热入血室之妇人往往有发热的现象，而此类发热多为虚热，生地甘寒养阴，滋养阴液而清虚火，切中病机；三，热入血室会出现神昏、谵语等阳明经实热的症状，医家见之多会选用苦寒清热之品，而张仲景在《伤寒论》中强调治疗热入血室之证切记"治之无犯胃气……必自愈"，强调了胃气的重要性，盖人以胃气为本，胃气足则元气易复，胃气伤则病难复，故此处不选用苦寒直折败火之品，而是用生地，以免损伤胃气。

### 5. 验案分析

**案例 1**

一妇人经行，感冒风寒，日间安静，至夜谵语，用小柴胡加生地治之顿安。但内热头晕，用补中益气加蔓荆子而愈。后因恼怒，寒热谵语，胸胁胀痛，小便频数，月经先期，此是肝火血热妄行，用加味逍遥加生地而愈。(《女科撮要·卷上·热入血室》)

**按语**：该妇人行经时，感冒风寒，邪热乘虚侵入血室，与血相搏而产生热入血室之"昼日明了，暮则谵语"之症，薛己按照仲景理论给予小柴胡汤加生地，先治疗其热入血室之证。盖生地入阴分，是根据张仲景治疗妇人热入血室之证"治之无犯胃气"的观点，不用苦寒直折之品，故选用生地。生地乃甘、寒之品，《神农本草经》谓其："逐血痹……除寒热积聚。"《名医别录》称其："主治妇人崩中血不止，及产后血上薄心、闷绝，伤身、胎动、下血，胎不落，堕坠，腕折，瘀血，留血，衄血，吐血。"《药性论》谓其："能补虚损，温中下气，通血脉……解诸热……能消瘀血，病人虚而多热，加而用之。"因此，薛己在用小柴胡加生地之后，患者顿安。尔后仍有内热头晕的现象，薛己言："若病既愈而热未已，此元气素弱，用补中益气。"故患者内热乃气虚发热，头晕乃因外邪未清，故薛己又加入蔓荆子一味，取其疏风散热，清利头目之功。后来该患者又因恼怒，引发发热谵语、月经先期的症状，又与热入血室相类似。薛己曰："妇人伤寒，或劳役，或怒气发热，适遇经行，以致热入血室"，所以引发妇人热入血室的条件是劳役或者发怒。此例患者因恼怒而发，肝火灼伤阴血，使血液妄行，血虚发热，故薛己从其病本论治，用逍遥散加生地，取其疏肝养血之功。

**案例 2**

一妇人怀抱素郁，感冒行经谵语，服发散之剂，不应；用寒凉降火，前症益甚，更加月经不止，肝腹作痛，呕吐不食，痰涎自出。此脾胃虚寒，用香砂六君，脾胃渐健，诸症渐退，又用归脾汤而痊愈。(《女科撮要·卷上·热入血室》)

**按语：**盖妇人亦为感冒行经而引发热入血室之证。服发散之剂，破其气，败其脾肺；服寒凉之剂，伤其脾胃。此两点均违反仲景之"无伤胃气及上二焦"之禁忌，使脾伤胃寒，而致呕吐不食，痰涎自出。张仲景曾言妇人热入血室之证，无伤胃气及上二焦，疾病可自愈，故薛己不用小柴胡或者逍遥散，而是选用香砂六君，脾胃健而热入血室之证自愈。另外，此人为"素郁"之人，薛氏曰："脾气素郁，用济生归脾"，所以又用归脾丸而患者痊愈。

由上可见，薛己在治疗妇人热入血室时，首重调补脾胃，固护脾胃。对于夹热之人，选用甘寒养胃之品而不用苦寒败胃之品；对脾胃已伤之人，调补脾胃使疾病自愈。其次，对于热入血室证后期注重调护，弥补了仲景的不足。最后，对引发热入血室的先决条件进行了补充：或为劳役，或为怒气。填补了热入血室证病因方面的空缺，为后世提供了新思路。

## （四）带下病诊治经验

带下病有广义与狭义之分，广义带下病泛指一切妇科疾病，狭义带下指女子阴中流出的液体。"带下"二字首见于《素问·骨空论》，"任脉为病，男子内结七疝，女子带下瘕聚。"广义"带下病"首见于《神农本草经》；狭义"带下病"首见于隋代《诸病源候论》，该书一并将带下分为五色带，为后世带下病的辨证论治打下坚实的基础。宋朝以前，带下的定义比较含糊，医家通常将带下与崩漏混淆，统称为带下病。直至宋代，带下才与崩漏明确分开，成为独立的疾病。历代诸家对带下病因认识有所不同，宋代以陈自明为代表的医家认为带下病乃"因经行产后，风邪入胞中，传于脏腑而致之"。至金代，刘完素提出任脉湿热为带下病的主要病因。李杲在继承刘完素以湿热论带下的基础上，认为带下不全拘于带脉，亦有湿痰流注下焦、肝肾阴淫之湿胜，以及惊恐思虑等情志因素的影响。元代朱震亨提出带下病的湿痰论，并且对李杲提出的情志因素更加重视。到了明代，医家对带下病的认识仍以"湿"为主。至清代，对带下病的病因理解已经趋于完备，医家从痰饮、情志、瘀血等多方面认识。因为历代对带下病病因认识的不同，病机亦各异。如《内经》认为带下病的病机为任脉损伤；至张子和，则提出任冲督带损伤皆可导致带下，特别是带脉损伤；到了明代，诸医家将带下病的病机偏向于脏腑特别是肝脾肾三脏的损伤。至此，历代对于带下病的病机认识分为任冲督带的损伤，以及脏腑损伤两方面。明代薛己在带下病的认识与治疗上可谓集大成者，且有突出特色。

### 1. 病因病机

明代诸医家对带下病病因病机的认识主要从"湿"入手，而薛己总结了前人的经验并形成了自己的观点。大致分两类：

（1）脾胃亏损，阳气下陷

造成脾胃亏损、阳气下陷的原因有以下几方面：

①六淫七情：薛己继承李杲及朱震亨的思想，将六淫七情放于首位。盖女子七情过甚，犹善思虑，而思虑最易伤脾。长期思虑过度导致脾胃亏损，脾阳下陷而成带。另外，女子外感六淫风冷之邪，损伤阳气，导致阳气下陷而为带。正如陈自明所言：带下乃"风冷入于胞中，传入脏腑而致"。由此可见，薛己所论六淫七情导致脾胃虚损，阳气下陷而生带下之说，是在陈自明"风冷入胞中"及李杲"七情致带说"基础上的发挥。

②醉饱房劳：今时之人，醉以入房，耗散其精。盖带下乃肾精所化，其人醉饱伤脾胃，房劳伤肾精。日久便导致脾肾亏损，而致精关不固，以成带下之病。

③饮食所伤：薛己认为，平素过食膏粱厚味易生带下病。盖膏粱厚味助生痰湿，日久损伤脾胃，导致脾胃亏损而生带下。此又与朱震亨之痰湿论不谋而合。

④药物损伤：薛己认为，服用燥剂亦可导致带下病。盖服用燥剂伤脾胃之阴津，日久阴损及阳，阳虚气陷，而为带下。

（2）痰湿下注，蕴积成带

饮食失宜，过食膏粱厚味化生痰湿，日久痰湿下注蕴积成带，而成带下病。

**2. 治则治法**

综合薛己所言带下的病因病机可见，无论是六淫七情还是饮食药物、醉饱等因素，最终都损伤脾胃，导致阳虚气陷而成带下。故薛己提出治疗带下应该"壮脾胃，生阳气，佐各经见症之药"。

**3. 辨证论治**

薛己对于带下病辨证的独特之处在于巧妙地将脏腑辨证与气血阴阳辨

证相结合。其治疗上亦坚守"治病求本"的原则。其治疗带下病在"壮脾胃，升阳气"的基础上，根据各脏腑见证斟酌处方用药。如其在《女科撮要·带下》篇曰："属肝则青，小柴胡加山栀；或湿热壅滞，小便赤涩，龙胆泻肝汤；属心则赤，小柴胡加黄连、山栀、当归；属肺则白，补中益气加山栀；属脾则黄，六君子加山栀、柴胡，不应，归脾汤；属肾则黑，六味地黄丸；若气血俱虚，八珍汤；阳气下陷，补中益气汤；湿痰下注，前汤加茯苓、半夏、苍术、黄柏；气虚痰饮下注，四七汤送肾气丸。"由此可以看出其论治特色：

### （1）脏腑辨证为主

薛己所论述带下病的治疗，首先从心、肝、脾、肺、肾五脏入手，气血阴阳次之。结合《女科撮要·带下》篇可见，薛己记载的8例带下病医案中，其病本属脾胃虚弱者5例；肝脾郁结者2例；气虚痰饮者1例。可见其在治疗上又以肝、脾为主。

### （2）调理脾胃以求本

薛己在带下病的治疗上谨守其"治病求本"的学术思想。如治一脾胃虚弱，湿热下注的病人，用补中益气汤，使脾胃强健而湿热自除。薛己治疗带下病，不局限于有形实邪，而是从导致这些病理产物产生的原因着手，其治法深入病所，直断病根。

### （3）病久则补肾填精

带下乃由肾精所化，带下日久，必伤肾精。故对于日久之带下，薛己用六味地黄丸治之。如薛己曾诊治一妇人，头晕唾痰，胸满气喘，苦于白带二十余年，诸药不应。薛己以六味地黄丸与之，不月而验。盖白带二十年，已伤肾，肾虚而精关不固，故持续带下。所以薛己用六味地黄丸滋补肾精，精充而肾关自故，因而带下向愈。

薛己对带下病病因病机及辨证论治的论述提醒我们，临床治疗带下病的时候要注意：首先，因为女子的特殊性，要考虑情志对疾病的影响，疏其情志，解其郁结。其二，特别是夹实的带下，无论是瘀血，还是痰饮，要谨防其化热的可能性，故在处方用药上要少量配伍柴胡、山栀等苦寒之品。其三，带下乃肾精化生而成，所以对于带下日久，治之无效的情况，要考虑补其精，固其关，带下自愈。其四，脾胃为后天之本，受纳水谷而成水谷精微滋养气血，填充冲任督带，无论饮食还是情志都会影响脾胃功能。所以临床治疗带下病，不应仅着眼于痰饮、寒湿、瘀血等实邪，应追其本，溯其源，从脾胃着手。故带下病从脾胃论治即从本论治，对临床有良好的指导意义。如薛己曾治疗的医案：

一妇人年逾六十，内热口干，劳则头晕，吐痰带下。或用化痰行气，前症益甚，饮食愈少，肢体或麻，恪服祛风化痰，肢体常麻，手足或冷或热，日渐消瘦。余曰：证属脾气虚弱而不能生肺，祛风之剂复损诸经也，当滋化源。遂用补中益气汤加茯苓、半夏、炮姜二十余剂，脾气渐复，饮食渐加，诸症顿愈。(《女科撮要·卷上·带下》)

**按语：** 该妇人内热、劳则头晕均属脾气虚弱证，用化痰行气之品，更损脾气，故出现前症益甚、饮食减少的情况；又"麻属气虚"故不能妄用祛风化痰药。所以薛己用补中益气汤加茯苓、半夏化痰之品而诸症愈。

### 4. 常用药物

薛己治疗带下病除常用方剂外，多用且擅用山栀、柴胡。

薛己论述的10种带下病的辨证分型中，有5处用到柴胡、山栀。大多集中在带下病辨证属肝、脾两脏者。盖山栀为苦寒之品，《本经》言其："主五内邪气，胃中热气。"朱震亨谓栀子"泻三焦火，清胃脘血，治热厥心痛，解热郁，行结气"；柴胡，李杲谓之"散诸经血结气聚"。

综上，薛己治疗带下病，用山栀、柴胡其意有三：首先，而女子亦因七情不畅郁结伤肝脾而生带下，故用柴胡、山栀解郁；第二，在明朝前历代医家大多尊崇刘完素提出的湿热生带论，而山栀清三焦火，其范围较广，流动性强，柴胡辛、苦、寒，能升能降，调畅气机，故清热选择柴胡与山栀；第三，佐以少量柴胡、山栀可防痰湿生带，蕴结成热。

## （五）妊娠疾病诊治经验

### 1. 胎动不安诊治

陈自明云："妊娠胎动，或饮食起居，或冲任风寒，或跌仆击触，或怒伤肝火，或脾气虚弱，当各推其因而治之。若因母病而胎动，但治其母。若因胎动而母病，唯当安其胎。"薛己继承了这一思想，并总结了较为丰富的经验。

### （1）辨证论治

①胎气郁滞：胎元是联系母、胎的纽带，包括胎气、胎儿、胎盘三个方面。由于母、胎一体，若胎气郁滞，定会影响母体，导致升降之气必滞，即子悬，出现腰酸、腹痛、小腹下坠，或伴有少量阴道出血。

治法：疏气滞，安胎气。

方药：紫苏饮（当归、炙甘草、大腹皮、人参、川芎、橘皮、炒白芍、紫苏）。

重用紫苏，辛香既可安胎，又可疏滞气。孕妇多有肢体浮肿，大腹皮"疏脏气之壅滞，消水气之虚浮"（《本草约言》），合橘皮助紫苏疏肝理气。当归、川芎、白芍三药是仲景治疗妊娠腹痛之当归芍药散的重要组成部分，养血柔肝，肝血得充则胎元得养，白芍合炙甘草，即芍药甘草汤，益阴养血，通络缓急。人参、炙甘草益气健脾以使气血生化有源。

②脾气虚弱：脾气虚弱，气血生化乏源，母无血则冲任不固，胎无血养则动。而孕妇往往多伴有气滞、痰饮，故需兼顾。

治法：健脾行气化痰。

方药：六君子汤加紫苏、枳壳。

胎动不安可引起妊娠恶阻，反过来妊娠恶阻亦会引起胎动不安，故用六君子汤加紫苏、枳壳，一方两病同治。

③怒动肝火：肝经与冲脉交汇于三阴交，与任脉交汇于曲骨，与督脉交汇于百会，肝通过冲任督与胞宫相通，从而使胞宫行使藏泄有序的功能。若怒动肝火，热伤冲任，扰动胎元，致胎元不固。

治法：清肝泻火。

方药：小柴胡汤加山栀、丹皮。

黄芩、山栀、丹皮，清肝泻火；柴胡疏畅气机，升发阳气，解除郁热；半夏、生姜辛温化痰降逆，既可防黄芩、山栀、丹皮过于苦寒伤脾，又可防柴胡升发太过；诸药合用则升清降浊，平调寒热，肝火得泻。妊娠多虚，人参、炙甘草、大枣大补元气，又可缓肝之急，则胎元得养。

若郁结伤脾，用归脾汤加柴胡、山栀；若郁怒伤肝脾，用四七汤（紫苏叶、姜制厚朴、姜制半夏、茯苓）加当归、川芎。

④顿仆动胎：妊娠顿仆，胎动不安，或胎上抢，腰腹疼痛，阴道下血。

治法：活血止血。

方药：胶艾汤（阿胶、熟艾叶）。

阿胶滋阴养血，"止胎漏，安胎最妙"，熟艾叶温中散寒止血，"固胎气，治胎漏而能安"，二药合用，胎元得养，下血则停，疼痛则除。

若腹痛重，下血过多，用佛手散（当归、川芎）；若气血虚，用八珍汤送知母丸（知母、麦门冬、炒子芩、赤茯苓、甘草）。血出过多，用八珍汤斤许，益母草四两，水煎，徐徐与服。

⑤药毒胎动

治法：甘草、黑豆、淡竹叶等分，用水浓煎服。

### （2）验案分析

#### 案例1

一妇人孕七月，上冲腹痛，面不赤，舌不青，乃子悬也，亦用前饮（紫苏饮）而胎母俱安（《校注妇人良方·卷十三·妊娠胎上逼方论第八》）。

**按语：** 陈自明云："若面赤舌青，是儿死也。面青舌赤吐脓，是母死也。"今面不赤，舌不青则母胎皆不死，以紫苏饮疏气滞，安胎气，故母胎俱安。

#### 案例2

一妊妇因怒寒热，胸胁胀痛，呕吐不食，状如伤寒。此怒动肝火，脾气受伤也，用六君子加柴胡、山栀、枳壳、牡丹皮而愈。但内热口干，用四君子汤加芎、归、升麻、柴胡而安。(《校注妇人良方·卷十二·胎动不安方论第四》)

**按语：** 怒伤肝，肝气不舒，肝经布胸胁，不通则痛；肝气横逆犯胃，胃气上逆则呕吐不食；五志过及皆可化火，火盛则热，火熄则寒，故状如伤寒。用六君子汤加柴胡、山栀、枳壳、丹皮即含丹栀逍遥散的结构，清肝泻火，疏肝健脾，然有胃气上逆，故用半夏、陈皮行气降逆。后内热口干，用四君子汤加芎、归、升麻、柴胡即含补中益气汤的结构，甘温除大热，脾气得运，津液得升，则口渴止。

若胎已死，薛己建议急用平胃散加朴硝腐化之。但是，他又强调下胎一定要"慎之慎之"。

### 2. 妊娠胎漏下血诊治

陈自明云："妊娠下血，因冷热不调，七情失宜，气血不和所致，若伤于胎，则痛而下血，甚则胎堕矣。"薛己继承并发展了其辨证论治的经验。

### （1）风热

风性开泄，肝主疏泄，血得风则流散而不归经，热邪助之，故可见胎漏下血。

治法：疏散风热。

方药：一味防风丸或防风黄芩丸。

防风乃风药中之润剂，无论风寒风热均可用，焦黄芩清肝经之郁热，又可安胎、止血，二药合用则风热去矣。用酒丸以缓治，热得以清，血行其道。

（2）血热

肝藏血，肝经有热则血妄行。

治法：清肝凉血。

方药：一味子芩丸或丹栀逍遥散。

焦黄芩清肝经之郁热，又可安胎、止血，用淬酒送服，则热得以清，血得以行。丹栀逍遥散清肝经郁热，又可健脾摄血。若因怒致肝火旺，可选用栀子清肝散（柴胡、炒山栀、丹皮、茯苓、川芎、芍药、当归、炒牛蒡子、炒白术、甘草）或柴胡清肝散（柴胡、炒黄芩、炒山栀、人参、川芎、连翘、桔梗、甘草）或小柴胡汤。

（3）血虚

血虚则冲任不固，胎元无所养而欲坠。

治法：养血固胎。

方药：二黄散（生地黄、熟地黄）。

二黄生精养血，兼清虚热，胎元得养。妙在用白术枳壳汤送服，可固胎元，滞气可除。若下血过多，则用八珍汤。

（4）中气下陷

气下则血下，气不摄血而致胎漏。

治法：升阳举陷。

方药：补中益气汤倍加升麻、柴胡。

补中益气汤升举中气，倍加升麻、柴胡则可增强升提之力，血得气摄。

总之，薛己治疗妊娠胎漏下血，益气养血以治其本，清肝除热以治其标。清热药炒用，一则不伤脾阳，二则不凝血，甚至要借酒行血。

**案例 1**

一妊妇下血，服凉血之药，下血益甚，食少体倦。此脾气虚而不能摄血，余用补中益气汤而愈。后因怒而寒热，其血仍下，此肝火旺而血沸腾，用加味逍遥散血止，用补中益气汤而安。（《校注妇人良方·卷十二·妊娠胎漏下血方论》）

**按语**：胎漏不安，不可妄用凉血止血，凉药伤脾，脾虚不摄血，则下血益甚，食少体倦，补中益气汤正治也。怒则肝火旺，热则血妄行，丹栀逍遥散为正治之剂，再用补中益气汤，乃针对此妇脾虚体质。

**案例 2**

一妊娠三月，其经月来三五次，但不多，饮食、精神如故。此血盛有余，儿大能饮，自不来矣，果然。（《女科撮要·卷下·保胎》）

**按语**：妊娠时血下注冲任、胞宫以养胎，上营乳房以化乳，胞宫行使其藏精气而不泻的功能，故月经停闭。此妇妊娠三月，经月行三五次，但无其他不适，血满则溢。薛氏言："若气虚而下血者，乃因儿小饮少也，不必服药。"

**3. 小产诊治**

薛己认为，妇女小产重于大产。他说："盖大产如栗熟自脱，小产如生采，破其皮壳，断其根蒂，岂不重于大产也。"故古人云：小产将十倍于正产。

**（1）病因病机**

薛己认为，临床气血亏虚、肾虚、血热以及药物等因素均可引起小产。

**（2）治则治法**

小产之后，其人多虚、多瘀，故提出小产后治法宜补形气，生新血，去瘀血。

### （3）论治经验

①**未足月欲产治疗**：胎儿未足月，孕妇腹痛而欲产，用芎归补中汤，倍加知母止之。薛己在《校注妇人良方·卷十三·妊娠未足月欲产方论》提出，芎归补中汤用于治疗气血虚而欲产者，方中黄芪、白术、人参、甘草补中益气；杜仲滋补肝肾；五味子与诸补气药配伍，补敛中气；另外加艾叶、阿胶、川芎、当归养血活血，诸药相配共成补气养血活血之剂。至于知母，陈自明《妇人大全良方》曰："妊娠未足月，而痛如欲产……用知母一味，蜜丸桐子大，粥饮服之。"唐代杨归厚在《产乳集验方》亦云："治妊娠子烦，因服药致胎气不安，烦不得卧者，知母一两，洗焙为末，枣肉丸弹子大。每服一丸，人参汤下。医者不识此病，作虚烦治，反损胎气。"可见，知母是治疗胎动不安、妊娠虚烦的要药。知母味苦性寒，归肺、胃、肾经，《神农本草经》谓其"主消渴热中，除邪气肢体浮肿，下水，补不足，益气"；《药性论》谓其"主治心烦躁闷，骨热劳往来，产后蓐劳，肾气劳，憎寒虚损，患人虚而口干，加而用之"；《本草纲目》称其"安胎，止子烦"；李杲谓知母"其用有四：泻无根之肾火，疗有汗之骨蒸，止虚劳之热，滋化源之阴"（《药类法象》）。故此处用知母，首先可以安胎除烦；其次，补不足，益气；第三，泻无根肾火，清骨蒸潮热。

若因胎气弱而小产，用八珍汤以固护。

②**小产后诸证治疗**

产后血不止治疗：陈自明曰："堕胎后复损经脉而下血不止，甚则烦闷至死，皆以调补胃气为主。"（《校注妇人良方·卷十三·妊娠堕胎后血下方论第四》）在此基础上，薛己治疗小产后下血不止多从肝脾入手。他提出产后下血不止多因肝经血热、肝经风热、肝经怒火、脾经气虚、脾经郁滞、气滞不和以及胃气下陷等因素所致。肝经血热，用四物汤加人参、白术、山栀子，清虚热补阴血的同时不忘加人参、白术等健脾和胃之品；肝经风热，薛己运用防风黄芩丸治疗肝经风热而致的血崩、便血、尿血，方用焦黄芩、防风等分为末，酒糊丸桐子大，取散肝经风热，止血之功；肝经怒火，用加味逍遥散，逍遥散为肝脾同调的方剂，亦体现薛己治疗产后血不止不忘调脾胃的特点；脾经气虚，用四君加当归、生地；若因脾经郁滞，用加味归脾汤；气滞不和者，薛己用紫苏饮治疗子悬腹痛，或临产惊恐气结，连日不下，《本草纲目》谓"紫苏，其味辛，入气分，其色紫，入血分。故同橘皮、砂仁，则行气安胎"，《本草汇言》亦言其"安胎气……乃治气之神药"，又选大腹皮、橘皮行气导滞，当归、川芎养血活血，人参、白术、山药、甘草益气和中；胃气下陷所致者，用补中益气汤。

　　产后心腹痛治疗：产后心腹痛者多因血虚、血瘀以及脾胃虚弱所致。血瘀者，其人腹痛，以手按腹愈痛，用当归川芎汤或失笑散消其瘀。当归川芎汤见于《校注妇人良方·卷十三·妊娠未足月欲产方论》，方由四物加元胡、红花、香附、青皮、泽兰、牡丹皮、桃仁组成。《汤液本草》言"香附子，血中之气药也。方中用治崩漏，是益气而止血也。又能化去凝血，是推陈也"，王好古曰"香附，凡气郁血气必用之，炒黑能止血，治崩漏，多用亦能走气"，故方中用香附行血中之气，另外红花、牡丹皮、泽兰、桃仁活血，元胡行气止痛，诸药合用共奏活血化瘀，行气止痛之功。血虚者，腹痛按之不痛，宜用四物加人参、茯苓、白术，气血同调。胃气虚者，心腹痛而作呕，用六君子汤。脾虚者，痛而作泻，用六君子汤送服二神丸。

　　产后发热治疗：小产后发热，多因血虚而致。因产后出血过多而发热，用圣愈汤。方中人参、黄芪补气，当归身、生熟地黄、川芎补血滋阴。配合成方，有补气养血之功。使气旺则血自生，血旺则气有所附。产后发热汗不止，用独参汤，防亡阴亡阳。若产后发热烦躁，肉瞤筋惕，用八珍汤。

小产后脏腑不调,气血不和,以致内热乘于心脾,故烦躁。大渴面赤,脉洪而虚,用当归补血汤,此因失血过多,阴不敛阳,虚阳外越而发热,治以补阴潜阳。身热面赤,脉沉而微,用四君加姜、附,此阳随阴脱,先补其气,温其阳。对于不同病因引起的发热时间不同,薛氏赞同李杲的说法:昼发热而夜安静是阳气自旺于阳分,用补中益气汤;昼安静而夜发热烦躁时阳气下陷于阴中,用四物二连汤;昼夜俱发热,是重阳无阴,当峻补其阴,用四物汤。亦赞同王太仆的水火有无之论,如大寒而甚,热之不热,是无火也;热来复去,昼见夜伏,夜发昼止,时节而动,是无火也,无火者,用八味丸。如大热甚,寒之不寒,是无水也;热动复止,倏忽往来,时动时止,是无水也,无水者,用六味丸。

### (4)验案分析

#### 案例1

一妊娠五月,服剪红丸而堕,腹中胀痛,服破血之剂益甚,以手按之益痛。余曰:此峻药重伤,脾胃受患,用八珍汤倍人参、黄芪、半夏、乳香、没药,二剂而痛止,数剂而痊愈。(《女科撮要·卷下·小产》)

**按语:** 妊娠五月,服用剪红丸,剪红丸多为破血逐瘀之品,峻猛而伤胎气,故胎堕。该妇人小产后,腹中胀痛,手按之益痛,薛氏曾云小产后心腹痛,以手按之愈痛者,多为血瘀,故知其人产后留瘀。但该妇人服用破血之剂益甚,此因前服剪红丸,峻猛之剂败脾胃而致。薛氏选用八珍汤调补气血,同时配伍乳香、没药活血止痛,半夏开胃健脾。诸药合用,补养气血的同时活血祛瘀止痛,故二剂而痛止,数剂而痊愈。

#### 案例2

吴江庠友史万湖仲子室,年二十余,疫疾堕胎,时咳,服清肺解表,喘急不寐,请治。余以为脾土虚不能生肺金,药损益甚,先与补中益气加茯苓、半夏、五味、炮姜,四剂渐愈。往视之,又与八珍加五味及十全大

补汤痊愈。(《女科撮要·卷下·小产》)

**按语**：因疫疠堕胎，此咳嗽乃因"脾土不能生肺金"，却服用清肺解表药，复损脾胃，故薛己用补中益气汤使脾土健，则肺金自生，喘嗽自消。

## （六）乳痈诊治经验

薛己治疗乳房疾病的论述及医案见于《女科撮要·乳痈乳岩》《外科发挥·乳痈》《外科心法·乳痈》《外科枢要·论乳痈乳岩结核》《校注妇人良方》之《妇人乳痈乳岩方论》《产后乳少或止方论》《产后乳出方论》《产后吹乳方论》《产后妒乳方论》。医案去除重复者，共计41案，女35案，男6案。

### 1. 病因病机

薛己认为，忿怒郁闷、情志不畅、肝气不舒，加之饮食厚味、胃中积热、肝胃失和，与阳明之热蕴结，以致经络阻塞、乳络失宣、气血瘀滞而成痈肿；亦有风热毒邪外袭所致者。

### 2. 分期治疗

治疗乳痈，根据患者的表现，进行分期，并结合病机选方治疗。

### （1）表证期

此阶段多伴有恶寒发热的表证，乳房内多未有结核，只是表现乳房胀痛，容易治疗，当发散表邪。若及时治疗，多不会肉腐成脓。

#### 案例 1

一妇人因怒，两乳肿，兼头痛、寒热，以人参败毒散，二剂表证已退；以小柴胡汤加芎、归、枳壳、桔梗，四剂而消。(《外科发挥·卷八·乳痈》)

**按语**：患者忿怒郁闷，情志不畅，肝气郁结，肝气不得舒畅，以致经络阻塞，乳络失宣，形成痈肿。薛氏用益气解表的人参败毒散治疗头痛寒热，故两剂表证可愈。因少阳经脉循胸布胁，故予以张仲景的小柴胡汤。

方中重用柴胡为君，意在柴胡入肝胆经，疏肝解郁，又加入行气宽中、除胀的枳壳和除胸满之痛的桔梗，调达肝气，消痛，四服而消。

**案例 2**

一妇，年逾二十，禀弱，乳内作痛，头疼脉浮，与人参败毒散，倍加人参，一剂表证悉退。但饮食少思，日晡微热，更以小柴胡合六君子汤，二剂热退食进。方以托里药加柴胡，十余剂，针出脓而愈。(《外科心法·卷四·乳痈》)

**按语：**患者素体虚弱，兼见头痛脉浮表证，以人参败毒散益气解表，倍加人参以鼓舞邪气外出达表，一剂收效。表证虽解，但人参性壅滞，以致饮食减少；服药后，正气祛邪外达，邪正相搏，见微热。投以小柴胡汤和解少阳，疏肝解郁，六君子汤益气健脾，达效。配合托里药，托脓外出而愈。

**（2）肿痛期**

此阶段时间较长，多因怒、思、忧等情志因素引起，气血壅聚，不通则痛，或红肿热痛或乳房内能扪到大小数量不等的结核，质地较硬，按之痛，乳岩多不痒不痛，故易忽视。

乳房属阳明胃经，乳头属厥阴肝经，若忿怒伤肝，或厚味积热，以致气不行，窍不通，乳不出，则结而为肿为痛。患者当戒七情，远厚味，解郁结，养血气。

治疗上有核要散结，若肝火血虚而结核者，四物汤加人参、白术、柴胡、升麻；若肝脾气血虚而结核者，四君子加川芎、当归、柴胡、升麻；郁结伤脾而结核者，归脾汤兼瓜蒌散。

①常用方药

a.连翘饮子：连翘、川芎、瓜蒌仁、皂角刺、橘叶、青皮、甘草节、桃仁。

功效：行气活血，清热散结。

主治：治乳内结核。

b. 神效瓜蒌散：瓜蒌、甘草、当归、乳香、没药。

功效：活血散结，消肿止痛。

主治：治乳痈初期肿痛，及一切痈疽，或脓出后余毒，亦宜用之。

薛己言"用于治疗乳痈、乳劳，已化脓成水，未成即消，治乳之方甚多，独此方神效"，故名。

c. 复元通气散：木香、茴香、青皮、穿山甲、陈皮、白芷、甘草、漏芦、贝母。

功效：行气散结，通络止痛。

主治：治乳痈便毒肿痛，及一切气滞肿毒，如打扑伤损闪肭作痛，及疝气尤效。

d. 消毒散：青皮、金银花、天花粉、柴胡、僵蚕、贝母、酒当归、白芷。

功效：解毒消肿，行气活血化痰。

主治：吹乳、乳痈及便毒。

e. 益气养荣汤：黄芪、人参、白术、茯苓、陈皮、香附、贝母、熟地、酒当归、芍药、川芎、桔梗、甘草。

功效：益气养血，行气活血散结。

主治：治抑郁瘰疬，或四肢患肿，肉色不变，或日晡发热，或溃而不敛。

f. 蒲公英酒：薛己未立方名。春时蒲公英开黄花时，采一握，捣烂入酒半盅，取酒温服，渣贴患处，三五服即愈。

主治：吹乳、乳痈，不问已成未成脓。

②灸疗法：无核肿痛的，若不能作脓，宜用托里法促其作脓，内饮益气养荣汤，并配合外治法为佳。

a. 隔蒜灸：治一切疮毒大痛，或不痛，或麻木，如痛者灸至不痛，不痛者灸至痛，其毒随火而散。盖火以畅达拔引郁毒，此从治之法，有回生之功。用大蒜去皮，切一文钱厚，安疮头上，用艾壮于蒜上灸之二壮，换蒜复灸，未成者即消，已成者已杀其大势，不能为害。如疮面较大，用蒜捣烂摊患处，将艾铺上烧之，蒜败再更换。如不痛，或不作胀，及不发起，或阴疮，更适合多灸。灸后仍不痛，也不作脓，不起发者，不治。此气血虚极之故。

b. 木香饼灸：治一切气滞结肿，或痛或闪肭，及风寒所伤作痛。以木香五钱为末。生地黄一两杵膏，和匀，量患处大小作饼，置放肿处，以热熨斗熨患处。

c. 神效葱熨法：治虚怯人，肢体患肿块，或作痛，或不痛，或风袭经络，肢体头疼痛，或四肢疼挛骨痛。又治流注跌仆，伤损肿痛，用葱头细切，杵烂炒热敷患处，葱头冷了更换后再熨，肿痛即止，其效如神。

③病案分析

**案例 1**

一妇人禀实性燥，怀抱久郁，左乳内结一核，按之微痛，以连翘饮子二十余剂少退，更以八珍加青皮、香附、桔梗、贝母，二十余剂而消。（《外科发挥·卷八·乳痈》）

**按语：**患者性情急躁，肝气郁滞，气郁化火，日久炼液为痰，发为此病。薛氏以行气活血、清热散结的连翘饮子治之，病情减轻。继而以八珍汤益气补血，加入疏肝破气化滞的青皮，疏肝理气止痛的香附，宽胸止痛的桔梗，清热化痰的贝母组方，诸症皆消而安。

**案例 2**

一男子因怒，左乳肿痛，肝脉弦数，以复元通气散二服少愈，以小柴胡汤加青皮、芎、归数剂而消（《外科发挥·卷八·乳痈》）。

**按语：**患者因怒伤肝，致肝气不舒，气机壅塞不通。脉弦亦为肝气不舒，气机不利之象。薛氏诊断明确后用行气散结、通络止痛的复元通气散治疗。乳房疾病多与肝、胃密切相关。方中木香行肝气之郁结，青皮疏肝破气，二药疏肝理气止痛力强，共为君药。通过配伍其他药物以达行气散结、通络止痛之功。继而投以疏利肝胆的小柴胡汤，加入疏肝破气的青皮，行气活血止痛的川芎，养血活血的当归，病症遂愈。

### （3）成脓期

此阶段，薛己针刺排脓，若不排脓，遍溃诸囊矣，少壮者得以收敛，老弱者多致不救。脓血未尽，不可用生肌之剂，反助邪气。

**案例**

一妇人因怒，左乳内肿痛发热，表散太过，致热益甚。以益气养荣汤数剂，热止脓成，欲针之，彼不从，遂肿胀大热，发渴，始针之，脓大泄，仍以前汤，月余始愈。（《外科发挥·卷八·乳痈》）

**按语：** 患者因怒气伤肝，肝失疏泄，肝气郁结，发为疼痛、发热。发散之品味辛，发散太过，导致肿热加重。薛己采用益气养血，行气活血散结的治疗方法，应用益气养荣汤治之。本方由八珍汤加黄芪、陈皮、香附、贝母、桔梗组成。其中黄芪合八珍汤益气养血，香附为"开郁之剂"，"入血分则行滞血，入气分则行滞气"，与酒当归、川芎、芍药合用活血散结；合陈皮则使八珍汤补而不滞；贝母"利涩滞而散结气"，化痰散结；妙在用桔梗升提气血，"必假是以为舟楫，载诸药而上行表分，使气血流通，而结核为之自释"。全方补泻兼施，以补为主，达到以补为消的目的。待脓成后，针刺排脓，继益气养血，行气活血散结，内外兼治，而收良效。

### （4）恢复期

脓排出后，有久不收敛，或脓清者，宜大补气血。

**案例**

又有一妇，患此症，脓成畏针，病势渐盛。乃强针之，脓出三碗许，

脉数发渴，以大补药，三十余剂而愈。(《外科心法·卷四·乳痈》)

**按语：**此妇人患乳痈，本为脓成期，当针刺排脓，然妇人怕针，脓聚患处日久使邪盛正衰，病情加重。强行针刺之后，脓出三碗许，此时脓泄而气血亦虚，故脉数发渴，薛己以大补之药滋补化源，益气养血，一月病愈。

## （七）癥瘕积聚诊治经验

癥瘕积聚，最早见于《内经》。《灵枢·水胀第五十七》言"肠覃何如……寒气客于肠外，与卫气相搏，气不得荣，因有所系，癖而内著，恶气乃起，息肉内生。其始生也，大如鸡卵，稍以益大，至其成如怀子之状，久者离岁，按之则坚，推之则移，月事以时下，此其候也……石瘕生于胞中，寒气客于子门，子门闭塞，气不得通，恶血当泻不得泻……可导而下。"由此可见，《内经》时期，医家普遍认为癥瘕的病因是外感寒邪风冷。至《难经》则提出积属阴，为血滞而不濡，五脏所主，发有常处，痛不离部；聚为阳，为气留而不行，六腑所成，发无定出，痛无常处。明确提出积属五脏，聚属六腑理论，为《金匮要略》的"积者，脏病也，终不移；聚者，腑病也，发作有时，辗转痛移"奠定了理论基础。陈自明在《妇人大全良方》用"七论"详细论述了妇人癥瘕积聚的有关认识和论治经验。薛己又在陈自明"七论"的基础上，分别提出了自己的观点、诊疗思路与方法。

### 1. 妇人痃癖诊治

痃癖二字因部位而分。陈自明曰："痃者，在腹内近脐左右……癖者僻，在两胁之间。"陈自明认为，痃癖的病因是"元气虚弱而邪气积聚"，此邪气主要有两方面：饮食停滞和冷气固结。病机是阴阳不和，经络痞膈。陈自明较之《内经》《难经》所论，理解更深一层，提出饮食停滞可以导致痃癖。在此基础上，薛己又有所发挥。

（1）症状体征

陈自明提出，"疝者，在腹内近脐左右，有筋脉急痛，如臂如指如弦之状；癖者僻，在两胁之间，有时而痛"。另外，疝癖之妇人，多有月经不调。

（2）病因病机

薛己提出，疝癖由饮食起居失常，七情失宜导致脏腑亏损，气血并违，阴络受伤，循行失度所致。较之陈自明，增加了七情的致病因素。

（3）治则治法

针对引发疝癖的病因病机，薛己提出，治疗疝癖务必要注重固护正气，而固护正气体现在两方面：其一，先调养，后议下。务必先调养，使营卫充实调和，若疝癖仍不消散，才可用下法。也就是说，治疗疝癖运用下法的前提是营卫调和，正气充足。其二，治疗疝癖要缓缓治之，切不可投以猛药，若治之妄急，"必有颠覆之害"。

另外，薛己亦提出，在治疗的同时患者必须守禁忌，即不可嗜欲，注意饮食起居。若不遵守禁忌，可能危及生命。

（4）辨证论治

薛己治疗疝癖多从肝脾入手。其在《校注妇人良方·妇人疝癖诸气方论》记载了5例验案，论治的着眼点均是肝脾。其中，属肝脾郁结者1例，肝脾气滞者1例，脾虚者2例，肝血亏虚者1例。总结诸案，病属肝脾郁结者，多用逍遥散合归脾丸、补中益气丸；属肝脾气滞者，用归脾丸合芦荟丸；属脾虚者，用补中益气汤；属肝血亏虚者，用八珍汤合地黄丸。另外，薛己并非仅用补养之剂，亦保留《妇人大全良方》记载的麝香丸、芦荟丸、阿魏膏等破血攻坚之剂。

（5）治疗特色

①攻补兼施：薛己治疗疝癖，虽然提倡"养正邪自除"，但在正气充盛，邪不消散的情况下，亦选用攻下之品。综合其诊疗思路，薛己临床见

到痃癖证，优先选用补中益气汤、地黄丸、逍遥丸、归脾丸等补益肝脾之品，望其养正祛邪；若正气充足而邪犹不去，则用麝香丸、阿魏膏等攻坚之品。麝香丸治疗痃癖冷积，心腹作痛。方中麝香、五灵脂、阿魏、桃仁、三棱、芫花、槟榔、莪术、桂心、当归、没药、木香，均是一派活血行气之品。另外，记载一"治痃癖神效"方，方以猪肝一具，巴豆仁五十枚，入肝内，用醋三碗，慢火熬干，再加入三棱末，作丸，每服五丸，食前酒下。方选猪肝，巴豆仁醋制，均取其入肝之意。另外，方中巴豆仁、三棱也为破血之品。临床上，在运用破血消癥之品的同时一定要注重固护正气，而且运用的前提也是患者正气充足。这或许也是薛己以小篇幅记载破血消癥之品，而以大篇幅记载补养肝脾的用意。

②子虚补母：临床治疗痃癖多责之于肝脏。而痃癖日久必定累及肝体，造成肝血虚之证。薛己临床治疗痃癖日久肝血虚者，在用八珍汤生气血的同时，多用地黄丸以滋肾水。盖，肝属木，肾属水，滋肾的目的在于首先乙癸同源，其次肝为肾之子，取补母以生子之意。

③滋补化源：脾为后天之本，亦为五脏之化源。薛己认为，脾为诸阴之首，所以痃癖肝血亏虚者，常用补中益气丸及归脾丸滋脾以生五脏。另外，肾为先天之本，薛己治疗痃癖亦常用地黄丸。

**案例**

一妇人内热作渴，饮食少思，腹内初入鸡卵，渐大四寸许，经水三月一至，肢体消瘦，齿颊似疮，脉洪数而虚，左关尤甚。此肝脾郁结之症，外贴阿魏膏，午前用补中益气汤，午后用加味归脾汤。两月许，肝火少退，脾土少健，午前以补中益气下六味丸，午后以逍遥散下归脾丸。又月余，日用芦荟丸二服，空心以逍遥散下，日晡以归脾汤下。喜其谨疾调理，年余而愈。(《校注妇人良方·卷七·妇人痃癖诸气方论》)

**按语：**该妇人内热口渴，肢体消瘦，脉洪数而虚，尤其是肝脉，一派肝血亏虚之像。肝血一虚，肝火继之而旺，日久克伐脾土，造成肝脾两伤之证。所以薛己治疗此案，从肝脾两脏论治。另外，该妇人腹内有形包块，养其正而邪不能自除，外用阿魏膏攻坚消积。此例病案充分体现了薛己攻补兼施的思想。

### 2. 妇人疝瘕诊治

#### （1）症状体征

疝者，痛也；瘕者，假也。妇人疝瘕常表现为小腹包块，时动时移、腹痛、胸胁胀痛、气逆心动等症状。薛氏尊崇张从正之观点，认为女子之疝不谓之疝，而谓之瘕。男子出现遗溺闭癃，阴痿遗精等症状方可言之疝，女子出现月经不行，行后小腹有块，或时动移，前阴突出，后阴痔核的"疝"该谓之"瘕"。

#### （2）病因病机

《妇人大全良方》提出引发妇人疝瘕原因有二：一，饮食不调，血气劳伤；二，胎产经行，风冷相搏。饮食不调，外感风冷之邪客于胞中，日久必生恶血，恶血一生，日久积聚成瘕。与《灵枢·水胀》之"石瘕生于胞中，寒气客于子门，子门闭塞，气不得通，恶血当泻不得泻"相类似。

#### （3）治则治法

根据疝瘕产生的病因病机，薛己提出治疗疝瘕的准则为养血活血，行气止痛，然后根据患者体质与感邪因素辨证治之。因妇人疝瘕多表现为小腹包块、气逆心动、胸乳胀痛等症状，其病变位置多为乳房、小腹、胸胁等处，而《灵枢·经脉》篇云："肝足厥阴之脉……循股阴，入毛中，还阴器，抵小腹……布胸胁。"三处病所皆属于肝，故其论治脏腑多着眼于肝。

#### （4）辨证论治

薛己治疗疝瘕多从肝入手。《校注妇人良方·卷七·妇人疝瘕方论》记载的三例验案中，属肝经湿热下注者 1 例；肝火伤脾者 2 例，论治着眼点均为肝。总结诸案及薛己所论附方，病属肝经湿热下注者，方选龙胆泻肝汤；肝火伤脾者，方选四物汤或八珍汤加疏肝行气泻火之品；寒气不散者，方选燔葱散、丹溪定痛散、蒺藜汤；瘀血疼痛者，方选干漆散、失笑散。

**案例**

一妇人小腹胀痛，小水不利，或胸乳作痛，多胁肋作胀，或气逆心动。余以为肝火而血伤脾，用四物、柴胡、青皮、玄胡索、木香而愈。(《校注妇人良方·卷七·妇人疝瘕方论》)

**按语：**小腹、胸乳、胁肋，此三处皆肝经所过。肝气不舒，导致此三处攻冲胀痛，日久郁而化火，灼伤肝阴，横逆伤脾。故薛氏用四物汤滋补肝血，同时佐以柴胡、青皮、玄胡索、木香疏利气机，行气止痛而诸症消。

### 3. 妇人八瘕诊治

古人对妇人癥瘕积聚有五积六聚、七癥八瘕之说，陈自明《妇人大全良方》与《千金》《外台》所记载的八瘕相同。妇人瘕证分为"黄、青、燥、血、脂、狐、蛇、鳖"八种，并且提出妇人瘕证表现为"小腹胸胁腰背相引而痛，月事不调，阴中肿胀，小便淋沥，面色黄黑"。薛氏提出所谓瘕，表现为中硬而忽聚忽散。另外，陈自明认为引发瘕证的病因病机为妇人"乘外邪而合阴阳"导致脏腑不和，经脉循行失常。薛己在陈自明的基础上又有所发挥。

#### （1）病因病机

薛己认为，引发妇人瘕证的病因病机为六淫七情、饮食起居失宜导致脏腑的内伤。较之陈自明又增加了饮食与七情的观点。另外，薛己提出，瘕证的产生与气血有关，认为血不流通则凝而为瘕，而血的流通需要气的推动及温煦。正如《难经·二十二难》曰"气主煦之，血主濡之。"

#### （2）治则治法

因瘕证的产生与气血有关，所以薛己提出治疗瘕证要秉持养正祛邪的原则。而妇人既患瘕证，元气已伤，故治疗时"慎不可复伤元气"。

（3）治疗特色

薛己治疗妇人八瘕与疝癖有相似之处，皆运用攻补兼施之法，薛己常用桃仁煎治疗妇人血瘕，桃仁煎由桃仁、大黄、芒硝、虻虫组成，此药太过猛烈，故薛己在运用此药时常与调补气血之药同用，且提出若妇人气血虚，应斟酌用此药。另外，薛己治疗瘕证亦常选用大硝石丸，此方由大黄、硝石、人参、甘草组成，于峻攻之中夹有补益之品，祛邪而不伤正。从薛己选用的药物来看，其在治疗妇人瘕证时十分注重固护患者正气，这是薛己最大的治疗特色之一。

### 4. 妇人腹中瘀血诊治

（1）症状体征

妇人腹中有瘀血常表现为腹中作痛，以手按之疼痛加重，时有呕吐、泄泻之类的兼证。另外，妇人可觉腹内有包块形成，部位固定，推之不移。这里所说的妇人腹中瘀血主要是指因瘀血而产生的癥瘕积聚。

（2）病因病机

陈自明提出妇人腹内瘀血的产生主要有三方面原因：一是月经闭积；二是产后余血未尽；三是风寒滞瘀，久而不消。分析此三种病因，前两种均为体内恶血停留不除，日久聚集而成妇人癥瘕积聚之患；若风寒阻滞胞宫，血行不畅，结而成瘀，也可导致妇人癥瘕积聚。在此基础上，薛己提出妇人七情损伤，肝脾亏虚亦可导致瘀血的产生。因郁结伤脾，恚怒伤肝，肝藏血，脾统血，肝脾亏损不调均可导致瘀血的形成，瘀血既生，久而不去便成有形实邪。

（3）治则治法

对于此类因腹中瘀血而产生的癥瘕积聚总体治则以散结消瘀为主，然后根据患者形体元气与病气之强弱关系，若病气与元气俱实，直下之；若病气有余，元气不足，调和之；若病气元气俱不足，纯补之。

（4）辨证论治

薛己在论述妇人腹中瘀血的辨证论治上分了三个层次：首先是脏腑辨证，主要是从肝、脾、胃入手；其次是病气元气论，这与《灵枢·根结》篇的"形气""病气"论极其相似；第三，根据兼证调理脾胃。从脏腑辨证来看，若见郁结伤脾者，用加味归脾汤；若肝脾亏损，用六君、柴胡；若胃气亏虚，用益气汤加茯苓、半夏；产后恶露，用失笑散。从元气病气强弱来看，若病气元气俱有余，用桃仁承气汤；病气有余，元气不足，用当归散；病气元气俱不足，用六君、炮姜、芎、归。从疾病兼证入手，若妇人腹痛兼大便不实，饮食困难，此属脾胃虚寒，用六君、炮姜、肉果温补；若腹痛而作呕不思饮食，乃脾胃虚弱，用六君、炮姜、藿香；若腹痛兼呕吐少食、泄泻，用六君加姜、桂；若腹痛兼手足逆冷，自汗者常加附子。由此可见，妇人腹中瘀血的这些兼证，多是脾胃虚弱者，而薛己认为妇人出现这些症状，多是由前医见妇人腹中瘀血而妄用攻伐之品而导致的。

另外，薛己提出诊断妇人腹内有瘀血的方法是：妇人腹中作痛，畏手按。这个在临床上也不尽然，需要据情作出具体分析。

（5）治疗特色

薛己治疗妇人腹中瘀血证最大的特色就是血病治气，处方用药上大都用六君、益气汤、小柴胡等，运用失笑散、桃仁承气汤之类比较少，思其缘由，大概秉持"气行则血行"原则，况且桃仁承气汤之类的血药太过猛烈，恐伤妇人元气，而六君、小柴胡之类便没有这种隐患。

**案例**

一妇人耳下肿赤，寒热口苦，月经不调，小腹内一块。此肝火气滞而血凝也，用小柴胡加山栀、川芎、丹皮治之，诸症悉退。（《校注妇人良方·卷七·妇人腹中瘀血方论》）

**按语**：该妇人耳下疼痛，盖足少阳之脉"起于目锐，上抵头角，下耳后，循颈行手少阳之前，至肩上，却交出手少阳之后，入缺盆；其支者，从耳后入耳中，出走耳前"，另外该患者发热口苦，符合柴胡证"但见一证便是，不必悉具"，故薛己选用小柴胡，加入山栀清三焦之火，丹皮、川芎入血分，活血消滞。故该妇人服后诸症悉退。

### 5. 妇人癥瘕诊治

#### （1）症状体征

《妇人大全良方》所描述的癥瘕与现在所说的癥证相似，主要表现为胃脘或腹部痞闷不适，且部位比较固定。癥证日久，邪伤脾阳就会出现胃脘或腹部遇冷疼痛。若邪侵入胞络则会出现月水不通，入子脏则可能导致不孕。

#### （2）病因病机

薛己在陈自明认识的基础上提出，妇人癥瘕主要有三种诱发因素：情志、六淫以及饮食起居。妇人多郁，故情志失调常有，加之外感六淫、饮食起居失节，此三者日久皆可导致脾胃亏损，邪气与正气相搏结，积聚于腹中，便成癥瘕之证。

#### （3）治则治法

综合薛己的辨证论治可以看出，妇人癥瘕属于本虚标实者，秉持养正祛邪的原则，若疾病属实证，薛己方才运用攻邪逐瘀之法。在此，攻邪之法只作为佐治之法。另外，薛己提出患者治疗过程中需要谨慎七情六淫，饮食起居。医家在治疗该类疾病时要注意时时审查疾病病机用药。

#### （4）辨证论治

妇人癥瘕主要累及肝、脾、胃，薛己认为若疾病属于脾胃虚弱，用六君子加芎、归；若属肝脾虚弱，用补中益气及归脾汤；若肝火郁滞，安中健脾的同时佐以芦荟、地黄丸，外贴阿魏膏。

### 6. 妇人食癥诊治

妇人食癥与食积痞块相比，二者同为有形实邪，但食癥多影响血分，而使血行不畅，导致妇人月经不调。

#### （1）病因病机

妇人食癥多由脏腑虚弱，经期不忌生冷饮食、过劳，以及情志失调导致气血壅滞，日久多损伤肝脾。前期多为实证，后期多虚实夹杂。

#### （2）治则治法

陈自明治疗妇人食癥，提倡陈无择所论的"经不行者，宜先导之，然后固元气为主"，先祛邪后安正。而薛己不然，他明确提出"大抵食积痞块之症为有形，盖邪气胜则实，真气夺则虚，当养正辟邪，而积自除"（《校注妇人良方·卷七·妇人食癥方论》），认为若食癥属形气虚弱者，治疗时应先调补脾胃为主，佐以消导之法；若患者形气充实，则以疏导为先，佐以补脾胃。他提出只有胃气未虚的情况下才可用消导之法。

#### （3）辨证论治

妇人食癥之证多累及肝、脾，且易导致气血壅滞，故薛己多用"行"法。若证属气壅血滞而不行者，宜用乌药散，散而行之；属脾气虚而血不行者，用四君、芎、归，补而行之；属脾气郁而血不行者，用归脾汤，解而行之；属肝脾血燥而不行者，用加味逍遥散，清而行之。四者虽皆为"行之"之法，然所用之方不同，其"行"之结果亦不同。

### 7. 妇人积年血癥诊治

#### （1）症状体征

妇人积年血癥多表现为腹胁疼痛，月经不通。

#### （2）病因病机

导致妇人血癥之因主要有二：寒温失调、七情刺激。

盖寒温失调日久导致脾胃虚损，月经不通，盘牢日久则成血癥之患；

七情刺激，则五脏气血乖违，而妇人多怒、多郁，郁怒伤脾，恚怒伤肝，肝藏血，脾统血，血行不畅结而成癥。

（3）治则治法

盖人以胃气为本，故薛己提出"治法宜固元气为主，而佐以攻伐之剂"，且治疗此病不应妄求速效，峻攻之品仅为佐助，若以攻伐为主，则正气伤而病反迁延难愈。

（4）辨证论治

妇人积年血癥多表现为腹胁作痛，而腹胁正属肝脾二经。另外，脾统血，肝藏血，故郁结伤脾，恚怒伤肝者，血不统不藏，相结盘牢而为癥。所以，薛己治疗妇人积年血癥多从肝、脾两脏入手。附方中保留《妇人大全良方》记载的三棱煎，用以治血燥血瘕，食积痰滞，为消癥破坚之品。方由醋炒莪术、三棱、半夏、青皮、炒麦芽组成，醋糊为丸，处方组成主要是攻坚导滞之品，且入肝经，切合病机。又用丸剂，丸者缓也，也是起到固护正气之意。

（5）治疗特色

综合《校注妇人良方》对于癥瘕积聚的论述，薛己的治疗特色大致如下：

①着眼肝脾：陈自明论述妇人癥瘕积聚的病因多从外感六淫、饮食起居失节入手，相比之下，薛己更加注重妇人情志失调方面的因素，这也是薛己治疗着眼肝脾的原因。妇人七情特点为多怒多郁，郁结伤脾，恚怒伤肝，且人身血气运行发挥主要功能的脏腑即为肝脾两脏，因脾统血，肝藏血，肝脾失职则血行必定发生异常，日久则食、气、血相互搏结而为癥瘕积聚。故薛氏治疗癥瘕积聚多用四君子、六君子、归脾丸、逍遥散等品，着眼于调理肝脾。

②攻补兼施：正所谓"正气存内，邪不可干，邪之所凑，其气必虚"，

癥瘕积聚大多为虚实夹杂之证。故薛己在治疗此类病证时多采用攻补兼施之法。然人以胃气为本，胃气强盛时使用攻伐之品尚可，若胃气本虚，而用攻伐则犯虚虚之戒，不愈疾而误疾。所以，薛己在《校注妇人良方·卷七·妇人积年血癥方论》明确指出，治疗此类疾病当"以岁月求之"，不可妄求速效。另外，此七证有一共同治疗大法，即罗谦甫所论的"养正积自除"。《妇人大全良方》中陈自明记载了诸多破血通利之品，而薛己在《校注妇人良方》中仅保存其中少量方剂，同时加入诸如四君、六君、归脾汤之类的补益剂，充分体现了薛己固元气为主，攻伐为佐的治疗思想。这也提醒当代医家，在论治癥瘕积聚应用消积破癥法的同时一定要注意固护患者正气。

③血病治气：对于破血药与行气药的选择，薛己更加倾向于行气药，极少选用破血之品。首先，癥瘕积聚多为气结导致的血结，气结为本，肝主疏泄，脾主运化，调理好人身之枢纽，则结散而气血行。其次，气行则血行，行气也是为了行血。第三，破血之品多伤正气，而癥瘕积聚多为本虚标实之病，行气药则较缓和。这也为临床本虚表实之闭经提供了治疗思路。

今世之医见癥瘕积聚之血结导致的月经不通，多采用破血通经之品，值得商榷。我们可以从薛己所论述的妇人癥瘕积聚疾患的论治上得到启发：破血之品不可早用，必待胃气强盛之时方可运用，即便要用破血药也要以补益为主，破血为辅，胃气虚损时切勿运用；行气散结可愈疾者，应尽量避免使用破血之品；治疗此类疾病着眼点应为肝、脾。

# 七、儿科疾病论治经验

《保婴撮要》介绍了丰富的儿科诊治方法，集中反映了其儿科学术思想和临床经验。书中收载了大量儿科医案，为本书的重要特色之一。

## （一）倡导已病防变

小儿生理特点决定了他们体质嫩弱，御邪能力不强，不仅容易被外感、内伤诸种病因伤害而致病，而且一旦发病之后，病情变化多且迅速。薛己抓住这一特点，不仅治疗用药精当，而且突出预防治疗，体现了既病防变的思想。如"若发热作渴，两额黛黑，左尺脉数者，属肾经不足，先用六味地黄丸以生肾水，次用补中益气汤以生肺气。"本以六味地黄丸生肾水而愈，但薛己又补肺气，使肺金旺盛，则其子肾水泉源不绝，再无肾气不足之患，是"治未病"思想的具体体现。类似这种治病思想在其医案中比比皆是。

## （二）重辨治，善升补

薛己接受李杲的学术观点，提出"人得土以养百骸，身失土以枯四肢"，"人以脾胃为本"。但是，薛己又不同于李杲之说：李杲提出脾胃元气与阴火不两立，气虚则阴火亢盛，而薛己则重视脾气下陷。在治疗小儿食泄时有云："乳食已消，腹痛已止，泄尚未止者，脾失清升之气也，用补中益气汤。"（《保婴撮要·卷七·食泄》）都是强调脾气升阳的作用。但并非所有的病都用温补之法，小儿体属稚阴稚阳，发病容易，变化迅速，故当分清虚实，随证治之。薛己洞悉病情发展变化规律，治疗时强调祛邪而不伤正，扶正而不腻滞，勿留邪、不损正，固护胃气，维护生机。如在治喜笑不休时提到："肝火炽盛，能生心火，而喜笑不休者，用柴胡清肝散。余兼别症，各从其症而参治之。"（《保婴撮要·卷十·喜笑不休》）说明薛己虽善升补，但更重视辨证论治。

## （三）强调脾肾相关

薛己温补脾胃、肾命的治疗特点，并非分别应用，而是认为二者之间有互为因果的密切关系，小儿稚阴稚阳，脏腑娇嫩，形气未充，形体和功能均未发育完善，肾气未充和后天脾气薄弱，导致先天不足或因脾土久虚，后天不能养先天，而致肾虚；或因肾阳虚衰，火不生土，而致脾胃虚损，在临床上脾肾兼亏的病证更为多见。故在治疗时前者应当补脾而兼顾其肾；后者宜补其肾而兼顾脾胃。如在汗症中治疗一案例："一小儿五岁，因惊自汗发热，虚证悉具，右寸脉短。此胃气复伤也，用独参汤月余，又用补中益气汤，仍佐以六君子及加味地黄汤，半载而愈。"（《保婴撮要·卷十·自汗》）

### （四）婴病治母

薛己最善治病求本，在儿科疾病中倡导婴病治母，这也是中医治病必求其本的具体体现，病之源在母，母病及子，儿饮乳而致病，审因论治，故治母就是治本。如薛己所言"母子一体，治其母，儿自愈"。其具体治法有以下几种情况：其一，小儿先天不足，应滋补母乳；其二，乳母患病防其经乳传子，当同诊同治；其三，小儿患病，子盗母气者，母子同补；其四，母子共病，子治其标，母治其本。

### （五）外伤疾病调气血

薛己治疗儿科外伤疾病，不同于其他医家仅重视手法与外用药物，而是从人体的整体辨证，创立伤科内治法，并以气血立论。薛己认为："肢体伤损于外，则气血伤于内，营卫有所不贯，脏腑由之不和。"（《正体类要·序》）认为外伤疾病虽损伤于外，实则影响于内，而人身以脏腑气血为本，故薛己十分重视补气养血活血法的应用。而于养血与活血之间，更注重养血，他认为养血则瘀血不致凝滞，肌肉不致遍溃，故四物汤之类是其常用之方。补气之药更是常用，薛己认为，外伤之病，正气易虚，故补气、调补脾胃是其常用之法，甚者则从肾命用药。从脏腑分析，与其注重脾胃肾命的学术观点相一致。具体到每一个病证，薛己又强调"求之脉理，审其虚实，以施补泻"，并应"极变析微"，"贯而通之"，注意从整体把握病情，形成自己的辨治风格。

## （六）儿科用药特点

全书共列病症 221 种，载方 780 余首，薛己临床用药多以内服为主，主要方剂有补中益气汤、四君子汤、异功散、六味地黄丸、加味逍遥丸、柴胡栀子散等，并列述了各方的方药组成、用法及主治病证。其间贯穿以人体脾胃命门为主，强调真阴真阳不足的病变特点，临证治疗常用古方，其变化加减也只在一两味之间，但疗效甚为显著；对于疾病辨证治法有一定的独见，治法不拘一格，虽多以内服为主，但也有灸法、外涂等法配合。

## （七）诊治疾病经验

### 1. 肺系疾病诊治

#### （1）辨证论治经验

肺为娇脏，居胸中而其位最高，覆盖诸脏之上，主气，司呼吸，开窍于鼻，外合皮毛，故风、寒、暑、湿、燥、火等六淫外邪易从口鼻、皮毛而入，首先犯肺。其气贯百脉而通他脏，故内伤诸因，除肺脏自病外，他脏有病亦可影响到肺。其发病原因虽有外感、内伤之别，但病理变化主要是肺气宣降失常。实者由于邪阻于肺，肺失宣肃，升降不利；虚者由于肺脏气阴不足，肺不主气而升降无权。如内外之邪干肺，肺气上逆则病咳嗽；痰邪阻肺则为哮喘；肺热生疮则成肺痈；肺叶痿而不用则为肺痿。

儿科病变自具特点，小儿脏器轻灵，形气未充，更易受外邪侵袭，且治疗不当容易迅速传变。薛己认为，"小儿初生，肌肤未实"，"不任风寒，多易致病"（《保婴撮要·卷一·护养法》）。

薛己对小儿肺系疾病辨证论治经验如下：

其一，重视望、切两诊。无论诊断疾病还是治疗疾病，薛己于小儿肺病都重视望切两诊，由外知内，见微知著，诊治速效。若小儿脉象右寸浮而有力，是肺中邪气盛，并用泻白散治之；并指出，肺病久，唇白者，是

脾肺俱虚，若白如猪脂者吉，白如枯骨者死。又云："目淡青，必发惊，更有赤者当搐，为肝怯也。"(《保婴撮要·卷一·肺脏》)

其二，八纲辨治，首重虚实。"若心脾平和而肺自病，当察虚实治之。"(《保婴撮要·卷一·肺脏》)盖肺为娇脏，而小儿形气未充，导致疾病易虚易实，所以，无论是在辨证还是施治过程中，首先要辨清肺病的虚实。

其三，强调五脏一体观念。虽为治肺，但薛己在辨证中并不孤立肺脏，而是放在五脏之中，以整体观念，借五行相生相乘的关系来发现病因，或辨证用药。如"若心火铄金，当抑心滋肺"；如"若脾气虚冷不能相生，而肺气不足，则风邪易感，易补脾肺"；又云"如肺病春见，肺胜肝也，用地黄丸补肝肾，泻白散以治肺"。(《保婴撮要·卷一·肺脏》)

其四，重视温补脾气。土生金，即脾为肺之母，肺为脾之子。母病可传及其子，使肺亦病，脾气健忘，以生肺金，肺气充足，则外邪不侵。薛氏有"外邪虽去，而元气尚虚也，当调补脾土"(《保婴撮要·卷六·咳嗽》)之说。

### （2）咳嗽诊治

咳嗽的病名首见于《内经》，言其病位在肺，如《素问·宣明五气》云："五气所病……肺为咳。"言其病因者有《素问·咳论》篇指出，咳嗽系由"皮毛先受邪气，邪气以从其合也"，"五脏六腑皆令人咳，非独肺也。"可见外邪犯肺可以引起咳嗽，其他脏腑受邪也可以致咳，咳嗽不只限于肺。隋·巢元方《诸病源候论·咳嗽候》有心咳、肝咳、脾咳、肺咳、肾咳、风咳、寒咳、胆咳、支咳、厥阴咳十咳，体现了当时咳嗽的辨证思想。薛己在继承前人的基础上，又有对病因病机等的发展。

①病因病机：薛己认为，形成咳嗽的病因主要是感受外邪，以寒邪为主，肺脾虚弱是其内因，病位主要在肺脾。

小儿冷暖不知自调，风邪致病，首犯肺卫。肺主气，司呼吸，肺为邪

侵，壅阻肺络，气机不宜，肃降失司，肺气上逆，则为咳嗽。风为百病之
长，常夹寒夹热，而致临床有风寒、风热之区别。钱乙曾说：嗽者，肺感
微寒（《小儿药证直诀·卷上·咳嗽》）。此为风邪夹寒。

脾为生痰之源，肺为贮痰之器。内伤病因小儿脾虚生痰，上贮于肺，
致肺之清肃失司而发为咳嗽。或禀赋不足，素体虚弱，若外感咳嗽日久不
愈，进一步耗伤气阴，发展为内伤咳嗽。

小儿咳嗽病因虽多，但其发病机理则一，皆为肺脏受累，宣肃失司而
成。外感咳嗽病起于肺，内伤咳嗽可因肺病迁延，也可由他脏先病累及于
肺所致。其病理因素主要为痰。外感咳嗽为六淫之邪，侵袭肺系，致肺气
壅遏不宣；清肃之令失常，痰液滋生。内伤多为脾虚生痰，痰阻气道，影
响肺气出入，致气逆作咳。若小儿肺脾两虚，气不化津则痰湿更易滋生。
若痰湿蕴肺，遇感引触，转从热化，则可出现痰热咳嗽。小儿禀赋不足，
素体虚弱，若外感咳嗽日久不愈，可耗伤气阴，发展为肺阴不足或肺脾气
虚之证。

②治疗原则：本病证的治疗，需分清邪正虚实及外感内伤。外感咳嗽
一般邪气盛而正气未虚，治宜疏散外邪，宣通肺气为主，邪去则正安，不
宜过早使用苦寒、滋腻、收涩、镇咳之药，以免留邪。内伤咳嗽，则应辨
明由何脏累及，随证立法。痰盛者化痰以宣肃肺气，依痰热、痰湿之不同，
分别予以清热化痰或燥湿化痰。后期以补为主，分别以润肺滋阴与健脾补
肺为法。薛己在此基础上，更注重母子同治，脾土为肺金之母，肺金为脾
土之子。实则泻其子，虚则补其母。

③论治经验：咳嗽辨证，主要区别外感咳嗽、内伤咳嗽。外感咳嗽往
往病程短，伴有表证，多属实证。内伤咳嗽，发病多缓，病程较长，多兼
有不同程度的里证，常呈由实转虚的证候变化。《素问·咳论》："五脏六腑
皆令人咳，非独肺也。"薛己对小儿咳嗽一般按感受邪气分为肺胃风热咳、

痰热咳嗽等，更注重脏腑辨证，分为胆腑咳、心脏咳、小肠咳、大肠咳、脾脏咳、肾脏咳。针对其在何脏何腑以及小儿出现的症状给予相应的方药加减。

a.肺胃风热咳嗽：肺胃受风热，痰盛咳嗽，喘吐不止，及治久嗽不愈。此病先受实邪，久治不愈反成虚实夹杂，以保肺汤主治。方由山药、白茯苓、紫苏叶、白僵蚕、藿香、百部、黄芩、防风、杏仁、百合、五味子、桔梗组成。以上诸药水煎，每于饭后口服。既培土保母生金养肺，又清热化痰止咳，一举两得。山药、白茯苓、藿香健脾祛湿化痰，紫苏叶、防风、白僵蚕、杏仁、百部祛风化痰止咳，黄芩清肺热，五味子轻量敛肺止咳，桔梗、百合宣肺养阴保肺。

b.痰热咳嗽：面赤痰盛，身热喘促。以葶苈丸为主。葶苈子（隔纸略炒）、防己、黑牵牛（略炒）、杏仁（去皮尖双仁，麸炒捣膏），上药研细末，研入杏膏拌匀，取蒸枣肉合而捣成泥状，做成像麻子一样大的丸。每服五七丸，淡姜汤下，用量也可视小儿体质及病情轻重加减。葶苈子泻肺平喘，防己、黑牵牛利水化痰，杏仁止咳祛痰。

c.胆咳：症见咳呕苦水若胆汁。用黄芩半夏生姜汤治疗。黄芩清上焦肺热，生姜、半夏温肺止呕，芍药、甘草缓急止咳。

d.心咳：症见咳而喉中如梗状，甚则咽肿喉痹。用甘桔汤（粉草、苦梗）治疗。

e.小肠咳：症见咳而失气。《素问·咳论》："心咳不已，则小肠受之；小肠咳状，咳而失气，气与咳俱失。"用芍药甘草汤治疗。芍药补血敛阴入心，甘草益气，共同缓急止咳。

f.脾咳：症见咳而右胁下痛，痛引肩背，甚则不可以动，动则咳涎。方用升麻汤（升麻、芍药、葛根、甘草），取升麻、葛根升清阳，芍药、甘草柔筋缓急止痛，共奏化湿止咳之功。

g. 胃咳：症见咳而呕，呕甚则长虫出。《伤寒论》："蛔厥者，其人当吐蛔。"小儿受胃寒而咳，咳引蛔虫。以乌梅丸治疗。

h. 大肠咳：症见咳而遗屎。用赤石脂禹余粮汤加减。

i. 肾咳：咳则腰背相引而痛，甚则咳涎。《素问·咳论》："肾咳之状，咳则腰背相引而痛，甚则咳涎。"《诸病源候论·咳嗽病诸候》："八曰肾咳。咳则耳聋无所闻，引腰脐中是也。"肾之阳气因寒邪所致，阳气被遏，使肺气失宣而为。故当散其肾寒，辛开宣肺。以麻黄附子细辛汤主治。

j. 膀胱咳：膀胱者，州都之官，具有化气行水之能。膀胱气不足，则寒邪来克，故见咳而遗溺。治以温阳通脉，利水止咳之法，用茯苓甘草汤主治。茯苓健脾利膀胱多余之水，桂枝温阳通脉，去寒邪。甘草益土可以制水，甘平能补气和中；生姜止咳而温肺。

④论治特色：综上所述，薛己对小儿咳嗽从辨证立法到治疗方药，无不以外感内伤分之，又以脏腑虚实论治。其突出特点是善于应用脏腑五行生克理论指导治疗和用药，如薛己所言，"肺乃脆嫩之脏而司腠理，以脾为母"（《保婴撮要·卷六·咳嗽》）。又因小儿脏腑娇嫩，形气未充，变化多端，薛己又注重病证虚实之转换。但是，咳嗽总关乎肺，而脾为肺之母，因此，薛己更注重后天脾土的调理。用药方面也是多以六君加减，常以人参、白术、茯苓、甘草、陈皮、半夏、桔梗、杏仁为主，"调补脾土，以生肺金为善"（《保婴撮要·卷六·咳嗽》）。健脾而能补土，土旺则可生金，肺气充盈便能更好抵御外邪，实现"正气存内，邪不可干"的目的。

⑤验案分析

**案例 1**

一小儿发热，右脸赤，咳嗽痰盛，余谓：风邪蕴结于肺，而痰作也。用二陈加桑皮、杏仁、桔梗治之将愈，自用发散降火之剂，风痰不退，发热益甚。余曰：此脾肺俱虚也。用五味异功散加桔梗四剂渐愈，又用六君子汤而愈。(《保婴撮要·卷六·咳嗽》)。

**按语：**此例患者，咳嗽由外感而起，或伤寒或伤风，故薛己以"大凡外邪所侵，而痰涎壅塞者，宜表散之"，盖邪气既去，肺气宣降有度，咳嗽息止，气行顺畅而痰液自消。而喘嗽未愈，或更气促，肺气虚也，属形病俱虚，用六君子之类。因六君补气健脾，又能化痰。前面提到，"外邪致病，而痰作也"，是故健脾化痰，绝生痰之源，又去已有之痰。上例医案还体现了薛己在小儿病中善用望诊辨证以及重视温补脾土的特色。

## 案例2

一小儿咳嗽恶心，塞鼻流涕，右腮青白，此脾肺气虚，而外邪所乘也，先用惺惺散，咳嗽顿愈。但饮食不思，手足指冷，此外邪虽去，而元气尚虚也，当调补脾土，而生肺金，遂用六君、升麻，治之而愈。(《保婴撮要·卷六·咳嗽》)

**按语：**此小儿右腮青白，薛己以望诊辨为脾肺气虚。盖色青属肝，病色克土，使脾气不兴，而金气不生，故而脾肺气虚。气虚之体，外感风寒，寒邪束肺而咳嗽，惺惺散由桔梗、细辛、人参、白术、甘草、瓜蒌根、白茯苓、薄荷组成，散寒止咳之力专，但补气健脾之力偏弱。所以此患者出现脾胃元气不足，中焦虚寒而导致的不思饮食。故薛己用六君子汤调补脾土，健脾气而滋化源以生肺金。肺气充足则卫气坚固，更能抵御外邪。加升麻是升脾阳，使运化有度，阳气达于四肢以驱手足指冷。

薛己指出，"大凡外邪所侵，而痰涎壅塞者，宜表散之；外邪既去，而喘嗽未愈，或更气促，肺气虚也，属形病俱虚，须用六君子之类，调补脾土，以生肺金为善。设径补肺气，则反益其邪，况肺乃脆嫩之脏而司腠理，以脾为母。若腠理不密，风邪外侵，蕴结于肺，而变咳嗽诸症，乃形气不足，病气有余也，最难调理。设或呕吐伤其胃气，汗下损其津液，必变肺痿、肺痈"(《保婴撮要·卷六·咳嗽》)。其调补脾胃的方法体现了既病防变的思想。

## 2. 心系疾病诊治

### （1）辨证论治经验

心为十二官之主，为君主之官，居膈上而近于背，背为阳，心在五行属火，火亦为阳，故称为"阳中之阳"。心的主要生理功能是主血脉、主神志，为五脏六腑之大主。心主一身之血脉，推动血液在经脉中运行不息，濡养脏腑、四肢百骸。心藏神而主宰人的精神意识和思维活动，在人体脏腑中居首要地位，各脏腑的功能活动均依赖心起统领和调节作用，故"为五脏六腑之大主"。心开窍于舌，其生理功能及病理变化可从舌的形态、舌质的颜色以及味觉状况等反映出来；其华在面，从面色可测知心血之盛衰；在液为汗，当心气不足、心血亏虚时，可见自汗或盗汗；在志为喜，其功能活动与人的精神情志的"喜"有关，喜有益于健康，但喜乐过度可使心神涣散，气血运行紊乱，称为"暴喜伤心"；心与小肠相表里；其经脉为手少阴心经。

心主血脉，包括主血和主脉两个方面。《内经》指出："诸血者，皆属于心"，"心主身之血脉"。脉为血府，与心相连，血液在脉中，依赖心气的推动，环周不休，营养全身，外见面色红润光泽，脉象和缓有力。若心气不足，鼓动无力，或脉道不利，血流瘀滞，可见面色无华，脉细弱，甚则气血瘀阻，面色晦暗，唇舌青紫，脉象结、代、促、涩（见结脉、代脉），并可见胸闷憋气和心前区刺痛等。若血液亏虚，心失所养，则见面色少华，心悸不宁。

中医学认为，人的精神意识和思维活动与五脏有关，而主要表现为心的生理功能。张介宾在《类经》中指出："心为五脏六腑之大主，而总统魂魄，兼该志意。故忧动于心则肺应，思动于心则脾应，怒动于心则肝应，恐动于心则肾应，此所以五志惟心所使也。"心病则神明失其所主，于是出现失眠、多梦、神志不宁，甚至出现谵妄、昏迷等神志症状。

小儿心系疾病也可以表现为多种多样，薛己对此亦有丰富经验，以下重点介绍其常见病的辨证论治经验。

其一，治病求本，心病先求其肝肾。薛己有"肝气通则心气和，肝气滞则心气乏"之说，故心病当求肝而清源；又云"五脏受病必传其所胜，肾之邪必传于心"（《保婴撮要·心脏》），故心病先治肾逐邪。

其二，以卧姿定虚实。"窃谓仰而卧者，因其心胸实热，故喜仰而向虚也。合面卧着，因心胸虚热，故喜合卧而就实也。"

### （2）小儿惊悸诊治

惊悸为病症名，早在《内经》中就有关于惊悸病因、症状等的描述。《素问·金匮真言论》云："东方青色，入通于肝，开窍于目，藏精于肝，其病发惊骇。"《素问·刺疟》指出："足少阳之疟……恶见人，见人心惕惕然，热多汗出甚，刺足少阳。"惊悸之名，首见于《金匮要略·惊悸吐衄下血胸满瘀血病脉证治第十六》，该篇论述了惊悸的脉象和治疗方药。其脉象为"寸口脉动而弱，动则为惊，弱则为悸"，提出惊悸有别，惊发于外，多因突受外界刺激引起；悸发于内，由心血不足，心失所养而致。《诸病源候论》具体阐释了惊悸候的发病机理，于风病、虚劳、伤寒、脚气病、金疮病、妇人杂病中，分别列出风惊悸候、虚劳惊悸候、伤寒悸候、脚气风经五脏惊悸候、风邪惊悸候。《外台秘要》卷十五、卷三十五，分别载有风惊悸方九首、小儿惊悸方二首，书中论述小儿惊悸系由小儿壮热，时气引起。《圣济总录·小儿门》中专论了小儿惊悸的病因："心藏神而恶热，小儿体性多热。若感风邪，则风热搏于腑脏，其气郁愤，内乘于心，令儿神志不宁，故发为惊，若惊甚不已，则悸动不宁，是为惊悸之病。"《三因极一病证方论》中提出惊悸是因惊而悸之证，"惊悸，则因事有所大惊"，"遂使惊悸，名曰心惊胆寒"。

①病因病机:《丹溪心法》中对惊悸的认识较为全面，认为惊悸的发病责之于血虚与痰、火。薛己的认识，正是在朱震亨的理论基础上继承和进一步发展。认为"惊者，心卒动而恐怖也；悸者，心跳动而怔忡也。二者因心虚血少，故健忘之症随之，用四物、安神之类。朱震亨谓亦有属痰者，宜用温胆汤加辰砂、远志之类"(《保婴撮要·卷十·惊悸》)。提出小儿惊悸心虚血少者为主要病因。

a. 心肝血虚:《丹溪心法》中"怔忡者血虚，怔忡无时，血少者多，有思虑便动，属虚"。心主血藏神，肝藏血魂之所归，心肝血亏则神魂不宁必发惊悸。血是养形化神的生命物质，心气推动血液在脉中运行，则形神得养。薛己认为，惊悸虽属于心与肝之证，而血之所统，实属于脾。体现了其注重脾胃的学术观点。脾与心、肝的关系十分密切，心主行血、肝藏血都有赖于后天之本脾这一气血生化之源，脾气健旺，血气生化有源，则能保证心血，肝血充盈，则神有所主，魂有所藏。脾在志为思，劳神思虑过度，耗伤脾气，气血生化乏源，心肝失养，发为惊悸。

b. 七情内伤:心主神明，故惊悸多由心神不宁而致，五脏化生五气，五气化生喜、怒、思、忧、恐五种情志，而五志过极皆能损伤心神，引发出神志病变，所以《素问·邪气脏腑病形》"愁忧恐惧则伤心"，《灵枢·本神》"是故怵惕思虑者则伤神，神伤则恐惧流淫而不止……恐惧者，神荡惮而不收"。《素问·举痛论》说:"惊则神无所倚，神无所归，虑无所定，故气乱矣。"又朱震亨云"气有余便是火"，五志过极化火损伤心阴，则君火妄动，相火翕合，更灼阴精，惊悸怔忡之所由生。

c. 心虚痰郁:心气虚怯，痰浊乘虚干于心胸，复受惊恐而心悸。正如《丹溪心法·惊悸怔忡》:"心虚而郁痰……使人有惕惕之状，是为惊……病因惊而得者，惊则神出于舍，舍空得液则成痰，血气入舍，则痰拒其神不得归焉。"气血失常，清化为浊，结为老痰宿饮，随气升降，无处不到，百病多由痰生，扰动心神，心神不安而发病。

②治则治法：惊悸虚证由气血阴阳亏虚、心神失养所致者，治当用四物、安神之类，补益气血，调理阴阳，以求气血调畅，阴平阳秘。惊悸实证常因痰饮等所致，治当用温胆汤加辰砂、远志之类，化痰、涤饮，以求邪去正安，心神得宁。此病虚实错杂为多见，虚实的主次、缓急各有不同，故治当相应兼顾。但是，惊悸的病位主要在心，由于心神失养，心神动摇，悸动不安，所以薛己强调"善养于心"的治疗原则。他提出"镇之以静谧，戒之以妄动……治脾者不可不知养心，养心者不可不知镇静而寡欲"(《保婴撮要·卷十·惊悸》)。其治惊悸提倡以养心宁心、镇心安神为法。

③论治经验

a.心肝血虚证：思虑太过，劳伤心脾，心血受耗，气血化生之源不足，肝不藏血，以致心失所养，又受外惊，则心神不安，并伴有神思恍惚、失眠健忘等症，治宜养心安神，益气养血。薛己用养心汤益气养血，补心安神，治疗心血虚怯惊痫，或惊悸怔忡，盗汗无寐，发热烦躁。并分情况选方用药，用定志丸中人参补心气，菖蒲开心窍，茯苓能交心气于肾，远志能通肾气于心，以治心气不足，肝魂失守，喜笑，健忘，夜多异梦，惊悸恐怯，语言鬼怪。酸枣仁汤养血安神、清热除烦，以治肝血不足、阴虚胆热所致睡卧烦躁。归脾汤益气补血，健脾养心，以治思虑伤脾而致的惊悸怔忡。

b.心虚痰郁证：心神气虚，气郁生痰，痰与气相搏结，变生诸证。症见短气、心悸、乏力、自汗等症。又因胆虚，不能制脾，水饮内生，风痰内作，无处不到，扰于心神，症见惊悸时发时止，受惊易作，胸闷痰多，眩晕不寐，苔腻，脉滑等。薛己所用茯苓丸化痰和胃，养心安神以治因痰而时作时止之惊悸；温胆汤理气化痰，和胃利胆以治胆郁痰扰所致不眠、惊悸、呕吐以及眩晕等症；本事辰砂远志丸消风化痰，镇心安神以治风痰上扰，惊悸眩晕。

c.心虚胆怯证：平素心虚胆怯之人，每易受惊恐，而心悸神摇，不能自已。张从正有云："胆者，敢也，惊怕则胆伤矣。盖肝胆实则怒而勇敢，肝胆虚则善恐而不敢也。"（《儒门事亲·卷七·惊》）肝藏血主疏泄，卧时血入于肝，若肝胆疏泄失常，血不归源，无以濡养肝魂，则卧惊多魇，薛己用真珠母丸安神息风，治肝胆二经因虚受风，卧则魂散不守，状若惊悸。茯神汤治胆气虚冷，头痛目眩，心神恐畏，不能独处，胸中烦闷。

④论治特色：薛己在治疗惊悸的过程中，常用茯神，亦有茯苓与茯神共用，或用茯神而舍茯苓者。可见，薛己充分认识到茯神与茯苓作用有别，茯神即茯苓中抱根而生者，味甘、淡，性平，归心、肺、脾、肾经，具有宁心安神、利水渗湿、健脾补中之功效。纵观历代本草，《神农本草经》并无茯神与茯苓之分，至陶弘景《名医别录》始添茯神，而言主治皆同。后人治心病必用茯神，故张元素谓风眩心虚非茯神不能除，然茯苓未尝不治心病。《本草经疏》载："茯神抱木心而生，以此别于茯苓。"《药品化义》曰："茯神，其体沉重，重可去怯，其性温补，补可去弱。"《药性论》认为，茯神"主惊痫，安神定志，补劳乏；主心下急痛坚满，小肠不利"。所以茯苓入脾肾，长于渗湿利水，茯神入心，长于温养心神，安神定志。正如《药品化义》所载张从正言："心气虚怯，神不守舍，惊悸怔忡，魂魄恍惚，劳怯健忘，俱宜温养心神，非此不能也。"

⑤验案分析

**案例1**

一小儿十五岁，因用心太过，少寐惊悸，怔忡恶寒，先用补中益气汤、茯苓、酸枣仁、远志，恶寒渐止；又用加味，惊悸稍安；又用养心汤而愈（《保婴撮要·卷十·惊悸》）

**按语**：此小儿用心劳神过度，损伤心脾，出现了少寐惊悸之症，其恶寒为阳虚不足以温煦机体，所以用补中益气汤补气升阳，健补脾气以资生化之源，酸枣仁酸甘归心肝胆经，养心益肝安神，茯苓、远志泄心热而宁心神。后用归脾汤益气补血，健脾养心，止其思虑伤脾而致的惊悸怔忡。最后用养心汤益气养血，补心安神，预防复发。可见薛己在疾病的不同阶段所用的方药不同。养心汤和归脾汤虽都有益气补血，养心安神的功效，但归脾汤补益心脾气血之功为著，而养心汤以宁心安神为要。体现其治病必求于本，治疗惊悸先培气血不足之本，以补脾为主，健脾以养心神，再治神志不宁之标。

**案例2**

一女子素血虚惊悸，出嫁后更怔忡晡热，月经过期，用八珍汤加远志、山药、酸枣仁，三十余剂渐愈，佐以归脾汤痊愈。后因劳怒，适经行不止，前症复作，先用加味逍遥散，热退经止；又用养心汤而痊。

**按语**：此患者血虚体质，"人身有九藏，心藏神、肝藏魂，二经皆主于血，血亏则神魂失宁而生惊悸也"。出嫁后症状加剧，由惊悸转为怔忡，血为气之母，血虚日久，气无所生而气虚。气不足而阳弱，每于申时正邪交争而发虚热。气血双虚，经血匮乏，故而月经后期而至。薛己用益气补血之八珍汤大补气血，又加远志、酸枣仁宁心安神，山药滋阴健脾。如此用药月余方见初效。薛己虑此患者病因始在心脾二脏血亏失荣，故又佐以养血安神，补心益脾的归脾汤，患者才渐康复。后因劳怒，劳则伤气，怒则伤肝生火，火热逼血离经而出。薛己以加味逍遥丸先泻火清热、解郁，后以养心汤补心血宁心安神，最终患者痊愈。

**（3）喜笑不休诊治**

"喜笑不休"一词，最早见于《灵枢·经脉》："心主手厥阴心包络之脉，起于胸中，出属心包络，下膈，历络三焦；其支者，循胸出胁，下腋三寸，上抵腋，下循臑内，行太阴少阴之间，入肘中，下臂行两筋之间，入掌中，循中指出其端；其支者，别掌中，循小指次指出其端、是动则病手心热，臂肘挛急，腋肿，甚则胸胁支满，心中憺憺大动，面赤目黄，喜笑不休。"《内经》中提到："心藏神，神有余则笑不休。"（《素问·调经论》）又云："其在天为热，在地为火，在体为脉，在脏为心，在色为赤，在音为徵，在声为笑，在变动为哕，在窍为舌，在味为苦，在志为喜。"（《素问·阴阳应象大论》）《内经》中认为，喜笑不休若治疗不得当，势必发展为惊狂，"善笑不发于外者，得之有所大喜"（《灵枢·癫狂》），《内经》对于喜笑不休的治疗提出了纲领性意见，即实则泻其子，虚则补其母。唐·杨上善在《黄帝内经太素》中提到"心气虚则悲，实则笑不休"，认为心为火脏，主笑，并指出喜笑不休以实证居多。薛己在前人理论实践基础上又有自己的认识。

①病因病机：薛己认为其病位在心，而病因主要有心所藏之神有余，心所主之火太过，少阴所至，精气并心，水乘于火等等。

a.心神有余：小儿为纯阳之体，其阳气当发，生机蓬勃，心神常有余，故而喜笑不休。

b.心火亢盛：小儿脏腑娇嫩，形气未充，易受外邪侵袭，或因六淫内郁化火，或过食辛热，心经火热亢盛，心火上炎，热扰心神，发为喜笑不休。

c.是动之病：《灵枢·经脉》：心手少阴之脉，起于心中，出属心系下膈，络小肠。其支者从心系，上挟咽，系目系。其直者，复从心系，却上肺，下出腋下，下循臑内后廉，行太阴、心主之后，下肘内，循臂内后廉，抵掌后锐骨之端，入掌内后廉，循小指之内，出其端。是动则病手心热……喜笑不休。

d.精气并心："并"，《说文》云："并，相从也。"《辞海》释为"合"，故"并"有相从、聚合、汇合之意。虚而相并也，心脏精气虚弱时，其余四脏精气聚合于心,则神失所养,而喜笑无常。

e.水乘于火:肾水太过,乘于心火,阳气被阴气所制,聚而藏之,久伏而生热。心生虚火,虚火扰神,出现喜笑不休。心之阳气被遏,可有狂妄谵语却声音低微不可闻之症。

②治则治法:薛己在《保婴撮要·卷十·喜笑不休》中指出,"心藏神,有余则笑不休。又曰:在脏为心,在声为笑,在志为喜。又火太过,曰赫曦,赫曦之纪,其病笑谑狂妄"。此为小儿喜笑不休之源,是故治当实则泄之。

薛己指出:"凡心脏得病,必先调其肝肾,肝气通则心气和,肝气滞则心气乏,此心病先求其肝,清其源也。五脏受病必传其所胜,肾之邪必传于心,故先治其肾逐其邪也。"(《保婴撮要·卷一·心脏》)薛己认为,肝肾为心脏得病之源。因其肝木能生心火,使火邪母子相传,而肾水与心火上下不济,故应治肝肾为上。其引扁鹊所言:"其人唇口赤色者,可治;青黑者,死。色青为肝,色黑为肾,此之谓也。"(《保婴撮要·卷十·喜笑不休》)

③治疗经验

a.肾水亏虚:心在上焦,属火;肾在下焦,属水。心中之阳下降至肾,能温养肾阳;肾中之阴上升至心,则能涵养心阴。在正常情况下,心火和肾水就是互相升降、协调,彼此交通,保持动态平衡。肾水必须上炎于心,使心火不亢。肾水亏涸不胜心火,心经火热亢盛,心火上炎,热扰心神,发为喜笑不休。故而以六味地黄丸滋补肾水,肾水充盈则制心火亢盛,是心火去而喜笑止。

b.肝火炽盛:肝火炽盛,能生心火,而致喜笑不休者。《素问·玉机真脏论》有云:"怒则肝气乘矣。"大怒使肝火炽盛,肝木能生心火,心经火热亢盛,心火上炎,热扰心神,发为喜笑不休。薛氏以柴胡清肝散直泄肝火,使其不能生心火,心火无所生而神自安,神得安则喜笑止。此为断其源而治本，也体现了薛己治病辨证求本的思想。

④论治特色：喜笑不休，病位在心，可从经络来看，多与手厥阴心包经有关，这就符合中医所认识的"心为五脏六腑之大主，精神之所舍，其脏坚固，邪弗能容也，容之则心伤，心伤则神去，神去则死矣，故诸邪之在于心者，皆在于心之包络。包络者，心之主脉也。"（《灵枢·邪客》）薛己在治疗小儿喜笑不休中，以虚实为总纲，更注重五行生克，从肝木、肾水，以及脾土来治疗。临床用药，实证多用黄连、黄芩、山栀、连翘清心火，虚证多用地黄、当归滋肝肾阴，补水之源，盖水能制火。又因小儿脏腑娇嫩，形气未充，过用寒凉易伐正气，故每于疾病收尾之时，又多注重先后天的调养，先天肾阴以六味地黄丸主之，后天脾胃之气则用补中益气汤护养。一为病邪之末，固护正气以驱除余邪；二为增强正气使邪不相干而防患于未然。

⑤验案分析

**案例1**

小儿喜笑，常作不安，面赤饮冷，手足并热，先用黄连泻心汤，未二服稍定，又用六味地黄丸料煎服，顿愈。常服此丸则安，月许不服，仍前复作，又服愈矣。（《保婴撮要·卷十·喜笑不休》）

**按语：**此小儿面赤喜饮凉，手足并热，可知内有实火，心经病，心而多热，故渴而欲饮。《内经》中提到"是主心所生病者，目黄胁痛，臑臂内后廉痛厥，掌中热痛也"，且病人喜笑不休知为心火。故用黄连泻心汤泻心火，神无热扰而喜笑自止。后用六味地黄丸滋肾阴，以肾水上制心火，使水火相济，以防心火亢盛而生内热再发此病。这体现薛己已病防变思想在小儿疾病治疗中的应用。

**案例2**

一小儿年十四岁，用心过度，饮食失节，患喜笑不休，脉洪大而虚，面色赤而或白，余用补中益气汤而愈。次秋科举，饮食劳倦，前症复作，或兼谵语，脉洪大，按之微细如无，用人参一两，姜、枣煎服稍定，又三剂而愈。又劳役用心，自汗作渴，烦躁似痫症，先用当归补血汤，二剂顿安，又十全大补汤而寻愈。(《保婴撮要·卷十·喜笑不休》)

**按语**:《黄帝内经太素》曾提到"喜怒而不欲食，言益少，刺足太阴"。此小儿年不过二七而用心过度，致心气虚；饮食失去节制，则土旺，反侮其母心火，其病变在中焦脾胃，故用补中益气汤，调理脾胃。后又因饮食劳倦，又患前证，且有谵语，脉浮取洪大，沉取无力，此为中焦脾土阳气衰败之象，故加人参复脉，大补元气。后劳役用心，出现自汗作渴，心在液为汗，心气虚则自汗出，津液随汗外流而渴，津亏阴少而生内热，故见烦躁似痫症。薛己用当归补血汤益气生血，以黄芪补心气而固表止汗，当归补血入心养阴而止烦躁。后薛己以十全大补汤双补气血，此举又有固护后天之本，以防再患之意。

**案例 3**

一女子十六岁，面色萎黄，素沉静，喜笑不休，月经先期，用柴胡栀子散、加味逍遥丸而愈。次年出嫁，不时发作，但作时面赤勇力，发作后面黄体倦，朝用补中益气汤，夕用加味逍遥丸而愈。后每发，悉用前药即愈。(《保婴撮要·卷十·喜笑不休》)

**按语**:患者女，豆蔻之年现面色萎黄为脾虚，又沉默寡言，肝郁日久而生热化火，肝木旺则心火盛，火扰心神则喜笑不休。木火妄动，下扰血海，迫血下行，致使月经先期来潮。病机为肝郁化热所致，故治法应疏肝解郁，清热泻火。又见肝之病，知肝传脾，当先实脾，而患者兼脾虚体质，故还需健脾，薛氏用柴胡栀子散、加味逍遥散，前者清泻肝经火热，后者疏肝解郁、健脾，又因丹皮、栀子而兼清内热。薛己辨证精确，用药恰到好处，患者服之即愈。

然此女出嫁后喜笑不休还时常发作，并出现变症，每于喜笑发作之时，面部赤红而力大异于平时，喜笑过后面色转黄，而且周身疲倦无力。薛己善用温补，并以"朝夕补法"而闻名。他认为，"若朝宽暮急，属阴虚；暮宽朝急，属阳虚；朝暮皆急，阴阳俱虚也"。不同病变，朝暮阴阳的变化也不同。因为对于阴阳虚证的治疗，也采用不同的朝夕用药，配合人体与自然界中昼夜晨昏的阳气变化。此患者因婚后喜笑出现变症，而且发作时和发作后有明显变化，薛己临症用药灵活，采用"朝夕用药"。朝时，一天中阳气渐盛，借此用补中益气汤以补脾胃元气，使中焦脾气充足不被肝气所犯；夕时，阴气渐旺，借此用加味逍遥丸去肝经火热并疏肝健脾，两者相得益彰，共奏神效。此患者素沉静，天性使然，非药物所能改，故薛己预后医嘱：喜笑再发，守上方即可克之。

### 3. 脾胃系疾病诊治

#### （1）辨证论治经验

脾主运化，主升清，主统血，主肌肉四肢，开窍于口，其华在唇，在志为思，其液为涎。胃与脾同属中焦，主受纳腐熟水谷，主通降，以和降为顺，与脾相表里，共有"后天之本"之称，五脏六腑、四肢百骸皆赖以所养。

脾为太阴湿土之脏，喜温燥而恶寒湿，得阳气温煦则运化健旺；胃为六腑之一，有喜润恶燥之特性，胃不仅需要阳气的蒸化，更需要阴液的濡润，胃中阴液充足，有助于腐熟水谷和通降胃气。若脾的运化水谷精微功能减退，则机体吸收消化功能失常，以致出现便溏、腹胀、消瘦等病变，运化水湿功能失常，产生湿、痰、饮等病理产物，发生泄泻等病症。

脾胃与肝肾关系最为密切，脾虚化源不足，五脏之精少而肾气亏虚；肾阳虚衰则脾失温煦，运化失职而致泄泻；肝木疏土，脾土营木，利其疏泄，肝郁气滞易犯脾胃，引起胃痛、腹痛等。

小儿初生，脾禀未充，胃气未动，运化力弱，而小儿除了正常生理活动之外，还要不断生长发育，因而对脾胃运化输布水谷精微之气的要求则更为迫切，故显示脾常不足。脾胃的病理表现主要是受纳、运化、升降、统摄等功能的异常。临床疾病也以泄泻、腹痛、乳食积滞多见。

薛己对小儿脾胃系疾病辨证论治经验如下：

其一，望诊与症状合参。薛己在辨小儿脾胃疾病时，都会先观小儿病色，然后结合症状诊断证型。

其二，注重脾胃元气。或初病，或病中，或愈后，薛己多以补小儿脾胃元气为总纲。

其三，补脾平肝法。《金匮要略》云："见肝之病，知肝传脾，当先实脾。"薛己在《保婴撮要·卷一·脾脏》中说："凡脾之得病，必先察其肝心二脏。"如肝火乘脾土，用四君子汤加柴胡；胃经虚热，用白术散加钩藤；发于寅卯之时，用六君、柴胡、升麻。

### （2）小儿泄泻诊治

泄泻是以大便次数增多，粪质稀薄或如水样为临床特征的一种病症。泄与泻在病情上有一定区别，粪出少而势缓，若漏泄之状者为泄；粪大出而势直无阻，若倾泻之状者为泻，然近代多泄、泻并称，统称为泄泻。发于婴幼儿者称婴幼儿腹泻。

《内经》称本病为"鹜溏""飧泄""濡泄""洞泄""注下""后泄"等等，且对本病的病机有较全面的论述。如《素问·生气通天论》曰："因于露风，乃生寒热，是以春伤于风，邪气留连，乃为洞泄。"《素问·阴阳应象大论》曰："清气在下，则生飧泄"；"湿胜则濡泻。"《素问·举痛论》曰："寒气客于小肠，小肠不得成聚，故后泄腹痛矣。"《素问·宣明五气》谓："五气所病……大肠小肠为泄。"说明泄泻的病变脏腑与脾胃大小肠有关。《内经》关于泄泻的理论，为后世诊治此病奠定了基础。张仲景将泄泻和痢疾统称为下利,《金匮要略·呕吐秽下利病脉证治》中将本病分为虚寒、实热积滞和湿阻气滞三型,并且提出了具体的治法。如"下利清谷,里寒外热,汗出而厥者,通脉四逆汤主之。"《伤寒论条辨·吐泻论》则指出:"小儿吐泻者,皆由脾胃虚弱,乳哺不调,风寒暑湿,邪干于正所致也。"薛己在前人理论实践基础上又有自己的认识。

①病因病机:小儿初生,脾禀未充,胃气未动,或素体虚弱或久病元气不足,致脾胃气虚,运化无力。脾肾阳虚所致的五更泄,多因脾虚运化失常,肾虚后阴不固所致。薛氏对小儿泄泻的病因认识,首重脾胃,盖脾为后天之本,而小儿脏腑娇嫩,形气未充,易受他邪。风寒之气从口鼻直中脾胃,是脾胃虚寒,水谷不化而为泄;饮食伤脾,脾气不能健运,清阳不升,乳食不化而为泄;脏中有积,蕴结成热,热夹湿损伤脾胃,运化失常,清浊不分,引起泄泻;惊吓伤肝,克于脾土,脾土既衰,则水液运化失司,导致泄泻。

②治则治法:薛己在运脾化湿的基础上,更注重把握小儿后天脾土阳气的盛衰。冷泄者温中补虚健脾止泻,热泻者清热去积、健脾止泻,食泄者消滞补气、健脾止泻,惊泄者平肝定风、补脾止泻。

③治疗经验

a.冷泻:大便清白,口不烦渴,属于冷积泻,用理中汤治疗。若因口鼻吸风寒之气,脾胃受生冷之食而发病,应先用理中汤,后用异功散。属于命门火衰,不能温蒸中州之气,导致脾胃虚寒者,应用益黄散及八味丸。属于脾胃虚弱者,选用五味异功散。属于脾气下陷者,宜补中益气汤。

b.热泄:小便赤少,口干烦躁,属于热泄,当用四苓散,热甚者用四逆散。右腮色赤,饮冷,属于胃经实热,应用泻黄丸。恶冷喜热,属于胃经虚热,用白术散。右腮及额间俱赤,属于心脾蕴热,用泻黄散加炒黑黄连。若左颊右腮俱赤,属于肝火乘脾土,用四君子汤加柴胡。

c.食泄：嗳臭吞酸，胸膈胀满，腹痛按之益痛，虽作泻，而所停滞之物，还没有消化，属于食泄，应用保和丸。腹痛按之不痛，属于乳食已消，用异功散。小儿暴伤乳食，用保和丸，乳母尤当忌浓味饮食。若乳母停食所伤，导致小儿吐泻，应治其母。脾气伤而未复，不思饮食，就用六君子汤；所伤生冷之物及喜热者，再加木香、干姜。乳食已消，腹痛已止，泻尚未止者，是脾失清升之气，用补中益气汤。

d.惊泄：泄泻色青，或兼发搐者，青乃肝之色，搐乃肝之症。亦有因乳母脾虚受惊，及怒动肝火而致者。经曰："怒则气逆，甚则呕血及飧泄。"法当平肝补脾，慎用峻攻之药。脾气益虚，肝邪弥甚，甚至抽搐反张，也是肝火炽盛，中州亏损之变症。凡见惊症，即宜用四君、六君、异功散等方，加白附子定风，柴胡平肝引经以杜渐。

④论治特色：小儿泄泻病位在脾，多因素体虚弱或久病元气不足，致脾胃气虚，运化无力。水湿阻于胃肠，脾虚失运，不能制水，湿注肠道所致。本病证属虚邪舍于肠胃，水潴为湿，谷滞为积，水谷精华之气不能输化，清阳之气不升反下陷，分利无权而水湿并入大肠，遂致泄泻。薛己在此基础之上，于辨证论治之处又做细分，有冷、热、食、惊之别。但其治则却有惊人的相似之处，无论何种证型，治则首重脾胃，治法随证施方，其本根深，其末灵动。其次，对脏腑间疾病的"母子"相传非常重视，辨证中留心五脏传变，施药处方更是母婴同治。治子病之所急，又断母病虚，避免贼邪乘而相传。再次，薛己每于治病后期，总是扶中焦正气，一为去残留之邪，更为扶正使邪气不再侵犯机体，防病于未然。其用药处方多以六君子汤或异功散加减，其中心药物就是人参、茯苓、白术、甘草。

⑤验案分析

**案例1**

一小儿泄泻腹痛，手足并冷，唇青额黑，余谓寒水侮土，用益黄散痛

止；再用六君、干姜、漏芦，子母服之顿止；又用人参理中汤而痊。(《保婴撮要·卷七·冷泄》)

**按语：** 此小儿泄泻腹痛为主要症状，兼见手足发冷，唇色为青，额头见黑。诸邪之中，唯寒邪性凝滞，属水而色青黑，中焦之阳气被寒邪所遏，不能外达四肢，故见手足发冷。寒为阴邪，损伤脾阳，阻滞气机，故而泄泻腹痛。薛己以寒水侮土辨之，直接切中疾病要害。然病有缓急，痛者为先，故薛氏以益黄散先行，止小儿难忍之腹痛。本方出自宋·钱乙《小儿药证直诀》卷下，由陈皮、青皮、丁香、诃子、甘草组成，为温中理气、健脾止泻之方，主治脾胃虚弱、腹痛泻痢等病。薛己用此方治寒水侮土，恰如其分。但患者服上方腹痛消，而泄泻不显，薛氏虑益黄散理气止痛有余而温中健脾补气不足，遂以六君子汤加干姜、漏芦继之，使脾气健，中阳复生而泄泻自止。薛氏不同他人之处在于，要求子母同服上药。薛氏云："若乳母膏粱厚味，七情郁火所致，当审其因而治其母。"此患者并未提及母之所病，但薛氏高明之处更在此，母病虚弱，传于子，为子母同病。而薛己令子母同治，是治子病之所急，又断母病虚而相传，体现了薛己重视脾胃的基础上更有防治未病之远谋。最后此案以人参理中汤善后，是固护中焦脾胃之气又兼有补疾病后期正气不足之功。

**案例 2**

一小儿久泻青色，肠鸣厥冷。余曰：此惊泄也，脾土既亏，则肝木来侮，须温脾平肝然后可愈。彼以为迂，自用治惊悸等药，腹胀重坠，小便不利，四肢浮肿，始信前言，重复请治。余先用五味异功散加升麻、柴胡数剂，诸症稍可，又以补中益气汤数剂，饮食少加；又因伤食夹惊，吐泻发搐，复用异功散加柴胡、钩藤钩四剂，诸症稍退。又伤风咳嗽，腹胀作泻，或用发散解利之剂，手足逆冷，睡中发搐，余谓脾土虚，而肺金受症，重伤真气故也。用异功散加紫苏一剂，以散表邪；次以补中益气汤加茯苓、

半夏，调补真气而痊。(《保婴撮要·卷七·惊泻》)

**按语：**此患者为久泻色青，色青属木，而肝也属木。薛己云："小儿惊泻者，肝主惊，肝，木也，盛则必传克于脾，脾土既衰，则乳食不化，水道不开，故泄泻色青。"(《保婴撮要·卷七·惊泻》)所以薛己以惊泄辨之，盖因"大凡风木之病，但壮脾土，则木自不能克矣。若行伐肝，则脾胃先伤，而木反来克土矣"(《女科撮要·卷上·瘰疬》)，需治以温脾补肝。然小儿家长不信薛言，自以治惊悸等药服之，而大凡克惊悸药，皆属寒凉重镇之类，如磁石、龙骨、牡蛎。小儿以中焦脾阳不足之体受以如此重镇寒凉之物，是以腹胀重坠。寒气引于下，肾阳膀胱之气被犯，则小便不利，四肢浮肿。薛氏以人参、白术、茯苓、陈皮、大枣、甘草组成五味异功散，取其温脾益气之功。胃气为生人之本，参、术、苓、草，从容和缓，温补中宫土气，达于上下四旁。而五脏六腑，皆以受气，故一切虚证，皆以此方为主，若加陈皮，则有行滞进食之效。加升麻、柴胡，一为平肝，二为生阳。患者又因伤食受惊，用此方加柴胡、钩藤缓解。后复伤风，误用发散、解利而致脾虚；薛己再用异功散加紫苏解表，后以补中益气汤补后天脾土之气，壮脾土则木自不能克，使真气盛而邪不侵。

**（3）小儿腹痛诊治**

腹痛作为中医临床常见病，其病名最早见于《内经》。《素问·气交变大论》曰："岁土太过，雨湿流行，肾水受邪，民病腹痛。"《素问·举痛论》曰："寒邪客于肠胃之间，膜原之下，血不得散，小络引急，故痛"，"热气留于小肠，肠中痛，瘅热焦渴。则坚干不得出，故痛而闭不通矣。"

虽然《内经》对腹痛的病因病机有了"寒凝血瘀"和"热结不通"的认识，然而专门阐释小儿腹痛者，首见于《诸病源候论·小儿杂病诸候·腹痛候》，其曰："小儿腹痛，多由冷热不调，冷热之气与脏腑相击，故痛也。"此后历代医家对小儿腹痛证治多有论述，如宋·钱乙在《小儿药证直诀·脉证治法》将腹痛分为积痛、虫痛、胃冷虚、胃气不和之证，当以磨谷、安虫、补脾调中之法论治。又如元·曾世荣《活幼心书》曰："盖小儿腹痛，有脏寒痛、锁肚痛、盘肠内吊痛、积痛、癥瘕痛、疝痛、癖痛、吊背偏坠痛、寒疝痛、蛔虫痛。诸痛不同，其名亦异，故不可一概论之。"

薛己在继承了张元素、李杲脾胃理论的基础上，又遥承王冰、钱乙的肾命水火学说，同时结合临床施治，强调脏腑病机，形成了独特的脾胃与肾命并重的学术理论，薛氏将这一理论巧妙应用到小儿腹痛的论治上，在治疗中多以调理脾胃为主，同时注重肾命的本源作用，将小儿腹痛的病因病机按照虚实分类，在论治过程中，也谨遵虚实异治之法，形成了对小儿腹痛的独特论治体系。

①审因辨证：薛己认为小儿腹痛证分虚实，"按之痛者为积滞；不痛者为里虚"（《保婴撮要·卷七·惊泄》），契合钱乙《小儿药证直诀》"脏腑柔弱，易虚易实，易寒易热"的论述，病关脾肾，"中脘痛者，属脾。少腹痛者，属肾"。薛己在辨证论治的基础上，突出强调了小儿腹痛多虚证，以脾胃病变为主。

虚者又分为脾、肾两端。外邪侵袭，饮食不节，或由于先天禀赋不足，素体阳虚，或情志原因，肝木克脾土，以致脾胃气虚、脾胃虚寒、脾气下陷证，发为腹痛；小儿稚阳未充，若先天不足，或后天失养，或病久不愈，以致肾阳不足，相火失于温煦，脏腑虚寒，发为腹痛。

实者分为积滞和实热两端：由于小儿饮食不节，饮食积滞，停于中脘，运化失司，气机阻滞，腑气不通，不通则痛；邪结阴分，不能出表，欲达不达，争扰于中，形成脾热，发为腹痛。

②治则治法：薛己在《保婴撮要·卷五·腹痛》中指出，小儿腹痛治则为"积滞者消之，里虚者补之"。薛己在五脏辨证基础上，认为五脏之中，脾胃尤重。他认为脾胃为五脏六腑之大源，人身气血俱由胃气而生，

脏腑赖胃气以养，因此在小儿腹痛的论治中，尤重小儿脾胃之气。治疗时补虚常以四君子汤、补中益气汤、理中丸加减治疗；泻实常用下积丸、泻黄散等加减，慎用峻厉之剂，以保小儿中焦脾胃之气。

③治疗经验：薛己在小儿腹痛的辨证论治中，突出了分型论治的特点。

a. 脾胃虚寒：腹痛下痢，喜温喜按，完谷不化，腹痛绵绵，此为脾胃虚寒型腹痛。轻者用钱乙调中丸或《伤寒论》理中丸温中健脾、补气驱寒；若虚寒程度较重，用理中汤，更甚加附子，用附子理中汤。

b. 肾阳不足：小儿先天肾阳不足，失于温煦，可致中虚脏寒，症状有形寒肢冷，吐逆泄泻，薛氏用六君子汤合炮姜、肉桂温中补虚，若服后不效，急加附子补火助阳，散寒止痛。

c. 脾胃气虚：脾胃气虚可致腹痛绵绵，神疲乏力，面色无华。轻者用四君子汤补气健脾，调畅气机；若至气虚发热，面黄微热，或手足并温者，或服用克伐之药致脾气复伤者，用异功散补之；若更甚，至作渴饮汤之时，用白术散（本方以四君子加藿香叶、木香、葛根而成）治腹痛、和胃气、生津液。

d. 清阳下陷：小儿中气不足，使清阳下陷，脏腑不在正位，阻滞经络，不通则痛。薛己应用李杲所创补中益气汤，用柴胡与升麻为脾胃引经，且加大了升麻的用量，使其引阳明清气上行之力更著。全方补气与升提并用，使气虚者补之，气陷者升之。从其根本治疗腹痛。

e. 肝木克脾：小儿由于情志原因，肝失疏泄，肝木克脾土，至腹痛连两胁，用四君子汤补气健脾，加柴胡、芍药疏肝调情志，柔肝经而止痛。

f. 饮食积滞：小儿初生，脾禀未充，过食或乳食不节而出现饮食积滞，食积气机阻滞，腑气不通可引起腹痛。六腑以通为用，故用下积丸加减除积滞，积滞得除，腹痛自愈。

g. 脾热：各种病因所致的脾热，亦可引发腹痛，薛己用泻黄散泻脾胃伏火而愈。

④论治特色：薛己在论治小儿腹痛时，多以补虚为法，以四君子为主，加减演绎，常用五味异功散、六君子汤、白术散等名方；多用柴胡和升麻升举阳气，葛根生津除烦渴。在《药鉴·新刻药鉴·卷之一》中有关于柴胡和升麻的论述，颇合薛己用药思路："盖升麻能令清气从右而上达，柴胡能令清气从左而上达。经曰，清气在下，则生飧泄，浊气在上，则生䐜胀。是以清气一升，则浊气随降，而无以上等症。"《神农本草经》论述葛根"味甘，平。主消渴；身大热；诸痹；起阴气；解诸毒"。《本草崇原》则谓葛根："主治消渴身大热者，从胃腑而宣达水谷之津，则消渴自止，从经脉而调和肌表之气，则大热自除。"在薛己治疗虚热证的药物中，发挥生津除热的重要作用。白术功能健脾益气，燥湿利水，止汗，安胎。《医学启源》记载白术"除湿益燥，和中益气，温中，去脾胃中湿，除胃热，强脾胃，进饮食，止渴，安胎"；《神农本草经》记载白术"气味甘温，无毒，治风寒湿痹、死肌、痉疸，止汗、除热、消食"。故在薛己处方中也经常见到，于小儿腹痛大收其效。且小儿脾胃得中气护养，腐熟运化功能增强，更能抵御外邪，防病未然。

⑤验案分析

**案例 1**

一小儿七岁，发热惊悸。用化痰药，反抽搐恶寒，吐痰喘嗽，腹痛少食，用抱龙丸，大便似痢，寒热往来，殊类风症。余以为脾气复损。用四君子汤少加升麻、柴胡，治之月余而愈。(《保婴撮要·卷五·腹痛》)

**按语**：小儿发热惊悸，热象显现，医家断为痰浊壅盛，郁而化热，热扰心神，故用苦寒化痰之药治之。然小儿"五脏六腑，成而未全，全而未壮"(《小儿药证直诀·变蒸》)，不耐攻伐，反致寒象丛生，抽搐恶寒，并伤及脾肺两脏之阳，吐痰喘嗽，腹痛少食，本应使用温性的镇惊化痰药物，医家却用寒凉的抱龙丸，更伤脾胃阳气，脾气下陷，故薛己采用四君子汤补脾胃之气，加升麻、柴胡升提脾胃之气，病愈。

**案例2**

一小儿九岁，常患腹痛。至冬月因食生冷之物，其腹仍痛，服理中丸之类辄效。至十六岁，秋初毕姻后，腹痛又作，唇面黯爪甲青，余先君用八味丸补火随愈；服四两许，痛不再作。至二十岁，外痛复作，服前丸不应，乃服附子理中汤而止，仍用八味丸而安。（《保婴撮要·卷五·腹痛》）

**按语：** 病人素体脾胃虚弱，又冬食生冷，以致寒伤脾胃，中焦虚寒，服用理中丸温中补脾祛寒而愈。婚后肾阳虚损，寒水侮土，发为腹痛，用八味丸补火助阳而愈。至病人二十岁时，又发为腹痛，中焦虚寒之证严重，肾阳虚之证不明显，八味丸不效，故需先用温里之剂附子理中汤，使中焦得以温煦，后用八味丸培本固源。

**案例3**

一小儿腹痛吐舌，流涎作渴，饮冷便秘，用清凉饮下之，顿安。余谓：小儿元气，易虚易实，病势稍安，不必再药。不信，自用三黄丸一服，果吐泻发搐。余用白术散加钩藤，补脾平肝而愈。（《保婴撮要·卷五·腹痛》）

**按语：** 薛己认为小儿元气，易虚易实，脏腑娇嫩，应慎用峻厉之剂，故用清凉饮下之，愈后便不必再服。病人却自服三黄丸，以大黄、黄连、黄芩三味峻下之，而苦寒之药过之则伤中阳，中焦阳气虚弱，清阳不升而浊阴不降致吐泻，阳弱阴盛而发搐，为寒性收引所致。薛己后采用健脾益气，温中祛寒的白术散，加平肝要药钩藤，病愈。

**（4）小儿积滞诊治**

积滞病名，见于《婴童百问·第四十九问》所论："小儿有积滞，面目黄肿，肚热胀痛，覆睡多困，哭啼不食，或大便闭涩，小便如油，或便利无禁，粪白酸臭，此皆积滞也。"《灵枢·百病始生》篇云："积之始生，得寒乃生，厥乃成积也。"提出积的病因是寒凝之故，此处的"积"所指范围广于积滞。《诸病源候论·小儿杂病诸候》指出："小儿宿食不消者，脾胃冷故也。小儿乳哺饮食，取冷过度，冷气积于脾胃，脾胃则冷……若伤于冷，则宿食不消。"其所列"宿食不消候"及"伤饱候"等，证候与积滞相似，认为病因乃是脾胃伤于冷。《小儿药证直诀》说："脾胃冷，故不能消化，当补脾。"指出不能消化的病因和补脾治法。《活幼心书》进一步分析道："凡婴孩所患积证，皆因乳哺不节。过餐生冷坚硬之物，脾胃不能克化，积停中脘，外为风寒所袭，或因吃卧失盖，致头疼面黄，身热眼胞微肿，腹痛膨胀，足冷肚热不安，昏神饮食不思，或呕或哕，口噫酸气，大便酸臭，此为陈积所伤。"提出乳食不节、又外感风寒致脾失运化而为本病。《幼科全书》认为"小儿食积痰热，伤乳为病"，"论治法，内伤乳食不安宁，和中消导兼进"，指出内伤乳食是食积不化的病因，并提出和中消导并用的治法。薛己在继承前代理论经验基础上，对积滞有了更进一步的认识。

①病因病机

乳食不节，脾胃失调。薛己认为，主要病因为乳食不知自节，暴饮暴食，贪食生冷，导致积滞。胃为水谷之海，主受纳，其气主降，脾主运化，其气主升。乳食不节，脾胃受损，受纳运化失职，宿食停滞，积而不化，气滞不行，成为积滞。

食后调养不当，脾失运化。小儿先天脾胃不足，且脏腑轻灵，易受外邪。薛己认为，小儿饱食后即卧，使脾失运化，宿食停滞，导致积滞。

②治则治法：薛己赞同《素问·评热病论》"邪之所凑，其气必虚"之说，提出以调脾为主，消导佐之，扶正以驱邪的治疗思路。

③治疗经验：薛己将积滞分为乳积和食积，并提出，从发病新久看，初起元气未损时，为实证，先用木香丸或白饼子导下，之后用白术散或五味异功散；口渴者加干葛，呕吐者加半夏；脾胃俱伤者，用六君子汤；脾

胃虚寒者用六君子汤加炮姜、木香；脾肺俱虚者，用四君子汤加柴胡和升麻；腹痛泄痢下重或小便不利者，用四逆散；并提出后期脾气下陷和欲变疳症者，用补中益气汤和肥儿丸。

④论治特色:《保婴撮要》记载的9例治疗积滞的案例中，有6处使用了六君子汤，2处使用了补中益气汤。在《明医杂著》注中，薛己说："凡医生治病，治标不治本，是不明正理也"，"人之胃气受伤，则虚证蜂起。"可见，薛己十分注重治病求本。六君子汤与补中益气汤中人参、白术、黄芪等药，大多为温补类药，反映薛己温补脾胃的用药特点；在运用六君子汤的同时还加入升麻、柴胡，升麻、柴胡能升中焦阳气，脾阳得升，则运化健旺。反映出薛己在儿科临床重视中焦脾胃之气的学术思想。

⑤验案分析

**案例 1**

一小儿腹痛，以手按之痛益甚，此乳食停滞也。用保和丸末一钱、槟榔末三分，下酸臭粪而安。后患腹痛，别服峻利之剂，其痛益甚，手按则已，面色黄白，此因饮食失宜，脾气不调，土虚不能生金也，用六君子汤而愈。（《保婴撮要·卷五·积滞》）

**按语**：该小儿乳食停滞，腹痛以手按之益甚，为食积脾胃，而正气未虚，故用保和丸消食化滞，《丹溪心法·卷三》言"保和丸，治一切食积"。该方消食健胃理气，方中连翘苦寒散结，还能消食积所生之热，使食积得化，胃气得和。此外，又加槟榔末，增强消食导滞之力。而后患腹痛，又服峻利之剂，腹痛加剧，手按痛感减轻，而患儿面色黄白，薛氏云："面色黄白，目无精光，脾肺俱虚也。"此为泻下太过，损伤脾气，脾气虚弱，中气不运，不能化生精微濡养全身，脾气虚损，母虚子病，薛己用六君子汤，健脾补气。

**案例 2**

一小儿饮食积滞，患呕吐发热，服消导等剂，饮食已消，而热未

退，余以为胃经虚热，用六君、升麻、柴胡各二分，四剂而愈。(《保婴撮要·卷五·积滞》)

**按语：**该小儿中焦积滞，胃失和降，气逆于上，中焦郁积，则发热，用消导等剂，化积导滞。服后，食积消除，但仍发热，薛己认为乃是胃经虚热所致。《灵枢·经脉》曾云："胃足阳明之脉，属胃，络脾。"胃经虚热，即脾胃虚热。《脾胃论》指出："今饮食损胃，劳倦伤脾，则火邪乘之而生大热。"该小儿饮食积滞损伤脾胃，致使脾胃气虚，阳气下陷，阴火上乘。薛己用六君子汤益气健脾，又加入升麻和柴胡，《医学启源》认为："升麻，若补其脾胃，非此为引不能补。"《脾胃论》说："脾胃不足之证，须少用升麻，乃足阳明、太阴引经之药也。使行阳道，自脾胃中右迁，少阳行春令，生万化之根蒂也。更少加柴胡，使诸经右迁，生发阴阳之气，以滋春之和气也。"故取升麻升举阳气之力，也可用作引经药，和柴胡共同鼓舞脾气上腾。

由上可见，薛己在小儿积滞时，十分注重固护脾胃，选用温养脾胃之品，初病多实，故先用消导之药祛邪，而后补益脾气；由实转虚者，从根本出发，补脾益气，从而使正气充足，邪自去，这也体现了薛己治病求本的重要学术思想。

### 4. 肝胆系疾病诊治

#### （1）辨证论治经验

肝主疏泄，主藏血，主筋，开窍于目。胆附于肝，内藏"精汁"，肝经属肝络胆，肝胆相为表里。肝胆的病变表现主要是气机的流畅、血液的储藏调节和胆汁疏泄功能的异常。

肝为刚藏，小儿为"纯阳"之体，这里的阳，指小儿的生命活力，如旭日之初生，草木之方萌，蒸蒸日上，欣欣向荣的生理现象，与肝脏有很大的关系。它喜条达而恶抑郁，体阴而用阳。若气血壅结，肝体失和，可致腹内结块形成积聚；如湿邪壅滞，肝胆失泄，胆汁泛溢，则发为黄疸。若疏泄失常，气机郁结，则为肝郁；郁而化火，则为肝火；阳亢化风或热极生风，则为肝风。小儿于临床则常见惊风、黄疸、癫痫等疾病。

薛己对小儿肝胆病辨证论治经验如下：

其一，治病求本。"凡肝得病必先察其肺肾，肾者肝之母，肺者肝之贼。"（《保婴撮要·卷一·肝脏》）

其二，邪气内实，用疏下之法。

其三，肝经虚者，以地黄丸滋补肾水。

其四，母婴同病，首治其母邪。薛己有云："夫婴童之症，多因妊娠厚味七情，或儿乳哺失宜，或乳母饮食郁怒所致。病气既见，形气已虚，当推其所因用药，加漏芦以治其母，儿饮一二匙。"（《保婴撮要·卷一·肝脏》）

### （2）小儿黄疸论治经验

黄疸，儿科常见病之一，是以身黄、目黄、小便黄为主症的一种病症。"黄疸"之病出自《素问·平人气象论》："溺黄赤安卧者，黄疸。已食如饥者，胃疸。面肿曰风。足胫肿曰水。目黄者曰黄疸。"明确了黄疸的病名及主症有目黄、小便黄赤、困倦喜卧、饮食后易饥饿等。《灵枢·论疾诊尺》也有论述："身痛而色微黄，齿垢黄，爪甲上黄，黄疸也。安卧，小便黄赤，脉小而涩者，不嗜食。"《素问·六元正纪大论》指出："湿热相交，民当病瘅。"提出了黄疸发病与湿热搏结有关。张仲景所著《伤寒杂病论》中专论了黄疸的病因病机、分类和证治，如"伤寒七八日，身黄如橘子色，小便不利，腹微满者，茵陈蒿汤主之"，"伤寒身黄发热，栀子柏皮汤主之"等等。

《诸病源候论·小儿杂病黄疸病候》中指出："小儿在胎，其母脏气有热，蒸蕴于胎，致生下小儿体皆黄，名为胎疸。"首次提出小儿黄疸名为胎疸，并且病因为孕母素体湿盛或内蕴湿热之毒，遗于胎儿所致。《小儿卫生总微论方》认为，小儿黄疸病因病机是"小儿有身体肌肤面目悉黄者，此黄病也。因将息过度、饮食伤饱、脾胃受热，与谷气相搏，蒸发于外"。《小儿药证直诀》说："身皮、目皆黄者，黄病也。身痛，膊背强，大小便涩，一身尽黄，面目指爪皆黄，如屋尘色，看物皆黄，渴者难治，此黄胆也。"而薛己在《保婴撮要》中对于小儿黄疸的辨证论治，就是在钱乙认识基础上的继承和发展。

①病因病机：《金匮要略》云："黄家所得，从湿得之。"后世诸多医家认为，湿热和寒湿是其主要致病因素，因而将黄疸分为阳黄和阴黄。因热为阳邪，湿热所致色鲜明如橘皮者为阳黄；因寒为阴邪，寒湿所致色晦暗如烟熏者为阴黄。《临证指南医案·疸》云："阴黄之作，湿从寒水，脾阳不能化热，胆液为湿所阻，渍于脾，浸淫肌肉，溢于皮肤，色如熏黄。"薛己认为，小儿黄疸有脾虚湿热，胃热胎黄及胎禀湿蕴之分。

a.脾虚湿热：黄色为脾所主，身目黄为脾色外现，是脾气亏虚的表现。正如"夫人身之神，贵于藏而默用，见于外则内虚矣。"（《保婴撮要·卷六·黄疸》）脾气亏虚，运化失职，脾失健运，湿邪与瘀热郁蒸于肌肤必发黄疸。《诸病源候论·小儿杂病黄疸病候》曰："黄疸之病，由脾胃气实，而外有湿气乘之，变生热，胃为水谷之海，热搏水谷气，蕴积成黄，蒸发于外。"

b.胃热胎黄：因阳明胃热，湿邪留滞，湿热郁蒸而发。《婴孩宝书》云："黄病皆因胃热所为。"《小儿药证直诀》："不因病后，身微黄者，胃热也。大人亦同。"薛己云此"胃热胎黄也"。

c.胎禀湿蕴：因孕母素体湿盛或内蕴湿热之毒，遗于胎儿，正如《诸病源候论·胎疸候》所云："小儿在胎，其母脏气有热，熏蒸于胎，致生下小儿体皆黄，谓之胎疸也"。《活幼心书》也说："有婴孩生下，便见遍体俱黄，惟两目弦厚如金色，身发壮热，名为胎黄。皆因生产之前，母受极热而传于胎，故有此证。"

②治则治法：薛己崇尚李杲的补土学说，又继承了钱乙调补脾胃的观点，在治疗小儿黄疸方面，以调补脾胃为先，再用清热利湿退黄之法。认为"脾虚发黄者，当于脾胃中求之"。脾土强者，则运化功能健全，水湿得化，正气充足，不易受到邪气的侵袭，即"四季脾旺不受邪"。而小儿本脏腑虚弱，饮食不当易伤脾胃，故薛己注重固脾，并且强调"如专用克伐宽中、淡泄利水之药，则鲜有不至危者矣"。

③治疗经验

a. 脾热证：因乳食不节，脾胃受伤所致以腹胀肚大、好吃泥土者为脾疳，由兼作渴饮冷者，可见有脾热。用泻黄散清泄脾胃伏火。薛氏所用泻黄散出自《小儿药证直诀》，主治"脾热吐舌"。《灵枢·经脉》说："脾足太阴之脉……入腹，属脾，络胃，上膈，挟咽，连舌本，散舌下。"故小儿脾热，易有吐舌的症状。

b. 湿热发黄：黄疸兼有小便不利者，用茵陈蒿汤。茵陈蒿汤出自《伤寒论》，湿热阻遏气机，三焦气化不利则小便难出，方中茵陈蒿为清热利湿退黄之要药，《名医别录》载茵陈蒿："治通身发黄，小便不利，除头热，去伏瘕。"配伍栀子清泄三焦湿热而利小便，大黄通利大便导热下行，三药相配，使湿热之邪从二便排泄，湿去热除，则发黄自退。黄疸的发生和消退与小便利否有密切关系，若小便不利，湿热则无从分消，所以"诸病黄家但利其小便"（《金匮要略·黄疸病脉证并治第十五》）。

c. 脾虚生湿：病后脾气虚弱，湿阻中焦，阻碍经气，气化不利，水湿泛溢肌肤，故肢体浮肿，用白术散（七味白术散），全方融补、运、升、降为一体，补而不滞，补脾和胃，宣湿化浊。

d. 脾胃虚寒：中焦虚寒，脾胃气弱则肢冷嗜卧，用益黄散。方由陈皮、丁香、诃子、青皮、甘草五药组成。方中陈皮、青皮理气和胃，丁香温中散寒止呕吐，诃子收敛涩肠止泄泻，甘草补脾和胃。诸药合用，共奏调气和脾、温中止泻之功。薛己亦用调中丸即理中丸和补中益气汤加茵陈调补脾胃，治疗小儿黄疸身淡黄白者。

④论治特色：对于小儿黄疸，薛己充分继承和发展了钱乙《小儿药证直诀》中五脏辨治小儿诸疾之法，以温补脾胃为基本治疗法则。其云："小儿之疾，多因乳食不调，寒温失节，亏损脾胃元气，根本不固，而邪得以致之。亦有因乳母六淫、七情、饮食、起居影响所致。苟不明其本末、辨其缓急，而误用峻厉之药，重伤脾胃化生之气，变症百出，促其夭亡，谁之咎也？"（《明医杂著·卷五·惊搐等症误用药饵》薛按）其治病求本思想尤其明显，认为小儿发黄由脾胃虚弱，运化失职，因而致湿热流于皮肤发为黄疸，而且沿用了钱乙的泻黄散、白术散、益黄散等，虽然以苦寒之药直泻湿热，但又虑其伐伤脾胃正气，所以多药量偏小，有几分湿热便用几分苦寒。其次，重视婴病治母的思想，特别是湿热之毒经母乳传至婴儿，应用母婴同时用药的治法。

⑤验案分析

**案例1**

一小儿生旬日，面目青黄。此胃热胎黄也，用泻黄散，乳调，服少许即愈。后复身黄吐舌，仍用前药而安。（《保婴撮要·卷六·黄疸》）

**按语：** 薛己认为，此为脾胃积热，湿邪留滞，湿热郁蒸而发黄疸，所用钱氏泻黄散，由藿香、栀子、石膏、甘草、防风五药组成，主治脾胃伏火，小儿弄舌之证。经曰："热者寒之"，脾有邪热，则当以寒凉之品以清之。故方用石膏、栀子清泻脾胃积热。然热为湿遏，若纯用寒凉之品，恐过于寒凉而使郁热冰伏难解，又因小儿脏腑柔弱，易虚易实，恐易苦寒败胃，耗伤其正气，正如《医学纲目》中记载的"（钱）弄舌，脾藏微热，令舌络微紧，时时舒舌，治勿用冷药及下之，当少与泻黄散，渐服之"。故此，方中防风和藿香，辛温升发之品以疏散脾经郁热，芳香则能醒脾，此即《内经》所谓"火郁发之"之义。

**案例2**

一小儿因乳母食郁而致饱胀咽酸，遍身皆黄，余以越鞠丸治其母，泻黄散治其子并愈。（《保婴撮要·卷六·黄疸》）

**按语：** 此案体现了薛己的病从乳受、药从乳传，儿病治母，兼治其儿之说。此乳母食郁，乳汁败坏必不清宁，必生诸病，小儿因其脏腑娇嫩，成而未全，全而未壮，脾运不健，易受乳汁影响，感受外邪不能输化，郁结于里，气机不畅，郁蒸肝胆，以致胆汁外泄泛溢于肌肤面目，因而皮肤发黄。薛己采用母子并治方法，用越鞠丸行气解郁治其母，泻黄散泄脾胃伏火治其子。正如薛己所说："须令乳母预慎七情六淫，厚味炙煿，乳汁清宁，儿不致疾。否则阴阳偏胜，血气沸腾，乳汁败坏，必生诸症。若屡用药饵，则脏腑阴损，多致败症，可不慎欤！大抵保婴之法，未病则调治乳母，既病则审治婴儿，亦必兼治其母为善。"（《保婴撮要·卷一·护养法》）

**（3）小儿惊风诊治**

惊风自古以来就是小儿常见病，元代曾世荣之《活幼心书》中就明确列出了"惊风八候"——搐、搦、掣、颤、反、引、窜、视八候（搐，即手臂伸缩；搦，即十指开合；掣，即肩头相扑；颤，即手足动摇震颤；反，即身向后反仰；引，即手若开弓；窜，即两目发直；视，即眼露白睛而不灵活）；宋代钱乙在《小儿药证直诀》中指出："小儿急惊者，本因热生于心；身热面赤引饮，口中气热，大小便黄赤，剧则搐也，盖热甚则风生，风属肝，此阳盛阴虚也。慢惊因病后或吐泻，脾胃虚损遍身冷，口鼻气出亦冷，手足时瘛疭，昏睡，睡露睛，此无阳也。急惊合凉泻，慢惊合温补。"《幼幼释谜·惊风》也说："小儿之病，最重惟惊。"

薛己在继承前人理论和经验的基础上，又有发展。尤其是对钱乙惊风分虚实论治的思想进行了详细阐述。其在《保婴撮要》卷三中列出急惊、慢惊和惊风三篇进行发挥。

①病因病机：小儿具有"稚阴稚阳"的生理特点，以及"易虚易实，易寒易热"的病理特点。因此，小儿惊风之病宜结合其生理病理特点进行分析。

a.惊风：薛己认为，惊风属于虚惕怔忡，气怯神散，痰涎来去，泄泻色青。乳母伤肝，或膏粱积聚，吐泻伤脾，所致清阳不升，风木陷入太阴传变皆能致此。

b.急惊：起病急暴，属阳属实者为急惊风。薛氏认为急惊是由于热生于心，热甚生风，阳盛而阴虚，乃少阳火旺。痰热客于心膈，则风水相搏，故抽搐发动。故而认为急惊属于阳证。

c.慢惊：凡病势缓慢，属阴属虚者，统称慢惊风。小儿或因为吐泻剧烈，肝木所乘，瘛疭微搐；或久泻不止，土虚木旺，肝木无制而生风，可出现慢惊风。急惊多次发作而用泻药，也多变成慢惊。故薛己认为，慢惊属于阴证，属于无阳之症。

②治则治法：惊风以清热、豁痰、镇惊、息风为治疗原则。痰盛者必须豁痰，惊盛者必须镇惊，风盛者必须息风，然热盛者皆必先解热。由于痰有痰火和痰浊的区别，热有表里的不同，风有外风、内风的差异，惊证既可出现惊跳、嚎叫的实证，亦可出现恐惧、惊惕的虚证，因此，豁痰有芳香开窍，清火化痰，涤痰通腑的区分；清热有解肌透表，清气泄热，清营凉血的不同；治风有疏风、息风的分别，镇惊有清心定惊，养心平惊的差异。

③治疗经验

a.急惊：急惊属风木旺，风木属肝，盛则传克脾胃，因此，《金匮要略》曾云"见肝之病，知肝传脾，当先实脾"。

若肝经风火相搏，抽搐目瞤，筋急痰盛者，当用四物汤以生肝血，加钩藤、山栀以清肝火，更用四君子以补脾，六味丸以滋肾。若肺金克木而兼呵欠者，用泻白散以泄肺邪，地黄丸以益肝血。若邪入肝，则用柴胡清肝散，加龙胆草亦可。邪入心，用栀子清肝散，加炒黄连亦通。邪入肾，用六味地黄丸。邪入肺，用地骨皮散。邪入脾，用六君子加柴胡、山栀。

急惊多属肝胆经血虚，风火相搏，而善行数变者为多，若不养肝血，不补脾气，纯用祛风化痰之药，则脾益虚，血益损，邪气延绵，必转慢惊。

b. 慢惊：由于脾胃虚弱而生，火邪乘于土位，火旺能实其木，木旺故能克土。当于心经中甘温补土之源，更于脾土中泻火以甘寒，补金以酸凉，致脾土中金旺火衰，风木自虚。若因土虚不能生金，金不能平木，木来侮土，而致前症者，以五味异功散加当归、酸枣仁，佐以钩藤饮子补土平木。若脾土虚寒者，用六君子加炮姜、木香，不应，急加附子以回阳气。盖阴血生于脾土，宜四君子、当归、酸枣仁。凡元气亏损而至昏愦者，急灸百会穴，若待下痰不愈而后灸之，则元气脱散而不救矣。

慢惊乃脏腑传变已极，总归虚处，脾受之无风可逐，无惊可疗，因脾虚不能摄涎，故津液妄泛，而似痰者，当根据前法自效。若不审其因，泛用祛风化痰之剂，则脾气益伤，阴血益损，病邪益盛而危矣。

c. 惊风：倘若新病初起，惊而抽搐，治法与急惊类似，随证治之，惊入心，栀子清肝散；入肝，柴胡清肝散；入脾，六君加柴胡、山栀；入肺，异功散加柴胡、桔梗；入肾，六味地黄丸。若因饮食、药物所伤为慢惊，则抽搐无力，治宜温补脾胃，用六君子、异功散等类。

由此可知，此惊风多为虚证，日久损伤脾胃，脾胃虚衰，不能濡养，致使清气不升，肝失濡养，继而抽搐频发。

④论治特色：薛己在治疗急惊、慢惊、惊风的病案中都注重顾护脾胃，故方剂多用六君子汤、异功散，体现了其重视脾胃元气在治疗肝风中

的作用，治疗惊风如果不养肝血，不补脾气，纯用祛痰化风之药，则脾更虚，血亦损，则病情加重。另外，在治疗后期，薛己擅用地黄丸，由于惊风多由热起，热甚伤津，腹泻吐下更是损伤津液，故用地黄丸，滋补肝肾之阴血。

⑤验案分析

**案例1**

小儿九岁，因惊发热，抽搐顿闷，切牙作渴，饮冷便秘，面色青赤，而印堂左腮尤赤，此心脾二经风热相搏，乃形病俱实之症也，先用泻青丸料炒黄连一剂，大便随利，热搐顿减；继用抑青丸一服，诸症悉退。但面色萎黄，肢体倦怠，饮食少思，此病气去而脾气未复也，用补中益气汤及地黄丸而痊愈。(《保婴撮要·卷三·急惊》)

**按语：**此患儿因惊而发热，此热生于心，热甚则生风，故抽搐闷顿，热盛伤津，故口渴欲饮冷水，大便秘结是燥热蒸大肠津液所致。左腮赤，提示肝火旺，属于实证，用泻青丸加黄连，大便利，则火去热减。后视其面色萎黄，肢体倦怠，知此病在脾胃，故用补中益气汤补益脾胃，热甚必阴虚，加地黄丸，资肾水，则其病痊愈。

**案例1**

一小儿伤风咳嗽痰涌。用六君、桔梗、桑皮、杏仁治之而愈。后饮食停滞作泻腹胀，用六君加山楂而安。又复停食作呕，或用药下之，更加咳嗽。余谓：脾肺俱虚，宜用调补。彼以为缓，自服发表克滞，前症益甚，头项颤动。余用天南星散，倍加钩藤及异功散而愈。(《保婴撮要·卷三·慢惊》)

**按语：**此患儿患伤风，咳嗽痰涌。用六君子汤合祛痰、保肺、止咳之药而愈，后又食积而腹泻、腹胀，用六君子汤和消食药，其后呕吐腹泻，咳嗽加重，患者服用发表之药，症状更甚，并发抽搐。此患儿因吐泻伤脾，而发慢风，薛己用天南星散祛痰，倍钩藤而平木，异功散顾护脾胃而治愈。

### 5. 肾系疾病诊治

肾藏精，为人体生长、发育，生殖之源，生命活动之根，故称先天之本。因此肾的藏精功能减退，就会出现由于精气不足而影响机体的发育成长。

肾主水液，在调节人体水液平衡方面起着极为重要的作用。若肾中精气的蒸腾气化失司，可导致水液运化障碍，出现水肿、癃闭等病症；肾与膀胱相通，若肾与膀胱的气化失司，水道不利，可导致小便频急、淋沥不尽、尿道涩痛的淋证。先天肾气虚弱，不能固摄水液，导致小儿遗尿、尿频等。

肾与其他脏腑的关系也非常密切，肾阴亏虚，水不涵木，肝阳上亢，可至眩晕；肾水不足，阴不济阳，虚火上越，心肾不交，可致心悸、不寐；肾不纳气，气不归源，可致哮喘；肾阳虚衰，火不燠土，可致五更泄泻；肾精亏损，脑髓失充，可致健忘、痴呆、五迟、五软等。

薛己对小儿肾系病辨证论治经验如下：

其一，壮水制火。薛己认为下窜之症为心气行于肾部，而腰以下都是肾所主，故用地黄丸补肾水以制心火。

其二，重脾肾，滋化源。薛己云："若因脾肺虚而不能生肾水者，用补中益气汤、六味地黄丸以滋化源。"

### （1）小儿五软证诊治

古代医籍有关五迟、五软的记载颇多，早在《诸病源候论·小儿杂病诸候》中就载有"齿不生候"，"数岁不能行候"，"头发不生候"，"四五岁不能语候"。《小儿药证直诀·杂病证》云："长大不行，行则脚细；齿久不生，生则不固；发久不生，生则不黑。"记载了五迟的某些典型症状。后世医家多有研究和治验，尤其应用六味地黄丸治疗本病的经验，对薛己影响较大。薛己在继承前人理论经验基础上，对五软证论治有了更进一步的发挥。

①病因病机：薛己认为，五软证的病机为心、肝、脾、肺、肾五脏之气虚弱，不能滋养充达筋骨肌肉，所以筋骨不强壮，肢体瘦弱无力。"夫心主血，肝主筋，脾主肉，肺主气，肾主骨，此五者皆因禀五脏之气虚弱，不能滋养充达，故骨脉不强，肢体痿弱"（《保婴撮要·卷三·五软》）。其中，薛己提出其根源在于脾胃。

a.肺气虚弱：气是维持人体生命活动的重要物质，肺主一身之气，《素问·五脏生成》言"诸气者，皆属于肺"，肺对于全身气机有调节作用，肺气虚，不仅会引起呼吸功能减弱，还会出现咳喘无力，气少不足以息，动则更甚，声音低怯，体倦乏力等证。

b.心血亏虚：五脏六腑、四肢百骸、皮毛肌腠皆有赖于血液的濡养，才能发挥它们正常的生理功能，心主血，心气充沛，才能很好地推动血液运行全身，濡养五脏六腑，四肢百骸，皮毛肌腠，《素问·阴阳应象大论》中有"心生血"之说，故心阳气虚则化生推动血液无力，而全身脏腑也失去血液的濡养，进而肢体痿弱无力。

c.肝不养筋：人体的肌肉活动，离不开全身之筋，《素问·六节藏象论》"肝者……其充在筋"，《素问·上古天真论》："七八，肝气衰，筋不能动。"肝主筋，肝之气血充盛，筋膜得其所养，则筋力强健，运动灵活，肝虚则全身之筋膜失养，表现为痿软无力。

d.肾虚骨痿：《素问·上古天真论》"肾者主水，受五脏六腑之精而藏之"，肾为人之藏精之处，肾主骨，肾虚则骨虚，足太阳膀胱经与足少阴肾经相表里，二者虚，则天柱骨弱，不能支撑。

e.脾胃虚弱：脾运化水谷精微濡养全身肌肉，《素问·痿论》说："脾主身之肌肉。"《素问·太阴阳明论》说："脾病……筋骨肌肉皆无气以生，故不用焉。"故脾虚则全身肌肉痿软。不仅如此,薛己认为五软证的根源在于脾胃,《素问·玉机真藏论》:"脾为孤脏,中央土以灌四傍。"《素问·五脏别论》:"胃者,水谷之海,六腑之大原也。"脾胃虚弱,不能受纳化生水谷精微,来濡养其他脏腑,后天气血生化乏源,是根本原因。

②治则治法:薛己认为,"肢体痿弱,源其要总归于胃"。故治疗五软证,应先以脾胃为主,皆用补中益气汤补脾益气,以滋化源,或兼用六味地黄丸,并令身体强健、壮年的乳母哺喂,慎避风寒,调节饮食。

③治疗经验

a.肉口软:脾主四肢,中焦之气化生气血精微,输布濡养四肢,脾胃虚弱,则四肢失去濡养之源,故无力;脾主肌肉,脾虚则饮食不能濡养全身肌肉,导致肌肉瘦削。脾开窍于口,《灵枢·经脉》:"胃足阳明之脉。起于鼻之交频中,旁纳太阳之脉,下循鼻外,入上齿中,还出挟口,环唇,下交承浆……属胃,络脾。"口又与足阳明胃经有相连之处,故脾胃气虚,则舌不能正常藏于口中,小儿不能正常说话。所以,肉口软病,薛己以补脾胃之气为本,方用补中益气汤加减。

b.头项手足软:《灵枢·大惑论》说:"五脏六腑之精气,皆上注于目而为之精……而与脉并于系,上属于脑,后出于颈中。"《灵枢·邪气脏腑病形》说:"十二经脉,三百六十五络,其血气皆上于面而走空窍。"由此可见,头部与五脏六腑,经脉气血关系密切,脏腑功能的正常与否,对头部有很大影响。所以,薛己认为,头软是五脏六腑经脉虚损,不能正常输布精血造成的;头部为诸阳之会,阳气不足,头部软弱。

《灵枢·经脉》载,肾足少阴之脉"其直者,从肾,上贯肝、膈,入肺中,循喉咙,挟舌本";膀胱足太阳之脉"起于目内眦,上额,交巅。其支者,从巅至耳上角……其直者,从巅入络脑,还出别下项,循肩髆,挟脊抵腰中,入循膂,络肾,属膀胱。"故天柱骨与足少阴肾经、足太阳膀胱经密切相关，而肾主骨，足太阳膀胱经与足少阴肾经相表里，足少阴经与足太阳经虚损，会导致天柱骨失养，则天柱骨软而不能正常支撑头部。

同样，由于肾主骨，手足的强健与肾密不可分，肾阴虚则精无所化，骨骼不强，手足就会萎软。所以薛己在治疗头项手足三软证时，于先天肾水和后天脾土同时兼顾，用药是补中益气汤合地黄丸加减。

④治疗特色：薛己《保婴撮要》记载的8例治疗五软证的病例中，有6处使用补中益气汤，5处使用六君子汤，4处使用八味丸，3处使用六味地黄丸，2处使用十全大补汤。王冰《增广补注黄帝内经素问》中"滋苗者必固其根，伐下者必枯其上"，薛己对后天之本和先天之本的固护，反映了其治病求本的思想，在运用这些方剂的同时，薛氏多加入木香、肉豆蔻、附子等温热类药物，这也反映了其重视后天脾土阳气，喜用温补药物的用药特点。先天为根基，后天为滋养，补脾胃中气治病之标，滋肾水阴液固人体之本。标本兼顾，治病求本的同时也防病于未然。

⑤验案分析

**案例**

吴江史万湖子七岁，患吐泻，囟目顿陷，天柱骨倒，兼面赤色。余适在彼，先用补中益气汤加附子一剂，其泻止，而诸症愈。又用钱氏地黄丸料煎服顿安。（《保婴撮要·卷三·五软》）

**按语**：此小儿因患吐泻，损伤脾胃，脾胃既伤，则泄泻更不止，不能化生气血精微，濡养其他脏腑及全身经脉，因此五脏六腑的精气也不能输布到头部，所以导致头项软，薛己先用补中益气汤滋补中焦，升阳举陷，使气血精微得以正常化生输布；吐泻易造成亡阳之象，故加一味附子，回阳救逆，温里散寒，脾胃健运，则其泻停止，后天化生有源，其余诸证可自愈。此外，该病人为头项软，肾主骨，又与足少阴肾经和足太阳膀胱经虚损有关，而且面有赤色，此阴精亏损，所以，薛己又让病人将六味地黄丸的药物煎服，滋阴补肾，更快发挥药效。

（2）小儿汗证诊治

汗液为"五液"之一，由阳气蒸化津液，发泄于腠理而形成。《素问·阴阳别论》之"阳加于阴谓之汗"，是对人体汗出机理的高度概括。《灵枢·五癃津液别论》云："天暑衣厚则腠理开，故汗出。"明确指出生理性的汗出与否与气温的高低和衣着的厚薄有密切关系；《素问·经脉别论》曰："饮食饱甚，汗出于胃。惊而夺精，汗出于心。持重远行，汗出于肾。疾走恐惧，汗出于肝。摇体劳苦，汗出于脾。"这是对劳伤脏腑而汗出的概述。《素问·脏气法时论》中提到："肾病者，腹大胫肿，喘咳身重，寝汗出，憎风。"所谓寝汗，即眠中出汗，为盗汗。其后，《金匮要略·水气病脉证并治》曰："食已汗出，又身常暮盗汗出者，此劳气也。"首先记载了盗汗之名称，并认为由虚劳所致者较多。

关于小儿汗证的记载，最早见于《诸病源候论》。书中指出小儿"头身喜汗候"和"盗汗候"皆与小儿气血未充，腠理疏薄有关。至宋·钱乙对小儿汗证论述趋于详细，提出了小儿汗出有生理性汗出及病理性汗出之分。薛己在继承前人对汗证认识的基础上，将汗证以汗出时间为依据分为自汗、盗汗两类，"自汗者，汗无时而自出"，"盗汗者，睡则汗出，寤则汗收也"。由于小儿汗证多为自汗盗汗并见，故薛己在自汗篇中也多有两种汗证并见的论述。

①病因病机：小儿汗证病因多端，于临证所见多为禀赋不足、饮食不节、情志不调、外感邪气四类。

a.禀赋不足：小儿具有脏腑娇嫩，形气未充，腠理不固的特点，一则易于感受外邪，正邪交争，邪去正虚，伤阴耗气，而病发汗证。二则小儿稚阴稚阳之体，易致阴阳失调，而发为汗证。

b.饮食不节：薛己认为，小儿脾常不足，运化功能尚未健全，若饮食不节，过食生冷之物，则易使脾胃受损，阳气不足，不能固护肌表而自汗出；阴血亏虚，入眠后卫阳由表入里，肌表不固，内热加重，蒸津外泄而盗汗出。或小儿食积，化生内热，蒸津外出而为汗。

c.情志不调：思虑烦劳过度，损伤心脾，气血化生之源不足，阴阳虚损发为汗证；怒动肝火，肝郁气滞，郁久化生湿热，且木旺克土，脾胃受损，气血不足而发为汗证；过度惊恐，耗散精气，损伤肝肾而汗出。

d.外感邪气：风邪袭表，腠理不固，营卫不和而汗出；燥热之邪袭表，热伤元气，阳气受损，卫外失司而汗出；暑湿之邪损伤心包络，心阳不足，而见暑湿郁蒸于内，汗液外泄肌表。

薛己论小儿汗证以"自汗属阳虚，盗汗属阴虚"病机为基础，指出：气属阳，卫阳受损，气阳虚弱，肌表不固，则津液外泄而自汗出；热搏于心，液不内敛，外泄于皮肤，而为盗汗。脾胃为气血生化之源，脾胃虚则气血无源以化，必致阴阳气血之偏颇而汗证生。薛己继承《内经》汗为心之液的观点，并借鉴朱震亨"心之所藏在内者为血，发外者为汗，盖汗乃心之液，未有不由心肾俱虚而得之者"（《丹溪心法·卷三·自汗》）的理论，认为汗证的根本多为心肾不交，水火不相既济。由此可见汗证与心、脾胃、肾最为密切，亦与肝脏等脏腑相关。

②治则治法：薛己认为，小儿汗证虚实并见，但以虚证为主。薛己谨遵"虚者补之，实者泄之"的基本治则，以五脏辨证为基础，以滋补脾、肾为补虚之主，固护心阴心阳，调畅肝气，使心肾得交、阴平阳秘、气血平调，则汗证自止。

甘温益气，固阳以敛阴，是薛己对于小儿自汗的主要治法，诚如薛己所言"治法当用参、芪甘温益气之药，使阳气外固，而津液内藏则汗止矣"（《保婴撮要·卷十·自汗》）。补血兼有益气之品，使阴血得生而血行亦畅，是其对于小儿盗汗治法的核心体现。对阴阳俱虚而自汗盗汗并见者则阴阳并补。

③治疗经验：薛己在论治小儿汗证之时，不仅以气血津液进行论述，还多借鉴《内经》脏腑汗出的特点，从各脏腑出发论治小儿汗证，其中以脾、心、肾为主，进行分型论治。

a. 自汗之辨证论治：薛己对于自汗的辨证，多从气虚、气血俱虚、邪实正虚三方面进行论述，并结合脏腑论治。

薛己在小儿自汗的论治中，对元气虚的论述，提出冬夏异治之法，若冬季发为自汗，根据《内经》"肾为封藏之本，通于冬气"的论述，在治疗中，也应加入滋补肾阴之药物，故薛己主张用气阴双补的加减八味丸和十全大补汤治疗。若夏季自汗，则以补脾益气之六君子汤为主，加上益气养阴、补益肝肾的山药和山茱萸。若为脾胃之气受损而见嗜卧倦怠，薛己多以六君子汤、补中益气汤、升阳益胃汤以达补气升阳的功效。阳气充足而腠理固，汗证自解。

气阴两虚的自汗之证，薛己虽将其全部列为自汗，但我们可以推知，此处所指的自汗，是自汗与盗汗并见的，故薛己多以气阴双补的十全大补汤、六味丸和八味丸进行治疗，使气阴双补而汗证得解。若为情志所伤而致的气血俱虚，薛己多从所伤之脏入手论治：思虑伤脾者，以归脾汤益气补血、健脾养心；怒动肝火、耗伤肝阴者，以小柴胡汤疏肝解郁、并调脾胃，以加味逍遥散养血疏肝，清热健脾。

若为实证之自汗，薛己以祛邪为主，兼以扶正。若暑干心胞络者，薛己以清暑益气汤清暑益气、祛湿健脾；燥热伤元气者，薛己以清燥汤清燥热以保元气；风邪外袭者，以惺惺散祛风固表、补气健脾。湿热蕴蒸肝经，以龙胆泻肝汤清泻肝经实火。

薛己在《保婴撮要》自汗篇中，还对汗出部位与绝汗、难治之汗有所论述。黄汗、血汗作为特殊汗出，以茵陈五苓散、血余散治之。薛己所列三种不治之汗证，一种难治之汗证，分别为"若汗出如油，喘而不休，此为命绝；柔汗发黄，此为脾绝；汗出不流，如贯珠者，为绝汗；数者并不治"，"若六阳虚则汗出上至头、下至项，亦多主难治"。

b.盗汗之辨证论治：薛己对于盗汗的辨证，多从阴虚入手，其中以血虚为主，并结合脏腑辨证加以论治。

血虚内热者，以当归六黄汤滋阴泻火、固表止汗；若血虚更甚，以致血脱盗汗者，基于"有形之气不能速生，无形之气所当急固"，以当归补血汤急治之，以达补气生血之功。若为血气俱虚而盗汗者，以人参养荣汤以益气补血而盗汗止。

若肾虚则闭藏之令失守而致盗汗者，用六味地黄丸、十全大补汤以滋补肾阴，使汗液得藏而盗汗止。若心经有热而盗汗者，以导赤散达到清心利水养阴的功效，以使心阴得复而汗止。肝经虚热者，六味地黄丸以滋补肾阴，滋水涵木，亦使肝经虚热得消。若为胃气虚热者，以六君子汤及浮麦散治之，以补胃阴而使虚热消，盗汗自止。

对于盗汗实证的论治，薛己选取了具有代表性的食积内热、肝胆风热证进行论述。若食积而生内热，热蒸于内而迫津外泄，以二陈、枳实、山栀以达清内热、调气机的功效，且着重于调畅气机，气畅郁舒，内热自消。因情志所伤、木失条达，郁而化热而致肝经风热，以柴胡清肝散疏肝解郁、行气清热而使风热得解，汗证得消。

④论治特色：薛己以自汗、盗汗分论小儿汗证，以阳虚自汗、阴虚盗汗为总纲，兼论气血两虚的自汗盗汗并见证；以虚证为主，兼有实证；多从脾、肾入手，兼顾肝、心。

薛己遣方用药继承了李杲的脾胃学说，认为脾胃为后天之本，气血化生之源，故虚证多以补脾土以补他脏，盖土为生化之源，常用加减六君子汤、补中益气汤治疗小儿汗证。且薛己重视先天肾命，故亦主张滋肾以固本，作为小儿汗证辨证施治的重要原则，以六味丸、八味丸为常用方剂。

薛己继承和发挥了《内经》的五脏应五时，十二时辰对应五脏的应时施治原则，多以朝补脾胃、夕补肾，夏补脾胃、冬固肾阴为重点，从而更好地治疗疾病。

⑤验案分析

**案例1**

一小儿四岁，因惊自汗，左关无脉，以此为忧。余曰：肝主惊，此禀肝气不足，因惊则气散，脉必在臂腕。于尺部尽处候之，果得。用补中益气汤、六味地黄丸，半载脉复本位。其脉在合谷之间者，皆自幼被惊而然也。(《保婴撮要·卷十·自汗》)

**按语：**《素问·金匮真言论》曾提到，肝"其病发惊骇"。因肝为"风木之脏"，风木多震动，故肝病易惊。且惊的产生和心气状况很有关系，心气虚的人，容易致惊。上述病案，小儿受惊，使肝气不足，心气亦不足。故用补中益气汤以补脾胃之气，根据五行相生关系，补子以救母，使心气得充；六味地黄丸滋补肾阴，补母以生子，使肝气得生，脉归其位。且脾胃为后天之本，土生万物，化生气血，充于五脏，汗证得解。

**案例2**

一小儿五岁，因惊自汗发热，虚证悉具，右寸脉短。此胃气复伤也，用独参汤月余，又用补中益气汤，仍佐以六君子及加味地黄汤，半载而愈。(《保婴撮要·卷十·自汗》)

**按语：**小儿气虚发热自汗，虚证悉具，右寸脉短，肺气不足，先以大补元气的独参汤，回阳固脱，以使急证得缓，后用补中益气汤及六君子汤补益脾胃，用加味地黄汤以补水济心、补金生肾，从根本上治疗虚证产生的原因，使肾气得充，脾胃之气得化。

# 八、口腔（咽喉）疾病诊治经验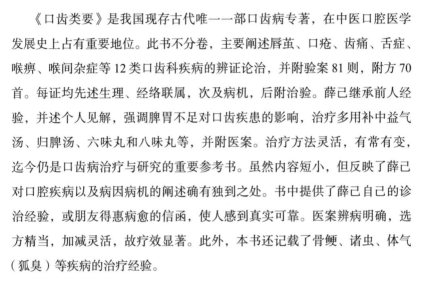

《口齿类要》是我国现存古代唯一一部口齿病专著，在中医口腔医学发展史上占有重要地位。此书不分卷，主要阐述唇茧、口疮、齿痛、舌症、喉痹、喉间杂症等 12 类口齿科疾病的辨证论治，并附验案 81 则，附方 70 首。每证均先述生理、经络联属，次及病机，后附治验。薛己继承前人经验，并述个人见解，强调脾胃不足对口齿疾患的影响，治疗多用补中益气汤、归脾汤、六味丸和八味丸等，并附医案。治疗方法灵活，有常有变，迄今仍是口齿病治疗与研究的重要参考书。虽然内容短小，但反映了薛己对口腔疾病以及病因病机的阐述确有独到之处。书中提供了薛己自己的诊治经验，或朋友得惠病愈的信函，使人感到真实可靠。医案辨病明确，选方精当，加减灵活，故疗效显著。此外，本书还记载了骨鲠、诸虫、体气（狐臭）等疾病的治疗经验。

在古代口齿这样的小科多不被重视，很少有医家涉足，因此只有李杲的《兰室秘藏·口齿咽喉门》作为薛己的参考资料，在《口齿类要》的附方中，清胃散、白芷汤、牢齿散、葛花解醒汤、补中益气汤、滋肾丸、当归补血汤等方剂均是李杲之方。薛己对于口齿疾病的论述，除了《口齿类要》外，在其他著作如《外科发挥》《外科心法》《外科枢要》《女科撮要》《校注妇人良方》也有涉及，故一并研究。

薛己诊治口腔科、喉科疾病，一如其基本学术思想和临床特点，从整体观念出发，辨证论治，他强调要"审本症察兼症"（《口齿类要·茧唇》），而且重视脏腑辨证。如，口疮的病因病机为"上焦实热，中焦虚寒，下焦阴火，各经传变所致"，其临床辨证为实热、中气虚、中气虚寒、血虚、肾水亏、火衰土虚、阴虚、无根之火 8 种，具体辨证用药又分为上焦心火、肝脾火动、肺肝火证、肝经风热等心、肝、肺等脏腑辨证。虽然在论治用药中体现了其温补特色，但也常有"患者忽略，治者不察，妄用清热消毒之药"的现象，在临证加减用药方面，也充分体现了整体观念，均有主证及方药，并列有外治法 1 则，后附有治验 13 则，示人以规矩准绳。

## （一）齿病诊治经验

### 1. 齿的生理病理特点

牙齿与五脏中的肾关系最密切，与手、足阳明经经络相连。

肾主骨，齿为骨之余，齿的生、长、更、枯、脱落与肾气的盛衰密切相关。《素问·上古天真论》曰："女子七岁肾气盛，齿更发长"；"三七，肾气平均，故真牙生而长极"；"丈夫八岁，肾气实，发长齿更"；"三八，肾气平均，筋骨劲强，故真牙生而长极"；"五八，肾气衰，发堕齿枯"；"八八则齿发去"。肾气衰竭，则牙齿脱落，正如《灵枢·五味》所言"齿者，骨之所终"。李杲得出"齿者肾之标"的结论，即牙齿的坚固与否是肾气盛衰的标志。并且认为齿喜寒，"寒者坚牢"，而"热甚则齿动，龈龂袒脱，作痛不已"，因肾五行属水，《灵枢·五味》曰："苦走骨"，而苦味药多性寒。

《灵枢·经脉》载手阳明大肠经"入下齿中……是动则病，齿痛"，足阳明胃经"入上齿中"。这里的"齿"准确地说应是"牙龈"，龈属肉，肉属阳明。李杲曰："其牙齿，是手、足阳明之所过，上龈隶于坤土，乃足阳明胃之脉贯络也，止而不动；下龈嚼物，动而不休，手阳明大肠之脉所贯络也。手阳明恶寒饮而喜热，足阳明喜寒饮而恶热，故其病不一。"（《兰室秘藏·口齿咽喉门》）手、足阳明同属阳，但是阴阳是有层次的，手在上属阳，足在下属阴；大肠经主下齿，动而不休属阳，胃经主上齿，止而不动属阴。故相对来说，"手阳明恶寒饮而喜热，足阳明喜寒饮而恶热"。

## 2. 齿病诊治

### （1）牙痛

①风寒犯肾经，牙痛连脑：《诸病源候论·齿痛候》曰："若风冷客于经络，伤于骨髓，冷气入齿龈，则齿痛。"风寒之邪客于肾经，气血凝滞，作为"骨之所终"的牙齿不通而痛。肾经经脉虽不上头，但是肾主骨，骨生髓，脑为髓之腑，故牙痛连脑。

治疗上薛己选用羌活附子汤，方用麻黄、羌活、防风、白芷、苍术解表散寒；炮附子、生黄芪扶阳固表；升麻、炒白僵蚕升阳散火；黄柏取其"苦能坚"以固牙，少佐佛耳草降气以平衡升降，甘草调和诸药。

②怒生寒热作痛：怒则气上，升降失调，阳气升则热，阴气降则寒，寒热轮流刺激牙齿作痛，薛氏选小柴胡汤加芎、归、术、栀，若兼有月经不调，薛己选用逍遥散加味。小柴胡汤中有柴胡、人参之升，半夏、生姜之降，以达到升清降浊的目的。

③湿热蛀牙，牙龈溃：嗜食炙煿厚味或酗酒致使湿热内积肠胃，上攻胃络而作痛，湿蒸热腐，牙龈溃烂，产生蛀牙。轻者用清胃散，重者用调胃承气汤。若兼便秘者，改用防风通圣散；若兼有腮颊焮肿，加干葛、荆防之品外散火邪，或改用犀角升麻汤；若酒积伤脾，食前服葛花解酲汤；若兼胃中嘈辣，用越鞠丸加芩、连；若有虫，改用桃仁承气汤（即仲景桃核承气汤）攻下除湿泄热。

④脾胃虚弱，阴火作痛：脾胃虚弱，元气不足，阴火炽盛，"火与元气不两立，火胜则乘其土位，此所以病也"（《脾胃论·脾胃虚实传变论》）。治疗当补元气，泻阴火。薛己以补中益气汤为基本方，或加酒炒黑黄柏，或加熟地、丹皮、茯苓、芍药等以泻阴火。

⑤肾气亏损，齿浮作痛：先天禀赋薄弱或年老体弱者或产后，肾气亏损，牙髓不充，空而浮起动摇，动则偏离其位而作痛。薛己常用方剂为加

减八味丸、还少丹、补肾丸等。

**（2）齿缝胀**

薛己本人于嘉靖十六年（1537）、嘉靖二十年（1541）、嘉靖二十一年（1542）三次患齿缝中作胀，表现为昼夜齿缝中如有物塞，作胀不安。薛己都以补中益气汤加味治愈（《内科摘要·卷上·饮食劳倦亏损元气等症》）。

**案例**

膳部钟复斋，每劳心则齿缝胀而不能咀嚼。此元气虚弱，先用补中益气汤而痊，更用十全大补汤，虽劳不作。（《口齿类要·齿痛》）

**按语**：心主血脉，劳心则伤损气血，气虚则懒动而不能咀嚼，血虚则龈失荣不能固齿而齿缝胀。故须补养元气，先用补中益气汤补气以生血，再以十全大补汤气血双补而获愈。

齿缝胀很少有医家论述，薛己之后，龚廷贤的《寿世保元》、罗美的《古代名医汇萃》等著作中有转述。罗美云："中年齿缝胀，皆气虚而火犯上，补中自愈。"（《古代名医汇萃·格言》）

## （二）舌病诊治经验

薛己认为，舌与五脏都相关，"以部分言之，五脏皆有所属；以症言之，五脏皆有所主"（《口齿类要·舌症》）。人体内在脏腑通过经脉直接或间接与舌相连，脏腑精气上荣于舌，而脏腑病变亦反映在舌。薛己根据脏腑与舌的关系，注重从五脏论治舌病。

### 1. 从心论治舌病

《素问·阴阳应象大论》曰："心主脉……在窍为舌。"《灵枢·五阅五使》曰："舌者，心之官也……心病者，舌卷短。"《说文解字》曰："窍者，空也，从穴"，人体面部的目、鼻、耳、口皆为孔窍，为人的感觉器官，分别由肝、肺、肾、脾所主，与视觉、嗅觉、听觉、味觉有关。而舌并非孔窍，中医学亦称之为心之窍。其理由有四：①心与舌通过经脉相联。《灵枢·经脉》曰："手少阴之别……循经入于心中，系舌本。"②心主血脉，而舌体血管丰富，外无表皮覆盖，故舌色较面色更能灵敏反映心主血脉的功能状态。③心主血脉，心之气血通过经脉上荣于舌，使之发挥鉴别五味的功能。因此，舌虽非孔窍，因其与感觉有关，故与其他四窍归四脏一样，将舌归为心之官窍。如《灵枢·脉度》曰："心气通于舌，心和则能知五味亦。"《千金要方》亦云："舌者，心之官，故心气通于舌。"④舌与言语、声音有关。如《灵枢·忧恚无言》曰："舌者，音声之机也。"舌体运动及语言表达功能依赖心神以统领，而语言功能则反映心主神志功能正常与否。若心主血的功能不能正常发挥，舌也会发生病变，如《灵枢·五阅五使》曰："心病者，舌卷短。"

薛己继承古人的认识和经验，结合自己的体会，又有新的见解，并能取得良好疗效。

**案例**

一膏粱之人患舌痛，敷服皆消毒之药，舌肿势急。余刺舌尖及两旁，出紫血杯许，肿消一二。更服犀角地黄汤一剂，翌早复肿胀，仍刺出紫血杯许，亦消一二。仍服前汤，良久舌大肿，又刺出黑血二杯许，肿渐消。忽寒热作呕，头痛作晕，脉洪浮而数。此邪虽去而真气愈伤，与补中益气倍用参、芪、归、术，四剂而安，又数剂而愈。(《口齿类要·舌症》)

**按语**：本案先后放血三次，血色由紫色加深至黑色，血量由杯许增至两杯许，可见邪热之盛。此乃霸治之法，放血虽使邪气出之有路，但也损伤正气，故用补中益气汤善后。

## 2. 从脾论治舌病

从经络角度来说，《灵枢·经脉》曰："脾足太阴之脉……连舌本，散舌下……是动则病，舌本强……是主脾所生病者，舌本痛。"《灵枢·经别》

曰："足太阴之正，贯舌本。"从脏腑角度来说，《素问·金匮真言论》曰：
"中央黄色，入通于脾，开窍于口，藏精于脾，故病在舌本。"脾主肌肉，
故薛氏云"舌本属土"（《内科摘要·卷上·元气亏损内伤外感等症》）。

脾能化生精微，灌溉四旁，《素问·玉机真脏论》曰："脾脉者，土也，
孤脏以灌四旁也。"李杲在《脾胃论》中专作《脾胃虚则九窍不通论》，舌
为九窍之一，《灵枢·忧恚无言》曰："舌者，音声之机也。"故脾胃虚则舌
之功能不能正常发挥，出现舌强、语謇，或失语等症。薛己私淑李杲脾胃
学说，故善于从脾胃的角度治疗舌病。

**案例**

秋官郑过饮，舌本强肿，言语不清，此脾虚湿热，用补中益气加神曲、
麦芽、干葛、泽泻而愈。（《口齿类要·舌症》）

**按语：**酒为水火之精，过量饮酒助湿增热，湿能困脾，不欲饮食，久
则脾虚，反之脾虚亦能生内湿。热助湿邪上泛聚舌引起舌肿大，舌肿大则
活动不灵，故舌强，舌强则不能正常发挥发音的功能，故言语不清。脾虚
为本，湿热为标，治疗当升运脾气为主，佐以化湿清热。补中益气汤补中
益气，既能甘温除热，又能升中焦阳气；神曲、麦芽消食化滞，以除食积
之蕴热；葛根甘凉生津，解酒毒，除胃热；泽泻通过利水而泄热，又能降
浊；如同李杲葛花解醒汤上下分消，升清降浊，脾虚得补，湿热得清，故
治之而愈。

### 3. 从肾论治舌病

《灵枢·经脉》曰："肾足少阴之脉……其直者……挟舌本……是主肾
所生病者，口热，舌干。"《灵枢·经别》曰："足少阴之正……直者系舌
本。"肾为水脏，津液循经上润于舌则舌体润滑，即元朝危亦林所言"肾之
津液出于舌端"（《世医得效方·舌之病能》）。若肾水枯涸，津液不能上润
于舌，舌失濡润则舌体燥裂而痛。

薛己论治舌病，根据患者情况，亦常从肾入手。

**案例**

一男子不慎酒色，冬喜饮冷，舌常作痛，小便频数，舌裂痰盛。此肾水枯涸，阴火无制，名下消，用加减八味丸而愈。(《口齿类要·舌症四》)

**按语：** 酒色伤肾，冬不能藏，肾虚精不藏而不能主水，肾水不能上承于口，故口渴；阴虚不能制阳，阳盛则热，故冬季亦喜冷饮；津液不能上润于舌，舌失濡润而痛；肾气不足，气化不利，固摄无权，膀胱开阖失常故小便频数。薛己认为，加减八味丸乃"天一生水之剂"(《痈疽神秘验方·痈疽十段关》薛按)、"阴虚火动之剂"(《外科精要·论痈疽口干作渴症不同》薛按)，故用之而愈。

### 4. 从肝论治舌病

肝藏血而主筋，舌系带俗称舌筋，若肝不藏血则舌筋急而舌强。

**案例**

一妇人善怒，舌本强，手臂麻，余曰：舌本属脾土，肝木克之故耳。治以六君子加柴胡、芍药而愈。(《口齿类要·舌症》)

**按语：** 怒伤肝，肝不藏血，筋失血养则筋急，筋急则舌强，而"麻属气虚"(《内科摘要·卷上·元气亏损内伤外感等症》)，当以益气健脾为主，佐以疏肝，薛氏用六君子汤合柴胡、芍药即是合用了四逆散，由于薛氏对枳实的认识有偏颇，故去之。

### 5. 从阳明论治舌病

《素问·阳明脉解》曰："阳明主肉，其脉血气盛，邪客之则热，热甚则恶火。"阳明主津，热盛津伤则舌下牵强。

**案例**

一男子舌下牵强，手大指次指不仁，或大便秘结，或皮肤赤晕，此大肠血虚风热，用逍遥散加槐角、秦艽而愈。(《口齿类要·舌症》)

**按语：** 手大指次指为手阳明大肠脉之起始端，"邪在于络，肌肤不仁"（《金匮要略·中风历节病脉证并治第五》），邪热客于大肠经，血分受劫，在经络循行所过之处，出现相应的症状。薛氏以逍遥散调和气血，秦艽入手阳明经，"去大肠之风毒"，《本经》载槐实"主五内邪气热"，有清热泻火、凉血止血之功，邪热去，气血复，则诸症皆消。

### （三）唇病诊治经验

#### 1. 唇与脏腑经络的关系

唇与脾胃关系最为密切。《灵枢·五阅五使》曰："口唇者，脾之官也。"《素问·五脏生成》曰："脾之合肉也，其荣唇也。"《灵枢·脉经》曰："唇舌者，肌肉之本也。""胃足阳明之脉……还出挟口环唇。"《素问·六节藏象论》曰："脾、胃、大肠、小肠、三焦、膀胱者，仓廪之本，营之居也，名曰器，能化糟粕，转味而入出者也，其华在唇四白，其充在肌，其味甘，其色黄，此至阴之类，通于土气。"

脾胃有病，可以从唇反映出来。《灵枢·五阅五使》曰："脾病者，唇黄。"《灵枢·本藏》曰："揭唇者脾高，唇下纵者脾下。唇坚者脾坚，唇大而不坚者脾脆。唇上下好者脾端正，唇偏举者脾偏倾也。"《灵枢·卫气失常》曰："唇色青黄赤白黑者，病在肌肉。"

#### 2. 唇病诊治

#### （1）唇（肿）裂

唇与冲任二脉相关。《灵枢·五音五味》曰："冲脉、任脉，皆起于胞中，上循背里，为经络之海；其浮而外者，循腹右上行，会于咽喉，别而络唇口。血气盛则充肤热肉，血独盛则澹渗皮肤，生毫毛。今妇人之生，有余于气，不足于血，以其数脱血也，冲任之脉，不荣口唇，故须不生焉。"正常情况下，女性血气下趋以形成经血，故口唇气血相对不足，故"不荣口唇"而不长胡须；若冲任二脉损伤，血海不能充盈，则上不能荣口唇，出现唇（肿）裂，下不能"月事以时下"而出现月经不调、闭经等。

足阳明胃经与冲脉会于气街，"冲脉隶于阳明"；胃为水谷之海，胃中水谷盛，则冲脉之血也盛，血海满溢，"月事以时下"。脾胃为先天之本，气血生化之源，故从脾胃论治是第一法。正如薛己所言："补脾气，生脾血，则燥自润，火自除，风自息，肿自消。"（《口齿类要·茧唇》）

冲脉为血海，任脉为"阴脉之海"；肝藏血，主疏泄，具有储存血液和调节血量的作用。《灵枢·经脉》曰："肝足厥阴之脉……其支者，从目系下颊里，环唇内。"故有肝论治一法。

薛己的多个医案，都是月经不调（或闭经）与唇肿裂相伴而发病。反之，也可以说通过望唇可判断月经的正常与否。

**案例 1**

一妇人生七胎矣，月经不调，两足发热，年余而身亦热，劳则足酸痛。又年许，唇肿裂痛。又半年，唇裂见血，形体瘦倦，饮食无味，月水不通，唇下肿如黑枣。或用通经丸等药而死。（《女科撮要·卷上·经候不调》）

**按语：**《灵枢·五音五味》曰："今妇人之生，有余于气，不足于血，以其数脱血也，冲任之脉，不荣口唇，故须不生焉。"该患者生育多胎，损伤冲任。冲任二脉损伤，血海不能充盈，则上不能荣口唇，出现唇（肿）裂，下则经血乏源，出现月经不调、闭经，气血不能散布于周身，而见身热，劳则足酸痛。病久脾胃气虚加重，气血乏源，形体消瘦，气血瘀滞，可见唇下肿如黑枣。治疗宜补益脾胃，使气血生化有源，则诸病愈。反投通经丸，致气血大损，患者不治而亡。

**案例 2**

一妇人善怒，经不调，唇肿裂，服消毒药，唇胀出血，年余矣。余曰：当培养脾胃，以滋化源。不信，仍服前药及追蚀，状如翻花瘤而死。（《女科撮要·卷上·经候不调》）

**按语:**《灵枢·五悦五使》曰:"口唇者,脾之官也。"《素问·五脏生成》曰:"脾之合肉也,其荣唇也。"该患者郁怒伤肝,肝失调达,肝气乘脾,脾失健运,冲任二脉受损,血海不能充盈,则上不能盈口唇,出现唇肿裂。薛己诊断为脾胃损伤所致,当培养脾胃,以滋化源。然而患者不信,继服清热解毒药及追蚀药,进一步损伤脾胃元气,不治而死。

## 案例 3

一膏粱之妇,产后月经不调,唇裂内热,每觌作,服寒凉之剂。后不时出水,余用加味清胃散而愈。后值春令,兼怒,唇口肿胀,寒热作呕,痰甚少食,用小柴胡加山栀、茯苓、桔梗,诸症顿愈。但内热仍作,乃以加味逍遥散,调理而安。(《女科撮要·卷上·经候不调》)

**按语:**妇人产后冲任二脉受损,气血不充,不能下趋形成经血,故见月经不调,不能上营口唇,见唇裂。因其过食膏粱,损伤脾胃,致脾胃运化失司,积热内蕴,化燥伤津,故见唇热。服寒凉剂后,热退症减,再投以清胃凉血的加味清胃散,清气凉血,和血散血,则积热消,脓水退而愈。《灵枢·脉经》曰:"肝足厥阴之脉……其支者,从目系下颊里,环唇内。"四时中的春季与之相对应,肝藏血,主疏泄,郁怒伤肝,病情复发。薛己用小柴胡加山栀、茯苓、桔梗,意在疏肝、祛邪兼顾正气,方中桔梗能升能降,升为诸药之舟辑,降则能通天气地道,茯苓健脾祛湿。薛己辨证精确,施药恰当,症消而愈。加味逍遥散是在逍遥散的基础上加丹皮、栀子。此方疏肝清热,养血健脾,但有内热发作者,用之必效。

## 案例 4

一妇人性善怒,产后唇肿内热,用清热败毒;唇口肿胀,日晡热甚,月水不调,用降火化痰;食少作呕,大便不实,唇出血水,用理气消导;胸膈痞满,头目不清,唇肿经闭,用清胃行血;肢体倦怠,发热烦躁,涎水涌出,欲用通经之剂。曰病本七情,肝脾亏损,数行攻伐,元气益虚故耳，法当补阴益阳，遂以加味归脾汤、加味逍遥散、补中益气汤如法调治，元气渐复，唇疮亦愈。后因怒，寒热耳痛，胸膈胀闷，唇燉肿甚。此是怒动肝火而血伤，遂用四物合小柴胡加山栀顿愈。后又怒，胁乳作胀，肚腹作痛，呕吐酸涎，饮食不入，小水不利。此是怒动肝木克脾土，乃用补脾气、养脾血而愈。又因劳役怒气，饮食失时，发热喘渴，体倦不食，去血如崩，唇肿炽甚。此是肝经有火，脾经气虚，遂用补中益气加炒黑山栀、芍药、丹皮而愈。此症每见，但治其疮，不固其本，而死者多矣。

**按语：** 该病人平素善怒，怒则伤肝，肝疏泄失常，气郁化火，加之产后冲任二脉气血不能充盈于口唇，则唇肿热，不能下达则见月水不调。病情复杂，见症多端，医者不识病机，见症治症，杂药乱投，日久肝脾亏损，元气益虚。治当补阴益阳，补益脾气，以加味归脾汤、加味逍遥散、补中益气汤如法调治，唇疮获愈。复因患者怒动伤肝，导致肝火上炎，复发。四物汤补血、活血，合以小柴胡等疏肝解郁而愈。后又多因怒气、劳役而复发，薛己每能准确辨证，或补气、养血，或补中益气、清热养血，标本兼治而获效。如果单纯见症治症，不察本质，有可能会误治失治。

**案例 5**

一妇人久患疟，疟作则经不行，形虚脉大，头痛懒食，大便泄泻，小便淋沥，口干唇裂，内热腹膨。皆元气下陷，相火合病，用补中益气汤治之寻愈。惟不时头痛，乃加蔓荆子而痛止。又兼用六味地黄丸而经行。（《女科撮要·卷上·经闭不行》）。

**按语：** 患者久疟不愈，导致气血瘀滞而痰凝。瘀滞冲任，气血不通，血海不能满，则经水不行。痰湿困脾，导致脾失健运，清阳不升，则头痛，脾气亏虚，则大便泄泻，气化不利，则小便淋沥。痰湿聚而生热，加之气血不能上盈口唇，故见口干唇裂又兼见内热盛。治当以补中益气补脾气，脾胃为营卫气血生化之源，气血充盈，则症消。用滋肾益阴、育阴潜阳的六味地黄丸，补肾、调冲任，则经行不断。

**案例 6**

一妇人愈后唇肿皱裂，食少肌瘦，晡热益甚，月水过期，半年渐闭，时发渴躁，专于通经降火，发渴愈甚，唇胀出血。此脾经虚热而血愈耗也，治以四物汤加参、苓、芪、术、升麻、丹皮、柴胡、山栀，外症渐愈；又用八珍汤加丹皮、柴胡，五十余剂，月水调而诸症痊。（《疬疡机要·上卷·类症治验》）

**按语：**患者食少肌瘦，为脾气虚，运化功能减退所致。脾胃亏虚，运化失职，导致邪热结于阳明故见晡热。脾主统血，统摄失职，气血乏源，致信水过期而至，甚者渐闭。如治疗不当，一味通经去火，不调治脾胃，这样反而加重其他病症。薛己辨为脾虚血亏，治以四物汤为主，加入四君子益气健脾，养血，加入丹皮、山栀清肝经热邪，柴胡疏肝解郁，外症治愈。又用八珍汤益气补血，气血双补，兼入丹皮滋阴清热，柴胡疏肝解郁，如此化源充盈，气血流畅，患者自然信水调，按时至。

**（2）唇疔**

《素问·生气通天论》曰："高粱之变，足生大疔。"可见，疔疮多属实证，若误用托里之法，易闯实实之祸，如杨锦衣，唇下生疔，从脉象上判断元气不亏，反用托里法，致口鼻流脓而死（《外科心法·卷五·疔疮》）。足见薛己虽以温补擅长，但反对不论元气盛衰，一概施与温补方药的简单化处理方法。

**案例**

松江诸大尹，唇生一疔，已五日，肿硬脉数，烦躁喜冷。此胃经积热所致。先以凉膈散一服，热去五六。更与夺命丹二粒，肿退二三。再与荆防败毒散，四剂而愈。

**按语：**唇与胃通过经脉相连，阳明燥热上冲于唇，故唇上生疔。唇疔硬肿脉数，烦躁喜冷，薛己诊为"胃经虚热"，先以凉膈散清上、中二焦积热，再用夺命丹（方出自《奇效良方》卷五十四，由蟾酥、轻粉各半钱、枯白矾、寒水石、铜绿、乳香、没药、麝香各一钱，朱砂三钱，蜗牛二十个组成；上为细末，将蜗牛别碾烂，入药末同捣匀为丸，如绿豆大，如丸不就，入酒糊些少。每服一丸，生葱白三五寸，病者自嚼烂，吐于手心，男左女右，包丸药在内，热酒和葱送下，如重车行五七里，汗出为效，重者再服一二丸。主治诸般肿毒，疔癣恶疮）拔毒去疔，最后再用荆防败毒散败去余毒。一唇疔，先后更方三次，井然有序。

（3）茧唇

初起唇部发硬如痂，逐渐长大，壮如茧壳，唇肿起白皮皱裂，名曰茧唇。坚硬疼痛，妨碍饮食。相当于现代医学所讲的唇癌，预后不良。

①肾水亏损，虚火上灼

**案例**

州守刘克新患茧唇，时出血水，内热口干。吐痰体瘦，肾虚之症悉具，用济阴地黄丸，年许而愈。（《口齿类要·茧唇》）

**按语**：肾虚津不能上承于唇，故唇肿起白皮皱裂；不能制水，上泛而致痰；肾水不能上济于心致心火上炎，故内热口干；心受邪扰，不能主血，故时出血水。方用济阴地黄丸，此方出自《明医杂著》，由六味地黄丸去"三泻"加麦门冬、五味子、当归、枸杞子、甘菊、肉苁蓉、巴戟天而成。

②气血俱虚，血分瘀热

**案例**

一妇人怀抱久郁，患茧唇，杂用消食降火，虚症悉具，盗汗如雨，此气血虚而有热也。用当归六黄汤，内黄芩、连、柏俱炒黑，二剂而盗汗顿止。乃用归脾汤、八珍散兼服，元气渐复。更以逍遥散、归脾汤，间服百

余剂而唇亦痊。(《口齿类要·茧唇》)

**按语：**该患者长期情志抑郁，导致本病，治疗不当，损伤气血，而且气郁血瘀化热，因此，薛己选用当归六黄汤，并将芩、连、柏炒黑，意在补气养血、清热滋阴，又不损伤阳气，收到两剂而盗汗即止的效果；继用气血双补的归脾丸、八珍散复其元气；最后以逍遥散、归脾汤疏理肝气、益气养血，终获痊愈。此案反映了薛己扶助正气、滋补化源思想的实际价值，颇值得当今临床学习借鉴。

# 九、骨伤科疾病诊治经验

我国骨伤科的形成和发展源远流长，明代以前医家多重外治，突出手法操作，缺乏理论上的系统阐发。殆至明代，医家们继承前人经验的同时，在理论和实践上均有发挥，推动了骨伤科学的发展。薛己所著《正体类要》，为较早的骨伤科专著。此书对伤科治疗十分重视脏腑气血辨证论治，除外治方药外，尤重内治，强调以调气血、补肝肾为主，行气活血为次。辨证详尽，施治分明。在其《正体类要·序》中说："肢体损于外，则气血伤于内，营卫有所不贯，脏腑由之不和。岂可纯任手法，而不求之脉理，审其虚实，以施补泻哉！"为中医骨伤科理论奠定了基础。

薛己从整体出发，强调辨证论治，重视元气的作用，创立伤科内治法，并以脏腑气血立论，以八纲辨证为诊断基础，结合脏腑气血辨证，辨证精确，认为治气应以补气为主，治血要通过补气养血实现活血化瘀，强调脾胃肝肾在治疗骨伤病中的作用，主张健脾培元，固肾治伤；重视内治，反对单纯依赖手法和外治；在药物使用上主张平补，反对寒凉，故称平补派，亦称薛己学派。学派中的其他医家，主要有汪机、陈文治等。

《正体类要》重视整体疗法，其"气血学说""平补法"影响甚广。

## （一）骨伤科疾病诊治思想和特点

### 1. 辨识脏腑气血，补脾益肾

骨伤科疾病是肢体被外力损伤所致，必然影响体内经络、气血的运行，导致脏腑功能失调。薛己在《正体类要·序》中阐发了这一基本观点："肢体损于外，则气血伤于内，营卫有所不贯，脏腑由之不和。"内伤轻者经络损，内伤重者脏腑伤，但均不离气血，所以脏腑气血是内伤的总纲。

外伤又有伤气、伤血之分，伤气可有气滞，气血不通可导致"肌肉间作痛"；气虚则血不能生，"四肢困倦，精神短少"，抑或"新肉不生"。伤血则致血瘀，瘀血在内，可致"肚腹作痛"或"大便不通"；瘀血在外，则见肌肤"肿黯"。出血过多可致血虚，阳络伤可出现吐血、衄血、便血、尿血，阴络伤可出现血积、血块、肌肉青黯。以上均是外伤所致气血紊乱，经络失职，脏腑失调之证。

气血之化生源于脾胃，肾藏精生髓而充骨，既为人身先、后天之本，则气血、筋骨损伤，每能导致脏腑功能失调。因此，从内在脏腑气血病变表现于外的症状，可以诊断外伤的病情及病变趋势等。薛己强调运用全面诊察、以内识外的方法，对脏腑气血状况做出全面分析，从而对外伤病变做出准确诊断，进而确立恰当的方法，选择合适的方药予以施治。薛己于《正体类要》上卷总结了气血内伤、脏腑内伤的辨证经验。如前所述，进行脏腑气血辨证，亦是密切结合了八纲辨证等方法，以提高诊断的准确率。

肢体伤于外，气血损于内。伤后以血为先，但气滞血瘀的实证阶段很短，气虚血凝的虚证是常见的、主要的，所以攻伐当有法度，否则，"若行克伐，则虚者益虚，滞者益滞，祸不旋踵矣"。因此，治伤后瘀血十分谨慎，立法用药求恰到好处，从不轻举妄动。"因脾胃乃气血生化之源，化生水谷精微，内而灌溉五脏六腑，外而滋养皮肉筋骨"。"内伤下血作痛，脾胃之气虚也，用补中益气汤。外伤出血作痛，脾肺之气虚也，用八珍汤。

大凡下血不止，脾胃之气脱也，吐泻不食，脾胃之气败也。苟预为调补脾胃，则无此患矣"（《正体类要·上卷·正体主治大法》）。因为补脾以生肌长肉，益气血生化之源，有助损伤修复而收全功。可见，伤后及时调补脾胃是非常重要的。

薛己在重视调治脾胃的同时，也不忘补益肾命。他推崇钱乙的补肾学说，应用六味丸特有见地，认为"诸虚不足之证，皆用此以滋化源，其功不可尽述"。《正体类要》中大凡伤损伴肾虚者，多用六味丸医治。当然，他还往往与调补脾胃有机地结合起来，或脾肾双补，或以温补脾胃为主，兼顾肾命，此乃其医治伤损的一个突出特点。

### 2. 辨证论治肿痛，分三焦选方药

伤科病症，肿痛为主要表现，也是患者的痛苦所在，及时有效减轻肿痛，对于治疗骨伤病具有重要意义。薛己治疗肿痛拥有丰富的临床经验，他根据内伤肿、痛进行辨证论治，同时，还遵循《活法机要》的三焦分治法，按上、中、下三焦分部位进行治疗，常分别选用十味参苏饮、犀角地黄汤、复元活血汤等。他的论治思路和常用方药为后世骨伤科内治的发展奠定了良好的基础。

### 3. 调理气血经验

薛己于《正体类要》上卷总结了气血内伤、脏腑内伤的辨证经验。薛己常遇到的气血内伤病症主要有血脱烦躁、血虚发躁、气虚不溃、气血俱虚、气虚血滞、血虚作痛、血虚筋挛、瘀血泛注、瘀血作痛、瘀血肿痛、血不归经等病症；阐明了外伤影响气血、连及脏腑的特点。由上述辨证可知，薛己将外伤所致脏腑气血病变主要分为虚实两大类，实证以血瘀为主，虚证以血虚为主，并确定了治则大法，即"化瘀血为先，虚实宜分治"。

**案例 1**

有一患者，去其患处瘀血，用四物、柴胡、红花治之，痛顿止。但寒

热口干，饮食少思，用四物、白术、茯苓、柴胡、黄芩、花粉，四剂寒热即退；用六君、芎、归、藿香，而饮食进。腐肉虽溃，脓水清稀，以前药倍用参、芪、归、术、茯苓，二十余剂腐肉俱溃，脓水渐稠。误服下药一钟，连泻四次，患处色黯。喜其脉不洪数，乃以十全大补倍加肉桂、麦门、五味数剂，肉色红活，新肉渐生。（《正体类要·上卷·下血之非》）

**按语：** 薛己于伤科创立内治法，强调补元气、调脾胃、治肝肾。患者本是局部瘀血所致疼痛，故用四物、柴胡、红花补血活血治疗，疼痛立止。但又出现寒热交替之少阳证，并见不思饮食等症。故薛己用四物汤做基础方，加白术、茯苓健脾益气，柴胡、黄芩调少阳枢纽，寒热即退。再用六君子加活血、健脾化湿药，使患者纳开胃和。此时瘀血虽去，但腐肉已溃，脓水清稀，故此时倍加补气健脾之品，盖脾胃为气血化生之源，内而灌注五脏六腑，外而滋养皮肉筋骨，故只有脾胃健壮，气血日旺，其伤易康。后因患者误服下药，连泄四次，损伤脾胃中气，化生不足，气血阻滞，所以患处色黯。薛己又结合患者体质及脉象，用大补气血之剂加肉桂、麦门冬、五味子，补中有收，共奏活血补气之功效。

**案例 2**

陈侍御坠马，腿痛作呕，服下药一剂，胸腹胀痛，按之即止，惟倦怠少气，诊其脉，微细而涩。余曰：非瘀血也，乃痛伤气血，复因药损脾气而然耳。投养脾胃、生气血之药而愈。（《正体类要·上卷·脾伤腹痛》）

**按语：** 此患者坠马外伤，遂腿痛呕吐，以下药服之，出现胸腹胀痛。但有按之即止，倦怠少气，脉微细而涩等症。薛己结合脏腑气血辨证，诊断为气血损伤，又因寒凉药物损伤脾气出现胸腹痛。故用补养脾胃，生化气血之药。可见薛氏治疗外伤，重视调理脏腑、补血行气、攻补兼施。

## （二）痛症诊治经验

疼痛病症在临床极为常见，尤其多见于伤科病症。关于疼痛的论述最早见于《内经》,《素问·举痛论》明确指出:"经络流行不止,环周不休,寒气入经而稽迟,泣而不行,客于脉外则血少,客于脉中则气不通,故卒然而痛。"由此看出"痛"由于邪气痹阻,经络气血"不通"所致,即不通则"痛"。如临床所见的风寒湿邪侵袭,阻滞经络气血运行的"痹证"疼痛;跌打损伤、气血闭阻的肢体关节疼痛;邪气入侵、闭阻脏腑经络,气血不通引起疼痛为主的脏腑疾病等。

在《内经》疼痛理论的基础上,李杲首次提出"痛则不通"的病机理论,并确立了"痛随利减,当通其络,则疼痛去矣"的以通止痛原则。薛己对此既有继承,又有发展。

### 1. 病因病机

薛己不局限于以前医家的认识,更对引起伤科疼痛的病因做了详细探讨,在《正体类要·上卷》中总结了多种导致疼痛的原因,如瘀血作痛、肝火作痛、血虚腹痛、脾伤腹痛、痰湿作痛、骨伤作痛等。

### 2. 辨证论治

薛己针对其病因病机,对治法用药做了详细说明。瘀血作痛者通滞下血;肝火作痛者清肝养血;血虚腹痛者温补气血;脾伤腹痛者养脾生血;痰湿作痛者行气祛痰;骨伤作痛者补肾活血。

### 3. 验案分析

**案例1**

有一患者,瘀血内胀,疼痛发热,口干作渴,饮食不甘,四肢倦怠。余曰:此肝火炽盛,脾土受制,故患前症。喜其禀实年壮,第用降火清肝活血之剂而愈。(《正体类要·上卷·肝火作痛》)

**按语**:此患者体内瘀血不下,使患处胀痛。但患者之后出现的症状是口干作渴,饮食不甘,四肢倦怠。薛己辨为肝火炽盛,脾土受制。肝木本来克土,又因肝火炽盛,故使脾气被遏,出现脾虚不运的症状。若按此时辨证用药，必是健脾益气之药。但是，薛己不同于他医之处在于，诊断疾病整体辨证，不仅注重疾病的变化，还结合病人本身的体质。此患者体质壮实且年轻，正气充足，故薛己不考虑元气损伤，直接用降火清肝活血之剂，患者服之即愈。

由此病案可以看出，薛己治疗伤科疾病，不仅运用脏腑经络辨证精确，在用药时更是功夫在病外，一是注重元气，二是无论辨证还是用药，都是以整体观念为基础的。

### 案例 2

有一患者，患处胀痛，发热欲呕，两胁热胀，肝脉洪大。余曰：肝火之症也。但令饮童便，并小柴胡汤加黄连、山栀、归梢、红花，诸症果退。（《正体类要·上卷·肝火胁胀》）

**按语：** 此患者胀痛明显，且有发热欲呕症状，而且两肋热胀，肝脉洪大。肝经于两肋间循行，胁肋热胀以及肝脉洪大都提示为肝火内炽。薛己辨为肝火之症，以童便给患者服用，并小柴胡汤加黄连、山栀、归梢、红花协同治疗。童便向来是滋阴降火之妙品，为血症要药，又加小柴胡汤疏利肝胆之热，配以黄连、山栀、归梢、红花清热降火兼活血化瘀。辨证精确，用药加减紧扣病机，故能药到病除。

### 案例 3

有一患者，杖后服四物、红花、桃仁、大黄等剂，以逐瘀血，腹反痛，更服一剂痛益甚，按其腹不痛。余曰：此血虚也，故喜按而不痛，宜温补之剂。遂以归身、白术、参、芪、炙草二剂，痛即止。（《正体类要·上卷·血虚腹痛》）

**按语：** 此患者因事犯法受杖刑，因患处出现瘀血，故服用四物汤加红花、桃仁、大黄活血化瘀。患者本有腹痛，服上药导致腹痛更严重，但用手按腹部，病人不觉疼痛，证明腹部无实邪之瘀血，故薛己辨为血虚腹痛。

患者因所用逐瘀血之药如四物、红花、桃仁、大黄之类，虽能活血破血逐瘀、下血止疼，但易耗气、动血、伤阴，所以凡阴血亏虚，气虚体弱者，当忌用或慎用，否则，易导致加剧血虚之变。薛已应用温补药，促使脾胃之气得温补之药复苏，则运化回归正常，气足血盈而腹痛自止。可见薛氏重视脏腑气血辨证，并认为气血是内伤的总纲，补气养血活血是其主要指导思想，体现了"求之脉理，审其虚实，以施补泻"，以及"极变析微"，"贯而通之"的特色。

### （三）烧烫伤诊治经验

烧烫伤，即水火烫伤，是临床常见病，是因物理、化学、放射线等诸多因素作用于机体而造成的一种极其复杂的外伤性疾患，皮肤可出现红斑、肿胀、水疱、渗出液等，有疼痛，破皮处易感染化脓。

薛已治疗烧烫伤积有较丰富的经验，其诊治的医案，《正体类要》有4个，《保婴撮要》有9个（《保婴撮要·卷十四·汤火疮》共载11个医案，一与《正体类要》重复，一为煤气中毒），故在此一并讨论。

#### 1. 病因病机

中医认为，本病皆因火毒之邪，外伤皮内，甚者热邪入里，火毒攻心，耗气伤阴，使气阴两伤，阴阳失调，脉络阻滞，气血运行不畅，热伤营血，阴液被耗，肤失濡养，故见本病。

烧烫伤治疗中存在创面疼痛、进行性坏死、易感染、瘢痕愈合四大难题，目前主要采用外用药物治疗，外用药物治疗在烧伤治疗中占有突出的地位。中医及中药制剂治疗烧烫伤有着悠久的历史和丰富的经验，现已受到广泛的重视。

#### 2. 辨证分型

若毒入营血，心火气盛，扰乱神明，则皮肤水肿、潮红、起疱或体温升高，重者神昏谵语，懒言。

若热胜伤阴，湿毒未净，热伤营血，阴津被耗，肤失濡养，则皮肤疮面潮红水肿，表面大量渗出，自觉灼痛，有时低热，烦躁；口渴而饮水少，尿少。

若气血两虚，或久病耗伤阴血，气血双亏，则疮面肉芽组织不鲜或苍白，生长缓慢，患者精神萎靡，食纳差，或伴有低烧。

总之，辨证属毒热炽盛，热盛伤阴，气血两虚。

### 3. 治疗方法

临床根据病人的脉证，因人辨证，不可拘一药一方，要灵活运用，其治疗可分外治、内治两种。

烧烫伤者，热毒为患，壮火食气，热盛伤阴，且多有局部微循环障碍，故烧烫伤的治疗必须进行内治。

薛己治疗烧烫伤初期，根据烧烫伤的部位所在经络，辨经络施治，因火毒为患，故用药以清热败毒为大法，根据损伤的脏腑经络的生理特性处方用药；后期以壮脾胃、生新肉为目标，故用药偏于温补。因为烧烫伤必有疼痛，故薛己更改治法的标志是疼痛消失，提示热毒已尽。虽是外伤，但以内服药物为主。

### （1）火毒刑肺案

火热烧伤手太阴肺经，火毒循经内舍于肺，影响肺的肃降功能，致使咳嗽、发热。当清肺热，降肺气，薛己选用人参平肺散。其中桑白皮、地骨皮是名方泻白散的主药，清肺中之火毒，复肺之清肃之令；肺为娇脏，不耐寒热，火毒能耗气阴，故以人参（西洋参、生晒参为佳）、五味子补益心、肺之气；知母、天冬滋养肾水，以达到金水相生的目的；茯苓淡渗利湿，复肺通调水道的功能，并使热毒从小便而解；青皮调肝气，陈皮理脾气，共同调理全身气机，使肺恢复肃降功能，故咳嗽止。后因劳伤元气，致使气血虚而发热恶寒，故用八珍汤补益气血，桔梗能升能降，升则为诸药之舟楫，降则能通天气于地道，加白芷以助生新肉，妙在加薄桂，桂本入血分，今用薄者，则亦能入气分，气血双温，则肌肉易生。

（2）火毒焮作案

病因有二，一是醉酒，二是烫伤，伤于足阳明胃经，引起腿部溃烂发热，作渴饮水，脉洪数而有力。阳明为多气多血之经，当清胃火兼以凉血，薛氏选用葛根芩连汤合导赤散加减，其中芩、连清胃中火毒；葛根解酒毒；生地、当归凉血活血以除"血闭"；木通从小便泄热；甘草调和诸药。再用参、芪、白术、芎、归、炙草、芍药、白芷、木瓜补益气血以生新肉。

（3）火毒行于下焦案

火烧手阳明大肠经，两臂焮痛，二便不利，大肠经同是多气多血之经，当清热凉血，黄连、山栀清泻火毒，生地、芍药、当归凉血活血以除"血闭"，且能润肠通便；木通、茯苓通利小便，且能从小便泄热，甘草调和诸药。再以四物汤加参、芪、白芷、甘草益气养血生肉善后。

（4）火毒乘血分案

胸为肝、胃二经所主，烫火伤胸两月余，久则阴血虚，故用四物汤以养血，加柴胡透余热外出，丹皮凉血散瘀。再改用逍遥散加陈皮健脾胃，疏肝气，脾胃健则气血化生有源，肝气顺则能正常发挥肝藏血的功能，气血旺则新肉易生。

**4. 论治特色**

（1）重视内治，保护脾胃

烧烫伤虽是火毒引起，审因论治是一方面，更要根据元气的盛衰及火毒作用于人体后个体对火毒的反应综合考虑，不可一味苦寒败毒，否则，元气衰败，脓水淋漓而致腐肉难去，新肉不生。

（2）治疗小儿烧烫伤特色

小儿由于稚阴稚阳之体，气血未充，对药物的反应敏感，在薛己治疗小儿烧烫伤的医案中，很少用黄连、栀子、大黄等苦寒之药，这与成人有异。

**案例**

一小儿火伤足胫，专用败毒之剂，脓水淋漓，日晡肿胀。此脾虚下陷也，用补中益气汤及八珍汤而愈。（《保婴撮要·卷十四·汤火疮》）

由于小儿服药困难，当内服外治双管齐下，内服药物重视后天之本脾胃，若有先天禀赋不足者，则脾肾并重，外涂神效当归膏于患处。此方出自《圣惠方》卷六十八，由白蜡一两，麻油四两，当归一两组成；上药先将油煎当归令焦黑，滤去滓，次入蜡候消，相次急搅之，放冷入瓷盒中收。每当使用时，以故帛子涂贴。有敛疮口，生肌肉，拔热毒，止疼痛之功效。

主治：①汤泼火烧疮，疼痛甚者（《圣惠方》）。②汤火伤，初起瘭浆，热毒侵展，焮赤疼痛，毒气壅盛，腐化成脓（《局方》）。薛己在此方的基础上又加生地黄一两，主治汤火等疮，不问已溃未溃，用之自愈。肉已死者，用之自溃，新肉易生。搽至肉色渐白，其毒始尽，生肌最速。盖当归、生地黄、麻油、黄蜡，皆主生肌止痛，补血续筋，与新肉相宜。

使用注意事项：凡死肉溃烂将脱，止有些须相连者，宜用利刀剪去，死肉去尽，尤宜速贴。至于薛己所言"死肉有毒"之说不可信，但是死肉不去，占据位置，新肉也无法生长。小儿肌肤娇嫩，贪耍顽皮，更要小心护理。

# 十、其他经验

## （一）善用峻猛药取效

薛己从正德三年（1508）22岁时待补为太医院院士，一直到嘉靖九年（1530）辞去院使官职，在太医院任职23年，主要为皇亲国戚、王公贵族服务，用药多为野山参、鹿茸、灵芝等贵重药材。

薛己脾肾并重，创立温补学派，临证最常用六君子汤、补中益气汤、八珍汤、十全大补汤、六味丸、八味丸等方剂。按照清代医家陈士铎在《石室秘录》中关于王治法、霸治法的论述，薛己处方用药的特点，王治法是其主流。但是，薛己并不排斥用峻剂猛药，所谓有是证用是药，薛己记录有很小一部分医案，属于使用霸治法，即薛己用峻剂猛药获效，这同样反映了其丰富的学识和治疗经验。

### 1. 三生饮治卒中

三生饮出自《简易方》，由生南星一两，生川乌、生附子各半两，木香二钱组成。薛己认为，此方"乃行经络治寒痰之药，有斩关夺旗之功，每服必用人参两许，驾驭其邪而补助真气，否则不惟无益，适足以取败矣"。

**案例**

车驾王用之，卒中昏愦，口眼㖞斜，痰气上涌，咽喉有声，六脉沉伏。此真气虚而风邪所乘，以三生饮一两，加人参一两，煎服即苏。(《内科摘要·卷上·元气亏损内伤外感等症》)

**按语**：此案是薛己少有的覆杯即愈的医案之一。薛己遭后世多位医家贬斥，然此案此法却被多人称颂。连讥讽薛己为"果子药先生"的陈修园，也在《医学从众录·真中风症》中，引用了薛己对三生饮加人参认识的言论。柯琴也高度评价说："此取三物之大辛大热者，且不炮不制更佐以木香，乘其至刚至锐之气而用之，非专以治风，兼以治寒也。然邪之所凑，其气必虚，但知勇于攻邪，若正气虚而不支，能无倒戈之患乎？必用人参两许以驾驭其邪，此薛己真知确见，立于不败之地，而收万全之效者也。今之畏事者，用乌、附分数，必制熟而后敢用，更以芩、连监制之，乌能挽回如是之危证哉？"(《删补名医方论·三生饮》)

### 2. 椒仁丸治血分，葶苈丸治水分

张仲景最早给血分与水分下定义，并分析了血分难治、水分易治的原

因。如《金匮要略·水气病脉证并治第十四》云："经水前断，后病水，名曰血分，此病难治；先病水，后经水断，名曰水分，此病易治。何以故？去水，其经自下。"

陈自明后来明确了"病水"的内涵，即"四肢身面浮肿，小便不利"，用椒仁丸治疗血分，用葶苈丸治疗水分，并补充说："经脉不通而化为水，流走四肢，悉皆肿满，亦名血分，其症与水症相类，实非水也，用人参丸。"（《校注妇人良方·调经门·妇人血分水分肿满方论》）

薛己在张、陈认识的基础上，分析了血分与水分的病因病机，即"因饮食起居失养，或因六淫七情失宜，以致脾胃虚损，不能生发统摄，气血乖违，行湿常道"。血分与水分虚实夹杂，"形气不足"是虚，"邪淫隧道"是实，治疗上除了服用陈氏的丸药外，薛己认为"必用此药以宣导其邪，而佐以补辅元气之剂，庶使药力有所仗而行，则邪自不能容，而真气亦不至于复伤矣"（《女科撮要·卷上·血分水分》）。经水不行、小便不利从部位上来说，皆属前阴之病。李杲论述"脾胃虚则九窍不通论"，很明显薛己结合了李杲的脾胃学说，治疗上通过补益脾胃来壮养元气，是其对陈氏治法的有益补充。薛己把陈、李二人之学融会贯通，仲景所言血分难治的问题也迎刃而解。

椒仁丸共有十六味药，其中多达十味药是中医狭义的有毒药物：人言（即砒石）、斑蝥、甘遂、续随子、附子、黑牵牛、芫花、蚖青、胆矾有毒，吴茱萸有小毒。尽管如此，薛己认为"若畏而不服，有养病害身之患"（《女科撮要·卷上·附方并注椒仁丸》）。葶苈丸中续随子、干漆末也有毒。

**案例**

一妇人月经不调，晡热内热，饮食少思，肌体消瘦，小便频数，服济阴丸，月经不行，四肢浮肿，小便不通。余曰：此血分也。朝用椒仁丸，

夕用归脾汤渐愈，乃以人参丸代椒仁丸，两月余将愈，专用归脾汤，五十余剂而痊。（《女科撮要·卷上·血分水分》）

**按语：**患者虽然月经不调，伴有内热、消瘦，但非纯属阴血虚弱，故服济阴丸不但无效，反致病重。薛己诊为血分之病，既有瘀积，亦有血虚，故用椒仁丸攻逐积滞，归脾汤养血，再用人参丸、归脾汤调养气血而愈。

### 3. 必效散治顽固性瘰疬

必效散，出自元代御药院太医齐德之所著《外科精义》下卷，由南硼砂二钱五分，轻粉一钱，麝香五分，斑蝥四十个（去头翅），巴豆五个（去皮心膜），白槟榔一个组成。上为极细末，取鸡子清二个去黄，调药匀却，倾在鸡子壳内，湿纸数重糊定，无令透气，坐饭甑内与饭一处蒸，饭熟取药，晒干，为极细末。主治久患瘰疬不效。

方中斑蝥、巴豆有大毒，轻粉有毒，薛己指出："此方斑蝥、巴豆似为峻剂，然用巴豆，乃解斑蝥之毒，用者勿畏。"（《女科撮要·卷上·附方并注必效散》）又言"然病毒之深者，非此药莫能易解"。

薛己目睹一富商用必效散治疗瘰疬获愈，认为"其治气血不虚者果验……但气血虚者，用之恐有误"。薛己记载的用必效散治愈顽固性瘰疬的医案有多个，涉及男女老少不同患者。

**案例1**

一男子耳下患，五枚如贯珠，年许尚硬，面色萎黄，饮食不甘，劳而发热，脉数软而涩。以益气养荣汤六十余剂，元气已复，患处已消。一核尚存，以必效散二服而平。（《外科发挥·瘰疬》）

**案例2**

田氏妇，年逾三十，患瘰疬，已溃不愈。与八珍汤加柴胡、地骨、夏枯草、香附、贝母，五十余剂，形气渐转。更与必效散，二服疮口遂合。惟气血未平，再用前药，三十余剂而平。（《外科发挥·瘰疬》）

### 案例3

阁老杨石斋子，年十七，发热作渴，日晡颊赤，左关尺脉大而浮。此肝肾阴虚，用补阴八珍汤，五十余剂，又加参芪，二十余剂而溃。但脓水清稀，肌肉不生，乃以参、芪、归、术为主，佐以芍药、熟地、麦门、五味，脓水稠而肌肉生。更服必效散一剂，疬毒去而疮口敛。(《外科枢要·论瘰疬》)

**按语：**以上三例，虽然使用必效散攻逐毒邪，但不离补益气血以固护元气，故而能取得良好效果。

任何方剂都有其严格的适应证，尤其是含有毒药的方剂，用之不当可杀人。薛己记载了不辨虚实乱用必效散而死亡的医案，以警示后来者。

### 案例1

一小儿，生下颈间瘰疬三枚，将期敷药，延及耳前。余谓此禀肝胆二经所致，诊其母肝胆脉尚洪数。余谓：母子一体，治其母，儿自愈。不信，另用必效散一服，吐泻并至，一夕而殁。(《保婴撮要·胎毒瘰疬》)

### 案例2

广东陈方伯子，远途劳倦，发热，脉大无力，耳下患肿。此劳损症也，饮补中益气汤，自然热退肿消。若专攻毒，则有虚虚之祸。彼不听，服降火药，及必效散，果吐泻不食而死。(《外科心法·瘰疬》)

### 4. 攻逐峻剂治疗蓄血证

薛己还善于使用仲景桃核承气汤、抵当汤等攻下逐瘀峻剂治疗蓄血证。

### 案例1

应天王治中遍身发黄，妄言如狂，苦于胸痛，手不可近，此中焦蓄血为患，用桃仁承气汤一剂，下瘀血而愈。(《内科摘要·卷下·脾胃亏损暑湿所伤等症》)

#### 案例 2

太守朱阳山弟，下部蓄血发狂，用抵当汤而愈。(《内科摘要·卷下·脾胃亏损暑湿所伤等症》)

薛己用峻剂猛药，汤、丸、散齐全，虽只是薛己医案中极小的一部分，却是全面了解薛己学术思想的重要资料。薛己用峻剂猛药，安全又高效的原因：一是审证识体，把握好使用的机会；二是中病即止，如其使用必效散，少则一服，最多三服；三是根据具体情况，或在前或在后，补益气血，强壮元气，最大限度地降低药害。

能够驾驭峻剂猛药者才能成为大医，是孙思邈提出的"胆欲大而心欲小"的具体体现。陈士铎云："霸治者，不可用王道，不得已而霸者也。"(《石室秘录·卷三·霸治法》) 如果"置王道于不用"，那又走向了另一个极端，薛己是二者兼有，并以王治法为主。可见，薛己精研医学，既长于应用王治法，也善于应用霸治法，且得心应手，不愧为一代大医。当然，无论王治法、霸治法，都是为了安全有效地救死扶伤。

### （二）单味药治难病

薛己不仅善于用古方化裁疗杂病，更具有单味药治愈难病的经验，也体现了其所创单味药处方的价值。

#### 1. 一味白术汤

##### 案例 1

巡抚陈和峰，脾胃不健，常服消导之剂，左腿股及臀患肿。余曰：此脾气虚而下注，非疮毒也。当用补中益气，倍加白术。彼惑于众论，云白术能溃脓，乃专以散肿消毒为主，而肿益甚，体益倦。余用白术一味，煎饮而消。

##### 案例 2

一小儿四岁，每饮食失节，或外惊所忤，即吐泻发搐，服镇惊化痰等药后，患益甚，饮食不入，药食到口即呕。余用白术一味和土炒黄，用米滋水浓煎，不时灌半匙，尚呕，次日微呕，又一日不呕，渐加至半杯，月余而愈。(《保婴撮要·卷七·霍乱吐泻》)

**案例3**

一妇人苦腰痛，数年不愈，余用白术一味，大剂服，不三月而痊。乃胃气虚闭之症，故用白术也。(《校注妇人良方·卷四·妇人腰痛方论第七》)

**按语**：白术味苦甘，苦以燥湿，甘以扶土，再以黄土炒黄，取同气相求之义，脾喜燥，用其健脾乃不二之选，其作用有在表、在里、在下之别。

"其用在表，去诸经风湿，有汗则止，无汗则发"，案一陈氏素有脾胃不健而患疮疡，脾胃不健，湿邪内生，与外湿相合，《素问·阴阳应象大论》曰："地之湿气，感则害皮肉筋脉"，"湿伤肉"，《素问·生气通天论》曰："营气不从，逆于肉理，乃生痈肿"，疮疡浅者在皮肤，深者在肌肉，肺主皮毛，脾主肌肉，脾为肺之母，虚者补其母，健脾乃是治疗疮疡之治本之法。

"其用在中，主呕逆泄利，去湿强脾，开胃进食，和中益气"，案二用一味土炒白术治愈吐泻发搐，与钱乙元丰年间用黄土汤治愈皇子仪国公瘛疭有异曲同工之妙，其理即是钱乙向宋神宗回答的，"以土胜水，木得其平，则风自止"(《小儿药证直诀·刘跂钱仲阳传》)，一味白术汤胜过仲景黄土汤。

"其用在下，利腰脐间血，通水道……然脾胃运，能滋生血气，腰脐间血自利，津液从此益矣"，仲景治疗肾着"腰以下冷痛"用的甘草干姜白术茯苓汤中的白术即有此意。

**2. 一味银花藤**

**案例1**

一园丁，患发背甚危。令取金银藤五六两，捣烂入热酒一盏，绞取汁，酒温服，渣罨患处，四五服而平。彼用此药治疮，足以养身成家，遂弃园业。诸书云：金银花治疮疡，未成者即散，已成者即溃，有回生之功。（《外科心法·卷六·金银花治验》）

**案例2**

一男子，患脑疽，势剧脉实，以黄连消毒散治之不应。以金银藤二两，水二钟，煎一盅，入酒半碗服之，势去三四。再服渐退。又加黄柏、知母、瓜蒌、当归、甘草节，数剂而溃止。加黄芪、川芎、白芷、桔梗，数剂而愈。

**案例3**

一男子，患脑疽，其头数多，痛不可忍。先服消毒药不应，更以金银花服之，即酣睡觉，而势去六七。再四剂而消。

**案例4**

一男子，被鬼击，身有青痕作痛，以金银花煎汤，饮之即愈。本草谓此药大治五种飞尸，此其验也。（《外科心法·卷六·金银花治验》）

**按语**：金银花及银花藤均甘寒，清热解毒，消痈散肿，为治一切内痈外痈之要药，疮疡痈疽若辨证属实热者，单用金银花或银花藤大剂量煎汤，也可用药渣外敷患处。薛己借用热酒温服，取酒的辛散行血之力，寒药温服是反佐的常用作法。又能疏散风热，通络止痛，故可治脑疽头痛，青痕作痛。清代陈士铎治疗肺痈、肠痈用金银花少则六两、多则十两，可能就是从薛己这些医案获得启发。

### 3.远志酒

**案例1**

一男子，神劳多怒，颈肿一块，久而不消，诸药不应。予以八珍汤加柴胡、香附，每日更隔蒜灸数壮，及日饮远志酒二三盏而渐消。（《外科心法·卷三·肿疡不足》）

## 案例 2

一妇人，因怒耳下肿痛，以荆防败毒散加连翘、黄芩，四帖而愈。尝治此旬日不消者，以益气血药，及饮远志酒，其肿自消。若无脓者，亦自溃。不戒忿怒者，难治。（《外科心法·卷四·瘰疬》）

**按语：** 远志不拘多少，泔浸，洗去土，捶去心，上为末，每服三钱，用酒一盏调，迟少顷，澄清饮之，以滓敷患处，治女人乳痈尤效。远志辛行苦泄，功擅疏通气血之壅滞而消散痈肿，借酒之力行血散肿。

### 4. 一味浮小麦散

#### 案例

一小儿三岁，盗汗，少食，闻药即呕，此胃伤也。用浮麦炒为末，每服少许，以乳调服。旬余，呕止乳进。佐以六君子汤而愈。（《小儿药证直诀·五脏杂症主治》薛按）

**按语：** 浮小麦养心止汗，治疗小儿盗汗人所尽知，脾喜香恶秽，浮小麦炒后谷香沁脾，脾气得运，脾升胃降，呕止乳进，再以六君子汤善后调摄。

此外，在《保婴撮要》卷十九，浮麦不拘多少，炒香。每服三五钱，水煎服。主治小儿痘，自汗。

### 5. 一味苦参丸

此方出自《外科发挥》卷二，为薛己自创方，原名为苦参丸，张介宾改成"一味苦参丸"。

苦参不拘多少，为末，水糊为丸，如梧桐子大。每服二三钱，温酒送下。治一切痈疽疮毒，焮痛作渴，或烦躁。湿热之毒腐烂肌肉而成痈疽疮疡，苦参性寒能清热，味苦能燥湿，然其味极苦胜黄连数倍，故用丸剂为善，反佐温酒送服，意借辛散之力助气血运行。

### 6. 一味异功散

此方出自《保婴撮要》卷二十，为薛己自创。透明没药，上为末。姜汤调下。主治小儿诸般钓症，角弓反张，胸膈脐凸。《本草约言》载没药"内可治于脏腑，外可治于诸经，利诸血之壅滞，治诸血而难禁"。

### 7. 土茯苓汤

此方出自《外科发挥》卷六，原名萆薢汤，据考，此方药用土茯苓，非萆薢。薛己是使用土茯苓治疗梅毒的第一人。《灵验良方汇编》卷一更名为土茯苓汤，实属名至实归。土茯苓，每用二两，水三盅，煎二盅，去滓徐徐温服，不拘时候。若患久，或服攻击之剂致伤脾胃气血者，以此一味为主，而加以兼证之剂。主治杨梅疮，不问新旧，溃烂，筋骨作痛。

## （三）不药而愈病

薛己记载了一些不药而愈的医案，对于全面认识药物的使用有积极意义。

### 1. 内伤饮食不药而愈案

**案例 1**

赵吏部文卿患吐不止，吐出皆酸味，气口脉大于人迎脉二三倍，速予投剂。予曰：此食欲上欲吐，不须用药，乃候其吐清水无酸气，寸脉渐减，尺脉渐复。翌早吐止，至午脉俱平复，勿药自安。（《内科摘要·卷上·脾胃亏损吞酸嗳腐等症》）

**按语：**李杲云："内伤饮食，则右寸气口脉大于人迎一倍；伤之重者，过在少阴则两倍，太阴则三倍，此内伤饮食之脉"（《内外伤辨惑论·卷上·辨脉》）。根据"气口脉大于人迎脉二三倍"，可判断赵氏之病因内伤饮食所致。宿食积在胃脘部，停而不化，按照《素问·阴阳应象大论》"其高者，因而越之"的思路，当采用吐法，然赵氏已呕吐不止，吐出酸味者应是宿食，邪有出路，故不须用药。待其呕吐物中无酸气，知其宿食吐出殆尽，开始吐清水，知其津液已伤，仲景云："先呕却渴者，此为欲解"，宿食去，胃气渐自复，故能吐止脉平人安。

## 案例 2

一小儿五岁，食粽后咬牙欲吐，顷间腹胀昏愦，鼻青黄赤。此脾土伤而食厥也，令用鸡翎探吐，出酸物顿醒，节其饮食，勿药而愈。(《保婴撮要·卷五·腹胀》)

**按语：** 小儿脏腑娇嫩，形体未充，稍有不慎，即会发病。粽子以糯米为原料，食之不易消化，五岁小儿"饮食自倍，脾胃乃伤"，脾胃升清降浊功能受损。脾不升清则昏愦；胃失降浊则欲吐、腹胀；中焦枢机不利，肝木克脾土，且有肝火上炎之象，故鼻青黄赤；火灼筋脉则咬牙。薛己诊为"脾土伤而食厥"，用探吐法吐出酸臭宿食，胃气渐复，九窍通利，脑窍得开，故能顿醒。薛己嘱咐患儿"节其饮食"，才是治本之法。

## 案例 3

进士王缴征之内，怀妊泄泻，恶食作呕。余曰：脾气伤也。其君忧之，强进米饮。余谓：饮亦能伤胃，且不必强，候脾胃醒，宿滞自化，饮食自进。不信，别用人参养胃汤饮之，吐水酸苦，又欲投降火寒药。余曰：若然，则胃气益伤也。经云：损其脾胃者，调其饮食，适其寒温。后不药果愈。(《校注妇人良方·卷十三·妊娠霍乱方论》)

**按语：** 妊娠时上吐下泻必伤脾胃之气，脾不升清，胃失降浊，患者必不欲食，若强迫其饮食，则胃气更伤，饮食不化则成宿食。此脾胃虽伤，然尚有正复邪退的可能，以人参养胃汤之辛燥之品复伤胃阴，致使肝气横冲犯胃，出现"吐水酸苦"。此时若再投苦寒降火之药，伤脾败胃会进一步加重。幸遇薛己，孕妇免受苦药之害。酸苦之水吐出，宿食已去，后以养护为主，胃气渐自复，诸症即愈。

以上三案虽临床表现各异，但均是因内伤饮食所致，宿食停于胃脘部不化，导致脾胃升降功能紊乱。虽是不治而愈，其实涉及中医八法之一的吐法，只不过案一、三两案患者已有了应激性呕吐，不需要再行吐法，案二患者出现欲吐，薛己用了探吐法。呕吐也是人体自我保护的一种本能反应，绝不能见吐就止吐。

李杲认为，饮食失节者恶食，原因在于饮食失节者伤损脾胃。有宿食者不欲食的机理：生化汤化瘀生新的依据是"瘀血不去，新血不生"，依此，现代有学者认为，五苓散治疗泻后局部津液不足的依据是"浊液不去，新津不生"，同理可认为吐法治疗宿食引起的不欲食的依据是"宿食不去，新食不入"。宿食去，则胃气渐自复，人能饮食，气血渐旺，诸症得愈。俗云：病当三分治，七分养。内伤饮食所致者，尤当如此，当按照《难经·十四难》"损其脾者，调其饮食，适其寒温"的要求治疗。

### 2. 妊娠经来不药而愈案

**案例**

一妊娠三月，其经月来三五次，但不多，饮食精神如故。此血盛有余，儿大能饮，自不来矣，果然。（《女科撮要·卷下·保胎》）

**按语：**此案属激经。激经，首见于《脉经》卷九之《平妊娠胎动血分水分吐下腹痛证第二》，惜其临床表现王叔和并未说明。激经，又叫"盛胎"或"胎垢"，指妇人妊娠之后，月经仍按月来潮，而对孕妇、胎儿并无明显损害的特殊生理现象。

正常情况下，妊娠后阴血下聚以养胎，上丽胃经以营乳，血海藏而不泄，故月经停闭。子宫是奇恒之腑之一，发育成熟后能藏能泄，在非行经期行"脏"的功能，主藏精气；在行经期行"腑"的功能，主泄经血。妊娠经来，王叔和认为"其阳不足"，言外之意就是阴相对有余，故"血盛有余"，但是阴血大部分还是要行使养胎之责，虽"月来三五次"，"但不多"。妊娠早期经来，还未影响到孕妇之五脏六腑之功能，故"饮食精神如故"。随着胎儿发育，其通过胎盘从母体吸收的营养物质需求量增大，故"儿大能饮，自不来矣"。

这则医案对后世影响较大，如武之望在《济阴纲目》中说："大抵妊娠经来不多，而饮食精神如故，六脉和缓，滑大无病者，血盛有余也，儿大能饮，自不来矣"（《济阴纲目·卷八·胎前门》）。武氏之言，除了从脉象上说明激经是生理现象不须治疗外，其余文字源自薛己医案。

从以上医案可以看出：薛己在遇到这些病例时，处理还是相当自信的，丝毫没有犹豫，结果也正如其所预料的那样。薛己能够准确判断预后，不治而愈，原因如下：一是薛己熟知中医经典，《内经》《难经》《伤寒论》《金匮要略》等经典著作中就有很多有关疾病预后的论断，为其提供了参考；二是薛己精通医理，心有定见，对于疾病的转归与预后有着清晰的认识；三是精于四诊，"至道在微"，从一些蛛丝马迹中辨别差异，搜寻辨证的依据；四是在临床实践中虚心向患者学习，见多识广。

## （四）食疗经验

薛己任职太医院二十余年，服务对象多为皇亲国戚、王公贵族，促使其必须精通食疗，因此积累了丰富的经验。这种方法被广泛应用于多种疾病的辅助治疗中，取得了满意效果。

### 1. 食疗医案举例

#### （1）清茶送服茶茗丸治痢疾

**案例**

一老人素以酒乳同饮，去后似痢非痢，胸肠不宽，用痰痢等药不效。余思《本草》云：酒不与乳同饮，为得酸则凝结，得苦则行散。遂以茶茗为丸，时用清茶送三五十丸，不数服而瘥。（《内科摘要·卷上·脾肾亏损停食泄泻等症》）

**按语**：本案系因酒乳同饮所致病。同类疾病在陈藏器《本草拾遗》中就有记载："米酒不可合乳饮之，令人气结。凡酒忌诸甜物。"气结则难于运化，食积难消，秽浊难以排出，故可病痢。茶叶功能消食化积，利尿，解毒，涤热，去秽，又解炙煿毒，酒毒，故用之颇佳。酒本为辛散之物，若得乳之酸则凝结，得茶之苦，则辛开苦降除痞满，胸肠宽广，则里急后重自除。妙在不单饮茶，服用茶茗丸即是把茶叶吞进去，茶叶富含纤维素，能裹挟酒乳同饮所产生的毒素，使其绝大部分不被吸收，从而达到解毒的作用。

其实，早在薛己之前，明洪武时期名医沈绛针对肃王朱樉嗜食乳酪就曾建议其单饮浓茶来治疾（不详），转载于徐春甫的《古今医统大全》，其文为：沈绛，字诚庄，吴郡人，聪明好学，善医方。洪武中，肃王疾，召诊。问知平日嗜乳酪，只烹浓茶，饮之而愈。王问，对曰：茶能涤膈中之腻，故也。王神其术，遂奏授本府良医云。

薛氏博学，必然读过前人医案，从前人受到启发。清代王孟英在《随息居饮食谱》中提到"凡暑秽痧气、腹痛、干霍乱、痢疾等症初起，饮之辄愈"，饮茶治疗痢疾之法从薛己而来。

### （2）发背溃而未敛不忌羊肉

**案例**

上舍蔡东之患此（指发背），余用托里之药而溃，疮口尚未全敛，时值仲冬，兼咳嗽。余曰：疮口未敛，脾气虚也。咳嗽不止，肺气虚也。法当补其母。一日与其同宴，见忌羊肉。余曰：补可以去弱，人参、羊肉之类是也，是宜食之。遂每日不撤，旬余而疮敛，嗽亦顿愈矣。(《外科枢要·卷二·论发背七》)

**按语：**一般认为，羊肉为发物，诸如发背一类的皮肤病是不宜食用的。大夫处方后，都会向患者反复嘱咐千万不能食用羊肉等发物。此案患者自行忌食羊肉，而薛己告诉患者不必忌，这是很特殊的。薛己在医案中提到"法当补其母"，"其"是指何脏，若是指脾，脾之母为心，《素问·金匮真言论》载心之畜为羊，心为阳中之阳，羊与阳又同音，五行同属火；若是指肺，肺之母为脾，羊肉"味甘热，补中益气，开胃肥健"。可见，薛己用羊肉是有充分依据的。

　　此案在《名医类案》卷十转载，补充了主人公蔡氏年逾五旬的信息。在明代中期，五十多岁就属老年人了，脏腑气血衰弱是很正常的，蔡氏服用薛己的托里之剂（推测有黄芪、人参等）后，疮口溃而未敛，可见是药力不足所致。薛己将羊肉与人参归为一类，因羊肉是血肉有情之品，故食用十余天竟疮口收敛，咳嗽也治愈。

　　中医治病离不开辨证论治，忌口也要讲究"辨证论忌"，不可一概而论。患者为虚寒体质的人，又时值仲冬，羊肉系大热之品，因人因时都合中医八纲辨证，故食用后获奇效。《素问·至真要大论》曰："诸痛痒疮，皆属于心。"绝大部分皮肤病是由火热之邪所致，故需要忌食羊肉，若食则火上添油。由于在薛己的所有医案中，就只出现这一特例，因此皮肤病能否食用羊肉还需谨慎。

### （3）急灌鲜萝卜汁解煤气中毒

**案例**

　　一女子被烟熏，痰气上壅，不省人事，用萝卜汁灌之而苏。但体倦欲睡，仍令嚼萝卜汁，乃服六君子汤加桔梗、山栀而安。伤轻者萝卜捣汁，饮之亦可。（《保婴撮要·卷十四·汤火疮》）

　　**按语：** 此案是古人记载的煤气中毒医案。一氧化碳属外来之邪，邪性属火，火毒易上窜入脑，扰乱神明，脑为髓之海，髓海不定则头昏头晕，甚则不省人事。萝卜性凉味辛甘，可清热化痰，顺气宽中，尚有解毒之功。薛己给中毒者灌鲜萝卜汁，醒后仍嘱其嚼之，目的在于继续清除已吸入的热毒，从大便排出。

### （4）食梨疗小儿痘疹烦躁音哑

**案例**

　　一小儿仲冬出痘，呻吟烦躁，焮痛作渴，音哑便实。先君谓心肺实热之症，令急与水饮之。遂怂啜始定，大便稍和，更食梨子数枚得生。夫梨者利也，能令人作渴，今食之而安，乃内有实热而应用也。(《保婴撮要·卷二十·痘喑》)

**按语：**《素问·至真要大论》曰："诸痛痒疮，皆属于心。"肺主皮毛，故痘疹与心肺相关。热扰心神，心神不宁，故呻吟烦躁；热邪阻滞气血运行，不通则痛，故焮痛；热耗津液，故作渴，喉咙无津液滋润故音哑；肺与大肠相表里，肺热致使肺气失降，津伤亦使无水行舟，故便实。先嘱小儿饮水，乃因小儿多没有主动饮水的习惯，饮温开水可稍缓解津伤，且能保胃气。梨味甘微酸、性凉，入肺、胃经，有生津润燥，清热化痰，通利二便等功效，故该小儿食用数枚梨子获愈。

### （5）饮冷米醋解信石中毒

**案例 1**

一小儿患疟，服信石之药，遍身赤痛，烦躁昏愦，用米醋一杯，徐灌而苏。良久遍身如故，又用金银花、甘草为末，每服一钱，米醋调下，三服而安。(《保婴撮要·卷十一·伤食发丹》)

**案例 2**

一小儿五岁，忽吐泻，又俄顷胸腹赤色见，遂遍身俱赤。余意其中信石之毒而然，若胎瘤食毒，则无此急速。乃灌冷米醋一杯，吐泻即止，少刻赤渐退，半日始苏，其形尚似死，又用羊血，接其元气而愈。(《保婴撮要·卷十一·伤食发丹》)

**按语：**此二案皆是服用信石中毒的医案。案一是从问诊获知信石中毒，案二则是薛氏的经验助其短时间内判定是信石中毒。信石辛温大热，故中毒之表现是火热之证，按照中医治法当"热者寒之"，米醋性温，故用冷米醋。《日华子本草》载"砒石，醋煮杀毒乃用"，明言砒石用米醋炮制可降低毒性，故也可以用来解信石之毒。信石是剧毒之物，中毒多是急性，而米醋家家户户常备，随手拿来，徐灌而苏。

### （6）饮冷米醋治丹毒

**案例**

一小儿因母饮烧酒，其子身赤如丹毒，三日间皮肤皆溃，烦躁发热，饮冷作渴。令饮冷米醋，即日并安，却服金银花、甘草末而愈。

**按语**：母饮烧酒，热毒蕴于乳汁，饮乳则热毒传于儿，达于肌表则成丹毒。薛氏认为"因饮烧酒者，饮冷米醋一二杯解之，此神妙之法也"。丹毒是火热之毒所致，故也饮用冷米醋。米醋虽酸，但却能解酒毒，散瘀滞，"主消痈肿"，故饮用后能"即日并安"。

### （7）芹菜汁辅助治小儿痘疹

**案例 1**

一小儿痘赤狂喘，大便不利。此胃经有热，先君治以犀角地黄汤芹菜汁而痊。（《保婴撮要·卷十七·痘疮大便不通之症》）

**案例 2**

一小儿痘赤，壮热痰甚，烦躁饮冷。此脾肺实热，用人参清膈散顿退，又用芹菜汁而靥。（《保婴撮要·卷十七·涕唾稠黏大便坚实之症》）

**案例 3**

一小儿涕唾稠黏，大便黑屎。此胃经热毒，先君用《圣济》犀角地黄汤、芹菜汁而痊。

**案例 4**

一小儿出痘发狂，作渴饮冷。此上焦热炽也，用黄连解毒汤、芹菜汁而止；又用紫草快癍汤将靥。因间药饵三日，色黑倒靥，用紫草散渴止，又用人参白术散而痊。（《保婴撮要·卷十八·顶陷心烦狂躁气喘之症》）

**案例 5**

一小儿痘赤壮热，咳嗽痰甚，烦热作渴，用人参清膈散一剂，诸症顿

退，日用芹菜汁，旬余而靥。(《保婴撮要·卷十九·痘咳嗽》)

**案例 6**

一小儿痘疮下血，小便赤色，疮色如蜡，发热饮冷，二便不利。先君谓心小肠实热，用八正散，后用解毒防风汤，及饮芹菜汁而痊。(《保婴撮要·卷二十·痘便血或黑便》)

**案例 7**

一小儿患前症，大便不利，小便赤涩，作渴饮冷。先君谓肠胃实热，先用凉膈散，一剂渐愈，又用犀角地黄汤、芹菜汁而痊。(《保婴撮要·卷二十·痘疮㾦裂出血》)

**按语：** 总结以上医案，表现为痘疮色赤，壮热烦躁，口渴饮冷，小便赤，大便不利，甚者出现"狂"的心神病变，都是一派火热之症，涉及心、肺、胃、小肠、大肠等脏腑。薛己认为，小儿痘疹的病因，为"儿在胎食母五脏秽血，伏于命门，或至天行时气，或惊骇跌仆，或饮食所伤，因而发之，状类伤寒"。薛己已认识到痘疹的发生与温病有关，只是由于当时温病学说尚未正式形成，故用"状类伤寒"。薛己根据脏腑辨证选择相应的方剂，其应用最多的犀角地黄汤就是温病热入血分的代表方剂。

从小儿生理特性来说，小儿稚阴未充，常呈现阴虚阳亢而表现为阳热的证候，因此，治疗小儿疾病应时时刻刻注意顾护阴液。从温病学说考虑，温热之邪易伤阴，故清热养阴是治疗外感热病的治疗大法。从这两方面来说，清热养阴都是治疗小儿痘疹阳热必须的。芹菜既是佳蔬，又是良药。芹菜性凉，味甘辛，无毒，入肝、胆、心包经。能清热除烦，解毒排毒，利水消肿，通利二便，凉血止血，镇静安神，芹菜的这些功效非常适用上述小儿痘疹症状。榨成芹菜汁，薛氏未说明芹菜汁的做法，考虑到小儿的口感，当加白砂糖调味为妙，白砂糖"味甘，寒，无毒，性冷利，主心、肺、大肠热"。加了白砂糖的芹菜汁既能清热凉血，又能甘凉生津，一物兼两用。

由于小儿服用中药比较困难，尤其是清热之剂，如黄连解毒汤、凉膈散等方，苦寒之药非常多，小儿多拒绝服用，即使父母勉强使其服用，疗效也很难保障，而甘凉的芹菜汁相对来说易于接受，可作为常备饮料，在病未愈之前可随时饮用，一定程度上可以保证疗效实现最大化。

### （8）饮乳汁治产后二便不通

**案例1**

一产妇大小便不通，诸药不应，将危矣。令饮牛乳，一日稍通，三日而痊。人乳尤善。（《校注妇人良方·卷二十三·产后大小便不通方论》）

**案例2**

一妇人大便秘涩，诸药不应，苦不可言，令饮人乳而安。（《校注妇人良方·卷二十三·产后大便秘涩方论》）

**按语：**薛己认为，产后大小便不通，是因"肠胃虚弱，津液燥竭"所致。产后多虚，胃肠虚弱，蠕动功能差，而乳汁乃血液所化，可用来补血生津，肠道得润，则能增液行舟，大便通利；大便若通，腹压顿减，膀胱无压迫则小便自利。

在诸多动物的乳汁中，牛乳是最佳选择，"四种之中，牛乳为上，羊次之，马又次之，而驴乳性冷，不堪入品矣"。《素问·金匮真言论》载脾之畜为牛，牛乳最能健脾益胃，化生气血。薛氏补充"人乳尤善"，"众乳之功，总不及人乳"，但是产妇本就虚，其自身的乳汁就少，尚不够幼儿食用，找其他产妇的乳汁也不易，退而求其次而用牛乳。

### 2. 食疗方举例

薛己在某些病证的附方中列了一些食疗方，多以"又方"的形式出现，或是取用前代医家的，或是向民间学习所得，或是自己创制的。在此选择一些疗效确切，食源易得，易于接受，对目前仍有临床价值的食疗方，一些没定名的处方，按照原料、做法、服法、主治进行介绍，并进行简要分析。

（1）黄雌鸡汤

原料：黄雌鸡一只，当归、炒白术、熟地黄、桂心、炒黄芪各半两。

做法：黄雌鸡去头足翅肠肚，洗净细切；上先以水七盏，煮鸡至三升，每用汁一钟，药四钱煎。

服法：空心温服，日两次。

主治：产后虚羸腹痛。

按语：本方出自《圣惠方》卷八十一。产后虚羸，当以调养脾胃为主，"若胃气一健，血气自生，诸症自愈矣"（《校注妇人良方·卷二十一·产后虚羸方论》）。本方取用黄雌鸡为主料，能"补益五脏，续绝伤，添精髓，止劳劣"；黄芪益气以实卫；当归养血活血；白术健脾运湿；桂心辛甘热，温通经脉，能平胸腹痛；熟地补血滋阴，"疗新产后，脐痛之难禁"。本方在《医略六书》中改为丸剂，名"黄雌鸡丸"，"熟地补阴滋血以资经脉，黄芪补气益卫以健中州，白术健脾生血，当归养血荣经，桂心暖营血以滋血海，雌鸡滋血室以荣冲任也。蜜丸酒下，使血气内充，则血室滋荣而腹痛无不退，羸瘦无不复元矣"。

（2）猪腰子粥

原料：猪腰子一枚，粳米一合，盐、醋、黄酒、葱、椒各少许。

做法：猪腰子洗净，去膜切片，用盐、黄酒拌；先用粳米入葱椒煮粥，盐醋和，将腰子铺碗底，以热粥盖之，如作生状，空心热服。

主治：产后褥劳发热。

按语：徐春甫的《古今医统大全》卷八十五转载此方，并给产后褥劳下定义，即产后虚羸，喘促如疟，名曰褥劳。《诸病源候论·虚劳候》载五劳指肺劳、肝劳、心劳、脾劳、肾劳。在五劳的治疗中，薛己亦坚持脾（胃）肾并重的原则，故选猪腰子以脏补脏，其味甘、咸，性平，能补肾气，粳米性平味甘，"和五脏，补益胃气"，二者一补先天，一补后天。因肺气虚，一般都是用培土生金之法，况且粳米本色白入肺经。其余调料品则起引经的作用，盐咸入肾，醋酸入肝，葱通阳入心，黄酒辛入血以活血，椒当指胡椒（薛氏认为川椒、秦椒皆有毒）辛温入气以理气，五脏之虚皆得补养，则虚羸可愈，褥劳可除，发热可休。

（3）羊肉汤

原料：精羊肉四两，当归、川芎各半两，生姜一两。

做法：精羊肉洗净，切细片，加水煮熟，入归、芎、姜，再小火慢炖。

服法：空心温服。

主治：产妇脾虚寒邪所乘，以致腹痛，或头眩胁脐急痛。

**按语：**《金匮要略》用当归生姜羊肉汤治疗"寒疝腹中痛"，"胁痛里急者"，羊肉补中益气，当归行血分之滞，生姜宣气分之滞，虚得补，滞得除，疼痛不复作。因产后多虚多瘀，故薛己加行气活血的川芎，则止痛力量增强。

（4）山楂红糖茶

原料：生山楂片一两，红糖少许。

做法：水泡生山楂片半小时，去脏水，再加水煮汁，调入砂糖。

服法：空心温服，不拘时。

主治：产后儿枕腹痛。

**按语：**"产后儿枕者，乃母胎中宿血也"，"若宿血作痛，失笑散行之"，产后多虚多瘀，生山楂是活血化瘀止痛的首选食物，加红糖益气养血，健脾暖胃，驱风散寒，活血化瘀。气血得养，寒邪得驱，瘀血得行，则疼痛不复作。

（5）参归猪腰子粥（原名人参汤）

原料：猪腰子一枚，糯米半合，葱白二根，人参、当归各三钱。

做法：猪腰子洗净，去膜切片，加水、糯米、葱白煮粥，参、归煎汤入粥，混匀后再熬片刻。

服法：空心温服。

主治：产后诸虚不足，发热盗汗，内热晡热等症。

**按语**：产后多虚，用人参大补元气，因血能载气，故加当归养血和血，助人参以益气，猪腰子能"补虚劳"，葱白辛温通阳，又能除猪腰子之腥。元气壮，元气之贼阴火自平，阴阳相通，阴能敛阳，故发热罢；气能摄津，津不妄泄，故盗汗休。

### （6）红花煮酒

原料：红花一两，黄酒半斤。

做法：红花入酒，煮浓汁。

服法：食后温服少许。

主治：产后胎衣不出。

**按语**：郭稽中论曰：胎衣不下者何？答曰：母生子讫，流血入衣中，衣为血所胀，是故不得下，治法为"逐去衣中之血，血散胀消"。《金匮要略》中记载的"红蓝花酒"，主治"妇人六十二种风，及腹中血气刺痛"。最好选用黄酒，黄酒活血祛寒，通经活络，红花活血散肿，《杨氏产乳》中载治疗"胎衣不下"。

### （7）葛根茶

原料：葛根三两。

做法：葛根加水煮汁。

服法：食后温服。

主治：妊娠发热。

**按语**：葛根是一味医食两用之品，辛甘凉，既入太阳经以解肌表之热（如葛根汤、桂枝加葛根汤等），又入阳明经以解里之壮热（如葛根芩连汤等），还可"益阳生津"，用来治疗妊娠发热，既可除热，又无堕胎之弊。

### （8）鲤鱼粥

原料：二斤鲤鱼一尾，粳米一升，盐少许。

做法：鲤鱼去鳞、内脏，整条炖汤至烂熟，剔除骨、刺，入粳米煮粥，粥成时入盐。

服法：空心温服，月食三次。

主治：预防习惯性流产。

**按语：**《千金要方》中用鲤鱼汤（鲤鱼、白术、茯苓、当归、白芍、陈皮）治疗妊娠身肿，鲤鱼能运化水湿，水湿去则肾气固（如同六味地黄丸之茯苓、泽泻）。肾主闭藏，故薛氏认为鲤鱼有"安胎"之功，粥成加少许盐，乃取咸入肾之意。

# 十一、自创方剂举例

薛己除善于运用古方外，还自创了许多方剂，这是薛己多年的心血，也能反映其学术思想。

查阅南京彭怀仁教授主编的《方剂大辞典》，筛选薛己创制的方剂，以下对每首方进行简要分析，"医案举例"是摘录薛己的相关医案。大家已经熟知的四神丸、加味逍遥散、天王补心丹等，不作介绍。

## （一）麦门冬汤

方源：《内科摘要》卷下。

组成：麦门冬（去心）、防风、白茯苓各二钱，人参一钱。

用法：水煎服。

主治：火热乘肺，咳唾有血。

方解：肺为娇脏，不耐寒热，火热之邪客肺，肺失宣降，气逆而咳；

热迫血行，久则唾血。麦门冬味甘微苦，气平微寒，入手太阴、少阴经，"退肺中隐伏之火，生肺中不足之金"，"然麦冬兼行手少阴，每每清心降火，使肺不犯于贼邪，故止咳立效"；热邪耗气，故用人参补益脾肺之气，又能生津止渴，"但入肺经，助肺气而通经活血，乃气中血药也"；茯苓取白者入手太阴经，能"润肺生津"，"虽淡渗，而其味尚甘，于阴虚者亦无害也"；风助火势，故用风药之润剂防风以息风。

**案例**

一男子夏月吐痰或嗽，用胃火药不应，余以为火乘肺金，用麦门冬汤而愈。(《内科摘要·卷上·脾肺亏损咳嗽痰喘等症》)

## （二）解语汤

方源：《女科撮要》卷下。

组成：附子（炮）、防风、天麻、酸枣仁（炒）各一两。

用法：每服二三钱，水煎服。

主治：产后风客心脾，舌强不言。

方解：言语与舌密切相关，《灵枢·忧恚无言》曰："舌者，音声之机也。"舌为心之苗窍，《灵枢·五阅五使》曰："舌者，心之官也。"《灵枢·经脉》曰："手少阴之别……循经入于心中，系舌本……虚则不能言。"薛己云："舌本属脾。"《灵枢·经脉》曰："脾足太阴之脉……连舌本，散舌下……是动则病，舌本强……是主脾所生病者，舌本痛。"《灵枢·经别》曰："足太阴之正，贯舌本。"《素问·金匮真言论》曰："中央黄色，入通于脾，开窍于口，藏精于脾，故病在舌本。"由上可见，言语与心、脾关系密切。产后腠理疏松，风寒之邪乘虚而入，寒性收引，引起言语之反射弧传导受阻，舌强不灵，不能正常言语。当祛风通络，佐以固卫。方用防风祛风寒；天麻通络，且"主瘫痪语言不遂"；炮附子辛热能通行十二经，"走经络，有通达之权"，又可温经扶阳，走表固卫（桂枝加附子汤中附子的作用），酸枣仁"安和五脏，大补心脾"，润以制诸药之燥。

## （三）竹叶汤

方源：《女科撮要》卷下。

组成：白茯苓、麦门冬、黄芩各三两。

用法：每服四钱，加竹叶五片，水煎服。

主治：子烦。妊娠心惊胆怯，烦闷不安。

加减：若因血虚烦热，宜兼用四物；若因中气虚弱，宜兼四君。

方解："烦"字从"火"，胆火内郁，肝失疏泄；心火亢于上，心肾不交，水火不济。二火相合，炽盛扰神，神不安故烦。故须清降心胆二火，佐以引水制火，方用黄芩清肝胆之火，又为安胎之圣药，竹叶清心除烦。心与小肠相表里，故用白茯苓淡渗利水，使邪热从小便而出。麦门冬既可"除心经客热，安神益气"，又可"滋肾水化源"，一药而两用，达到水火既济。

备注：《千金要方·妊娠诸病》治疗子烦的"竹沥汤"，比本方多竹沥、防风二味药。

## （四）人参黄连散

方源：《保婴撮要》卷四。

组成：人参二钱五分，黄连一钱五分（炒），炙甘草五分，竹叶二十片。

用法：加生姜，水煎服。

主治：小儿心经蕴热，夜啼。

方解：《小儿药证直诀·五脏所主》曰："心主惊，实则叫哭发热。"心热则主不明，"主不明则十二官危"，魂不守舍，故小儿夜啼不安。当清心火，安魂魄。黄连苦寒以泻心火，竹叶清心除烦。生姜、炙甘草保胃气，以防黄连伤胃，且炙草甘以缓急。人参在此选用生晒参为佳，《神农本草经》载人参"味甘微寒，主补五脏，安精神，定魂魄，止惊悸"，故重用之。

## （五）柴胡二连丸

方源：《保婴撮要》卷十九。

组成：柴胡、宣黄连、胡黄连。

用法：上药各为末，面糊为丸，如梧桐子大。每服二三十丸，以白汤送下。

主治：肝经实火。

方解：心、肝二火相合，阳盛则热，热盛生风，风动则搐。方用柴胡辛平主升，透邪达表，解除郁热；宣黄连苦寒主降，清泻心火。二药相配，一升一降，以分火势，胡黄连清骨蒸之热，助柴胡使邪热从内而出。

**案例**

一小儿痘后，寅卯申酉时热甚或兼搐。余谓：寅卯时发热，此肝火本症，申酉时发搐，乃肝木侮金。先以四物、白术、茯苓、钩藤，煎送柴胡二连丸而愈；夕用地黄丸，朝用四君、山栀、柴胡及四君子加当归而痊。（《保婴撮要·卷十九·痘痫搐》）

## （六）舒筋散

方源：《校注妇人良方》卷四。

组成：延胡索（炒）、杜仲（姜汁炒）、官桂（去皮）、羌活、芍药等分。

用法：上为末。每服二钱，酒调下。

主治：风寒伤肾，脊作痛，或闪挫气滞血瘀。

方解：风寒外袭，腰背先受邪，位于脊柱两侧的肾亦首当其冲，寒凝经脉，经气不利，故脊作痛。当外散风寒，内除瘀血，兼以强肾。方用羌活外散风寒，且能通行督脉及膀胱经，"散肌表八风之邪，利周身百节之痛"；经脉长久不通，必瘀血疼痛，故用芍药"除血痹"、"止痛"，延胡索"破结血而止痛"；血得温则行，故用官桂温通血脉，兼以助羌活散寒；杜仲补肝肾，强筋骨，"止肾虚之腰痛"。至于闪挫所致的气滞血瘀，方中羌活、官桂、延胡索皆是辛温之品，均能行滞气。本方两个主治，虽病因不同，但经脉不通是其共同病机，故可异病同治。

### （七）通气散

方源：《校注妇人良方》卷八。

组成：陈皮、苏叶、枳壳（面炒）、木通各一钱。

用法：水煎服。

主治：虚人忧怒，以致伤肺与大肠，不能传送，大便秘结。

方解：《素问·举痛论》曰："百病生于气。"怒则气上，思则气结，气有上无下，大肠无力传导，故大便秘结。治疗当通三焦之滞气。方用苏叶"利结气于胸腹"，主降上焦肺气；陈皮理气和中，主降中焦胃气；枳壳"泄腹中滞塞之气，推胸膈久宿之食，削腹中远年之积"，主降下焦大肠之气；木通通利气血，《本草拾遗》载其"利大小便，令人心宽下气"。四药合用，三焦滞气通利，大肠传导有力，大便就能正常排出。

### （八）海藻散坚丸

方源：《校注妇人良方》卷二十四。

组成：海藻、昆布各二两，小麦四两（醋煮，晒干），柴胡二两，龙胆草（酒拌，炒焦）二两。

用法：上为末，炼蜜为丸，如梧桐子大。每服二三十丸，临卧白汤送下；嚼化咽之，尤好。

主治：肝经瘿瘤。

方解：肝藏血而主疏泄，肝气不舒，血运不畅，血为之结；肝主筋，气郁化火，肝火旺盛，筋急而生瘿瘤。治疗当泻肝火，缓筋急，佐以软坚散结。方用龙胆草清肝胆实火，用酒拌炒则取清泻之中寓有疏散之功；《素问·六元正纪大论》曰"木郁达之，火郁发之"，故用辛平之柴胡达之发之;《素问·脏气法时论》曰"肝苦急,急食甘以缓之",小麦味甘微寒,能除热,养肝气,缓筋急,《素问·金匮真言论》曰"东方色青,入通于肝……其谷麦";用醋煮则是取酸入肝之意;海藻、昆布均咸寒,相须而伍,以软坚散结。

**案例**

一男子颈间结核大溃,一妇人左眉及发际结核,并用栀子清肝散、海藻散坚丸,以清肝火、养肝血、益元气而愈。(《外科枢要·卷二·论瘰疬四》)

## (九)附子六物汤

**方源:**《外科发挥》卷三。

**组成:** 附子、防己各四钱,甘草(炙)二钱,白术、茯苓各三钱,桂枝四钱。

**用法:** 上作二剂。水一盅半,加生姜三片,煎一盅,食远服。

**主治:** 四气流注于足太阴经,骨节烦痛,四肢拘急,自汗短气,小便不利,手足或时浮肿。

**方解:** 本方可看作由多首经方加减而成,或由苓桂术甘汤加附子、防己、生姜而成,或由甘草附子汤加茯苓、防己、生姜而成。风、寒、湿、痰四种致病因素互结,滞留于筋脉、关节、肌肉,经络闭阻,不通则痛,故骨节烦痛,四肢拘急。脾主四肢,脾主长夏而喜燥恶湿,脾为生痰之源,故薛己言"四气流注于足太阴经"。"阳加于阴谓之汗",湿为阴邪,风为阳邪,风蒸湿起,故自汗出;"平人无寒热,短气不足以息者,实也",痰阻气塞也是短气的病机;湿阻气机,气无力推动津液的运行,停留于膀胱则小便不利,停留于四肢末端则手足或时浮肿。当祛风散寒,燥脾化痰。方用附子、桂枝温通经脉,无论外寒、内湿,均能"益火之源,以消阴翳";白术、茯苓、生姜健脾运湿化痰;汉防己"苦寒以除湿,辛以散风寒";炙甘草义在缓而行之，风邪来也快去也速，而湿邪黏滞，胶着难解，"风去而湿仍留，反遗后患"。

**案例**

一妇人两腿作痛，时或走痛，气短自汗，诸药不应。诊之尺脉弦缓，此寒湿流注于肾经也，以附子六物汤治之而愈（《外科发挥·卷三·臀痈》）

## （十）当归龙荟丸

方源：《外科发挥》卷五。

组成：当归（酒拌）、龙胆草（酒拌炒）、栀子仁（炒）、黄连、青皮、黄芩各一两，大黄（酒拌炒）、芦荟、青黛、柴胡各五钱，木香二钱五分，麝香五分（另研）。

用法：上为末，炒曲糊为丸。每服二三十丸，生姜汤送下。

主治：瘰疬肿痛，或胁下作痛，似有积块，及下疳便痛，小便涩，大便秘，或瘀血凝滞，小腹作痛。

方解：《外科枢要·卷二·瘰疬》云："夫瘰疬之病，属三焦肝、胆二经怒火，风热血燥……怒伤肝，肝主筋，肝受病，则筋累累然如贯珠也。"当清肝火，疏肝气，活瘀血。方用龙胆草、青黛、黄连、黄芩、栀子仁清肝胆实火，大黄、芦荟泻下清热，柴胡、木香、青皮行肝胆之滞气，麝香通经活血，当归既能养血又能活血。方用药物或炒或酒拌炒，一是制约苦寒药物伤脾之弊，二是寓有疏散之意。用生姜汤送服，取反佐之意，以护脾保胃。

薛己

后世影响

# 一、历代评价 🦢

## （一）对其人的评价

薛己以其丰富的学识和经验，对医学作出的突出贡献，获得了后人的高度赞扬。如《古今医统大全》评价说："薛己，字新甫，号立斋，吴郡人。性质敏颖，见识聪明，于医极精……诚明时名医之冠，而有功于先哲后昆者也。"李士材也有相似的看法，在其《删补颐生方论·医宗论》中说："（立斋）敏而多学，诚为迩来名医之冠，有功于先哲后昆。"但是，历史上亦出现过不同声音，有医家对其颇多微词，如徐灵胎言其为"庸医之首，邪医之宗"，陈修园则言其为"语多骑墙"，王孟英言其"自相矛盾，纪律毫无"，未能公正对待。

## （二）对其学的评价

薛己发挥了中医理论，并验之于临床，取得了卓越疗效。因此，《四库全书总目提要》曰："己治病，务求本原，用八味、六味丸直补真阴真阳，以滋化源，实自己发之。其治病多用古方，而出入加减，具有至理，多在一两味间见神妙变化之巧。"

《古今医统大全》也称颂薛己医学理论至高之境界，"谓十三科要皆一理，因见外科之医，固执《局方》，不循表里虚实经络之宜，而误人者众。遂大发所蕴，皆以内外合一之道，对证处方，随手而愈"（《古今医统大全·卷之一·历世圣贤名医姓氏》）。

# 二、学术传承 🦢

## （一）对赵献可的影响

赵献可（《医贯》为其代表作）在薛己重视肾与命门、擅用八味肾气丸和六味地黄丸的基础上，进一步阐论命门学说。他曾说，"读丹溪而不读薛氏书，则真阴真阳不明"（《医家心法·卷一·诊法》），将命门比喻为走马灯，提出命门之火为"性命之火"。《医贯》一书载述"水火阴阳之辨"，也是对薛己理论的进一步阐发。但清代《四库全书总目·薛氏医案》批评赵献可执薛己成法，以六味、八味通治各病，未免"胶柱鼓瑟"，容易产生流弊。清代徐大椿亦曾以此归咎于薛己。《四库全书总目》明确指出："其实非（薛）己本旨，不能以李斯之故，归罪荀卿也。"这种观点对学医者如何学习前人学术经验，有重要的参考价值。

### （二）对胡慎柔的影响

《慎柔五书》为内科专著，由明代胡慎柔编撰，成书于明崇祯九年（1636）。其中以论述虚劳类病症为主，兼及其他杂病证治。作者论治虚劳、杂病多宗李杲脾胃学说，有论、有方、有医案，其中颇多作者的独到见解，对后世医家影响较大。如认为损病最终传至脾肾，劳病最终传至脾肺，二者不可混治等，以平和之药，顾护后天生化之源，方使气血流畅，用量宜多不宜少。因此，保元汤、四君子汤、六君子汤、补中益气汤、参苓白术散、建中汤等方，是其治疗虚损病的常用之方。对当今仍有较大的临床指导价值。

周慎斋中年因病自习医学，潜心研究《内经》，私淑张元素、李东垣，参以刘河间，后又就正于薛己之门，问难数月，豁然贯通。此后在周慎斋影响下形成了慎斋学派。

慎斋学派周慎斋、查了吾、胡慎柔师徒三人的故事颇具传奇色彩。查了吾先生收徒不拘一格，唯贤唯能，这才使患者胡慎柔有机会成为医生。胡慎柔先生因病入医，而能一门深入，数十年如一日。难能可贵的是，查了吾先生觉得自己教不了胡慎柔的时候，又毅然把胡慎柔推荐给自己的老师周慎斋先生。虽然师徒成了师兄弟，但却留下了一段千古佳话。

胡慎柔治虚损劳证首重地黄汤，其次是金匮肾气丸。用六味地黄丸，以生地、丹皮凉血滋木清风，以瘦左路洪大之脉；以山药、山萸敛固，以阻风木盗泻；以茯苓、泽泻利脾肾不显之湿，以使右路金收水藏。以保元、补中，培土生金，以黄芪、大枣益营卫，促金令大行，以收右寸关洪大或虚大，成就右路阳杀阴藏。常用麦冬、五味子，清肺金敛收金水。常用半夏右降，或陈皮理降肺胃之气，以成右路金收水藏。

胡慎柔在阐明阳气重要的同时，也指出阴气的重要。"人身以阳气为主，一分阳气未绝，不至于死。一分阴气未尽，亦不至于死。盖孤阳不生，孤阴不长也。"又曰："故天之阳气上升，即地之阴气不绝。"

胡慎柔既知养阳，"阳气者，若天与日，失此则折寿而不彰"；又知护阴，"阴者，阳之守也；阳者，阴之使也"；又贵中土，"中气者，和济水火，升降金木，道家谓之黄婆，婴儿姹女之交，非此媒不可"。

### （三）对傅青主的影响

傅青主秉承易水学派，深得李杲、薛己之精华，后人辑录的《傅青主女科》传于世。傅氏对女科病证的立法，主要以脾、肾立论，说明他十分重视人体的先天和后天。他制订新方的原则，大多以补气血、调理脾胃或益肾为主。论述平正扼要，理法严谨，方药简效，更有独到见解，影响久远。

# 三、后世发挥

## （一）"脾统血"理论的发挥

脾统血，是指脾具有统摄血液在经脉中运行而不致于溢出脉外的作用。"脾统血"理论，是在"脾裹血"基础上提出的。"脾裹血"之说，首见于《难经》。《难经·四十二难》曰："脾……主裹血，温五脏。"李杲在《脾胃论·脾胃盛衰论》中亦指出："脾裹血"，即指脾具有包裹血液，使之不散的作用。明确提出"脾统血"者，应是薛己，他说："血生于脾土，故云脾统血，血病当用苦甘之剂，以助阳气而生阴血也。"（《校注妇人良方·卷一·月水不调方论》）

张介宾亦云："脾胃气虚而大便下血者，其不甚鲜红、或紫色、或黑色……盖脾统血，脾气虚则不能收摄；脾化血，脾气虚，则不能运化，是皆血无所主，因而脱陷妄行。"（《景岳全书·杂证谟·血证》）嗣后，武之望亦指出："大抵血生于脾土，故脾统血。"（《济阴纲目·论心脾为经血主统》）唐宗海云："知脾不摄津而唾津，则知脾不摄血而唾血矣"，"今其血走泄胃中，为唾而出，是脾之阴分受病，而失其统血之常也"，"脾经阴虚，脉细弱，津液枯，血不宁者"（《血证论·卷二·唾血》）等等，也都反证了脾气对血有统摄作用。

清代沈目南在《金匮要略注》中说："五脏六腑之血，全赖脾气统摄。"何梦瑶在《医碥·血》中说："脾统血，则血随脾气流行之义也。"唐容川在《血证论·脏腑病机论》中说："经云脾统血，血之运行上下，全赖乎脾。脾阳虚，则不能统血。"尤在泾在《金匮翼》中所说："脾统血，脾虚则不能摄血；脾化血，脾虚则不能运化，是皆血无所主，因而脱陷妄行。"其治疗当以健脾益气摄血，如清代李用粹在《证治汇补·血证》中所说："凡血证有脾虚者，当先补脾以统其血。"

脾主统血理论的提出与确立，是对脾藏象理论的丰富与完善。在这一理论指导下，提出由于脾虚失摄这一病机所产生血证，尽管各医家述说不同，如"中气亏损，不能收摄"（《景岳全书·卷之三十·贯集杂证谟》）、"胃气虚不能摄血"（《医贯·论血证》）、"气虚不能约制"（《济阴纲目·卷二·论崩中由伤损冲任》）、"中宫乏镇"、"气不统血"、"脾虚不能摄血"等，实际都是"脾不统血证"。同时，也反证了"脾主统血"理论，故有

"诸血皆统于脾"(《类证治裁·内景综要》)之说。关于其治疗,"故血证有脾虚者,当补脾以统其血"(《证治汇补·血证》),"故治血者,必治脾为主","可知治血者,必以脾为主,乃为有要"(《血证论·卷一·阴阳水火气血论》)之论。

因此,沈金鳌在《杂病源流犀烛·诸血源流》中全面阐述血的生化运行与五脏的关系说:"血生于脾,统于心,藏于肝,宣布于肺,根于肾,灌溉一身,以入于脉。"指出血液的化生运行与五脏有关,但以脾化血为基础,脾化血充足,则心有所主,肝有所藏,肺有所宣,肾精得养,五脏安定,发展了薛己的理论。

## (二)温补思想的发挥

继刘完素、朱震亨之学广为传播之后,明代时医用药每多偏执于苦寒,常损伤脾胃,克伐真阳,又形成了新的寒凉时弊。鉴于此,以薛己为先导的一些医家在继承李杲脾胃学说的基础上,进而探讨肾和命门病机,从阴阳水火不足角度探讨脏腑虚损的病机与辨证治疗,建立了以温养补益为临床特色的辨治虚损病证的系列方法,强调脾胃和肾命阳气对生命的主宰作用,在辨证论治方面,立足于先后天,或侧重脾胃,或侧重肾命,而善用甘温之味,后世称之为温补学派。其学术思想悉以李杲脾胃内伤论为中心,强调"人以脾胃为本","胃为五脏本源,人身之根蒂","若脾胃一虚,则其他四脏俱无生气"(《明医杂著·补中益气汤》薛按),"人之胃气受伤,则虚证蜂起"(《明医杂著·风症》薛按),发挥了李杲"脾胃内伤,百病由生"的理论,更强调了脾胃内伤与虚证的关系。在治疗上统治以李杲补中益气汤,或出入于四君、六君之间。又主张若补脾不应,即求之于肾和命门之水火阴阳不足,若肾阴不足,用六味丸,壮水之主以制阳光;若命门相火不足,用八味丸,益火之源以消阴翳。这些理论,实遥承于唐代王冰,而六味、八味之用又效法于宋代钱乙。其对肾命的认识虽未脱离《难经》

左肾右命门之说，但其已明确指出"两尺各有阴阳，水火互相生化"，故以六味、八味补之，使"阳旺则阴生"，"阴旺则阳化"。临床上崇尚温补，力戒苦寒，实为温补学派之先驱。

薛己脾肾并重，以擅用补中益气丸、六味丸、八味丸著称于世。用药偏于甘温，慎用寒凉，重视脾胃不亚于李杲，重视肾命有异于朱震亨。他的温补脾胃，滋补肾命，脾肾并治之学对后来医家如孙一奎、赵献可、张介宾、李中梓等人，影响很深。诸位医家皆各承其余绪，并有所发挥，从而汇成温补一派。

### 1. 孙一奎重脾胃，创肾间动气命门说

孙一奎，明代著名医家。著《赤水玄珠》《医旨绪余》等。孙氏曾随徽州黔人黄古潭先生学习。黄为汪石山的学生，汪又是朱震亨的私淑弟子。汪石山是明朝著名医家之一，是新安医学流派的先驱，其学术思想对后世医家有着深远的影响，《石山医案》是其代表作，从中能体现出石山的学术思想特色，如擅用参芪、精于脉诊等，汪机是培元温补派形成的先驱者。在学术思想方面，汪氏虽然私淑朱震亨，但他发展了朱氏的阴血理论，着重对气血营卫的研究，较全面地纠正了后人对朱震亨学说的片面理解。他承《内经》之说，首倡营卫（阴阳）一气说，临证用药善用参芪，为培元温补理论奠定了基础。他的再传弟子孙一奎，对参芪用法甚为推崇。在《医旨绪余·王节斋本草集要参芪论》中引《伤寒论》、李杲、朱震亨等所论，指出："仲景治亡血脉虚以人参补之，取其阴生于阳，甘能生血，故血虚气弱以人参不惟补气，亦能补血。况药之为用，又无定体，以补血佐之则补血，以补气佐之则补气。"人参补气，黄芪助运，配伍使用，能补气助运。

孙氏传汪机之学，又推崇薛己治病必求真阴真阳之本之说，故每于《赤水玄珠》病证条下引薛己之说。孙氏将疾病的原因大多责于下元不足，

真元在命门，命门属阳的一面。"肾间动气"，阳动则生身，为生命之根本动力，所以其培补元气偏重于使用温补法。在处理阴阳失调的具体手段上，强调"扶阳抑阴"，即使是阴阳两虚的病证，也倡温阳补气为先，仿"阳生阴长"之意。孙氏将汪机参芪用法与薛己温补下元法有机结合，温阳药与益气药同用，常将附子、肉桂与人参、黄芪合方，其创"壮元散"、"壮元汤"就是大队温阳药与益气药相伍的。温阳在肾，益气在脾，先后天并重，既发展了汪机的学说，又丰富了薛己、李杲的治法。孙氏所创的一些补益方剂及组方之理，仍在目前临床上发挥作用，特别是对于慢性虚损证的处理。可见，孙氏虽偏温补，但能将李杲、朱震亨、薛己、汪机之说有机结合起来，并用之于临床。

其论命门学说的特点是综合《难经》关于命门和肾间动气理论，并融入《易经》中太极生阴阳的思想，阐发为动气命门说，即以命门为两肾间动气，为人身生生不息之根，并以命门动气说指导临床，突出表现在注重保护三焦元气，对虚损诸证，多从下元不足论治，自制壮元汤，配合李杲补中益气汤作为三焦元气不足之主方。此外，注意保护脾胃，也是孙氏的临床特点之一。

### 2. 赵献可阐发命门理论，善于应用六味八味

赵献可，字养葵，明代鄞县人。《医贯》是其发挥"命门"学说的代表作，是其一生对"命门"理论探索和实践的经验结晶。因其较全面地阐述医学理论、治病原则及遣方用药，故是一部集中反映其学术思想的最具价值之作。

赵氏精于医学，其术宗于薛己，治病以补火为主。因为薛己治病虽然多用滋阴之法，却不泥于朱震亨寒凝之剂，而以温化命门为主，临床上取得相当优异的功效。所以赵献可继承了薛己的学术思想后，对命门的研究就特别有兴趣，更创立了命门学说，而成为温补学派中一个非常重要的学

说。在薛己影响下，特别重视六味丸、八味丸的应用，《医贯》对六味丸、八味丸进行了充分的研究，积累了丰富经验。赵献可认为，六味丸是"壮水之主，以镇阳光"的主剂，凡肾水虚而不足以制火者，非此方无以济水；八味丸是"益火之源，以消阴翳"的主剂，凡命门火衰，不足以化水者，非此方无以济火。

赵献可特别强调命门之火，他认为八味丸是"益火之源，以消阴翳"的主要方剂，凡命门火衰，不足以化水者，非此方无以济火。他在临证中强调保养命门之火为治病之要义，养命门之火为治病要义。

### 3. 张介宾脾肾并重，善治精气阴阳虚损

张介宾著有《景岳全书》《类经》等，深入研究《易经》《内经》及诸家之论，重视中医基础理论探讨，结合临床实践，溯本求源，创立新说。

张介宾服膺薛己之学，受薛己治病求本，脾肾并重，阴不足求于阳，阴阳互化，以及擅于固本培元思想的深刻影响，结合自身临床治验，提出治病重辨八纲，探病求源，其于治疗虚损，提出从阴引阳、从阳引阴，阴阳互济的著名论点；通过填补精血以养阴治形；提出阴阳同源一体观，阐发阳非有余、阴常不足论，力倡治形，于精气阴阳虚损之治尤有心得，创制左归丸（饮）、右归丸（饮）等名方，成为明清时期中医学发展的有力推动者。力主温补，擅用温补而不偏执，创制了许多著名的补肾方剂。

### 4. 李中梓阐发先后二天

李中梓著有《内经知要》《医宗必读》《伤寒括要》《颐生微论》《诊家正眼》《病机沙篆》《本草通玄》《雷公炮炙药性解》《里中医案》等。

李氏究心医书，精研岐黄之道；治学主张兼通众家之长，不偏不倚，重视学术交流，善于著书立说。手辑张刘李朱四大家所著，考证诸家学术思想，得其精要，补偏救弊。受张机、张元素、李杲、薛己、张介宾等人影响较大，临证注重温补脾肾，提出"养阳在滋阴之上"。

李中梓以注重先后二天水火阴阳著称。在疾病的论治中，特别强调脾肾的病理变化，重视脾肾之脉，常诊太溪以察肾气之盛衰，诊冲阳以察胃气之有无。如果脾肾二脉能应手，则患者有回生之望；若脾肾二脉不能应手，则多为危殆之象。其对先后天分治特有经验，谓"治先天根本，则有水火之分，水不足者用六味丸，壮水之源以制阳光；火不足者用八味丸，益火之主以消阴翳。治后天根本，则有饮食劳倦之分，饮食伤者，枳术丸主之；劳倦伤者，补中益气主之。"由此可见，他治先天之本，基本上继承薛己、赵献可的补肾之法；治后天之本，则沿袭了张元素、李杲的理脾之方。当然，李氏不偏不倚，力倡脾肾并重之论，脾肾同治，先天济后天，后天助先天。理脾不拘于辛燥升提，治肾不拘于滋腻呆滞，常佐以砂仁、沉香等药，并继承了薛己朝服补中益气汤以培补元气，夕进六味丸、八味丸以滋肾中水火的用药经验，临床疗效卓著。

李中梓之学一传沈朗仲、马元仪，再传尤在泾，他们继承了李氏的学术观点并有所创新和发扬，均成为一代名医。

### 5. 清代医家的发挥

清初亦有众多医家受薛己学术思想的影响，突出表现在其对温补脾肾治疗虚损病症方面。如张璐尊崇薛己、张介宾之说，所著《张氏医通》的方药主治，多本《薛氏医案》和《景岳全书》，而以己意参定之。

《张氏医通》为综合性医书，分门分证，征引古代文献及历代医家医论，每病先列《内经》《金匮要略》之论，次引后世如孙思邈、李杲、朱震亨、赵献可、薛己、张介宾、缪仲淳、喻嘉言等诸家之说，同时结合个人临证经验发表议论。医学思想与薛己、张介宾相近，并阐发"阳非有余，真阴不足"论甚力。

张璐业医60年，临床经验非常丰富，学术上主张博通，不局限于一家一派之学。张璐对《伤寒论》的研究，首推喻嘉言、方有执；论杂病，则广引孙思邈、李杲、朱震亨、薛己、赵献可、张介宾、缪希雍等诸家之说折衷综合；而其医学主张，则多与薛己、张介宾相类，重视辨证，喜用温补之剂，属温补学派后期的代表人物。

又如，在清代宗赵献可之学的，有高鼓峰、吕留良、董废翁等人，他们都不同程度地秉承薛氏之说。

温补学派诸家发展了易水学派的脏腑病机学说，既重视调理脾胃以治疗内伤杂病的积极作用，又深入探讨了肾命学说，从真阴元阳两个方面阐明了人体阴阳平秘的调节机制及其重要意义。对于命门的部位及其生理作用，提出了不少学术见解，有利地推动了中医学理论的发展。在温养补虚治疗脾胃和肾命疾患过程中积累了丰富的经验，对后世临床各科产生了深远的影响。

## （三）内科学的发挥

明代是内科杂病学术全面发展并达到空前繁荣的时期。关于本时期的特点，其一，围绕金元四家与古代医学理论及医疗经验的继承和发展，所出现的不同学术流派及其学术争鸣，主要是以薛己、张介宾、赵献可等医家所代表的温补派，对刘完素、朱震亨医学主张所展开的论争。这种学术争鸣，对内科杂病学术的发展起了很大的促进作用。其二，内科杂病学家们在临证上更为重视辨证论治理论的运用，使内科杂病辨证论治水平较以前明显提高。其三，不少医家对内科杂病诊治的总结与医著空前增多，并能对临证实践发挥切实的指导作用。明代在内科杂病学术上所取得的成就，使其趋于成熟，并对后世内科杂病的发展产生了较大影响。

## （四）整体疗伤特色的发挥

《正体类要》可称为伤科学中第一部内伤专著，其书中反映的整体疗伤观，对提高伤科诊疗水平具有重要意义。薛己在治疗损伤时，以调补肝肾、补气血为主，偏于温补，慎用寒凉，在伤科疾病的治疗中，以治本为第一要义，创立伤科内治大法，阐明和强调伤科疾病局部与整体的辩证关系，论述了损伤内证的证候和分类论治法。在薛氏的影响下，形成了重内治的伤科流派，强调补血行气，脏腑调理的重点在于肝脾肾。薛氏的《正体类要》问世后，多数医家宗之，继承并且发挥了薛己的治伤思想、整体疗伤特色，对我国骨伤科产生了深远影响。

明清及以后的伤科名著，有关内治法的基本原则几乎皆沿袭于此。如清代吴谦著《医宗金鉴·正骨心法要诀》即以本书为蓝本，其中关于伤损内证的论治，多引自《正体类要》的论述。可见薛己有关伤科理论和诊疗特色在明清时期的骨伤科发展史上占有重要的学术地位。

### （五）妇科学术思想的发挥

陈自明的《妇人大全良方》因为薛己的校注整理而有了完善的版本（《校注妇人良方》）。实际上，薛己已经因此实现了他对陈自明所代表的宋代女科学术思想的修改，建立起了新的妇科体系。作为女科医学承上启下之关键人物，当《校注妇人良方》在明清两代大量刊行时，薛己的价值在医学史上得以真正的体现，此书至今不衰。

王肯堂的《女科证治准绳》影响较大，该书资料丰富，以薛己的《校注妇人良方》为蓝本，系统总结了明代以前妇产科学所取得的成就，反映了当代妇产科学的发展水平。武之望《济阴纲目》（1620）是以《女科证治准绳》为基础改编而成的，不仅弘扬了薛己女科重视阴血的思想，薛己有关女科的认识和治疗思想也常常被引用和讨论，疾病分类条理清晰，选方实用，流传较广，尤其是薛己"补土培元"以"济阴"或"养阴"的观念在女科医学的影响一直在延续。

薛己记载的烧灼断脐预防脐风的方法，较宋代烧灼脐带断面的方法有明显改进。其使用目的、方法步骤也更加明确。如清代《达生篇》即引《薛氏医案》此法："儿生下时，欲断脐带，必以薪艾为捻，香油浸湿。重烧脐带至焦，方断。其束带需用软帛厚棉裹束，日间视之，勿令尿湿。此预防脐风乃第一要紧事。"

### （六）儿科学术思想的发挥

薛己继承了钱乙五脏虚实辨证，又吸收金元张元素等医家的论说，加以总结、归纳，使原有理论进一步提高完善。

小儿指纹诊法是自唐发明后一直为儿科应用的独特诊法。《保婴撮要》对这一诊法作了进一步研究，薛氏父子将小儿指纹概括为流球形、透关射指形、透关射甲形等13种，绘图说明，并分别论述各种指纹的主证及其治疗。薛己非常重视乳母对婴儿身体的影响，《保婴撮要》中"乳下婴儿有病，必调其母，母病子病，母安子安，儿难服药，当令其母服之，药从乳传，其效便捷"的认识，对后世产生了深远影响。"药从乳传"之论认为药物的有效成分可通过乳汁对小儿起治疗作用。凡因乳母的体质、情绪、饮食、疾病等因素所引起的小儿病，必须同时治疗乳母与婴儿。某些小儿病通过调治乳母的方法治愈，已为现代医学所证明。

综上所述，薛己在《内经》脾胃理论和李杲脾胃学说的影响下，又继承王冰、钱乙之说，形成了自己独到的学术思想，重视脾胃、肾命，而以脾胃为主。就其学术成就而言，在"脾胃元气论""胃气为治病之本""补益脾胃滋补化源""阴阳水火分治肾命虚损""脏腑辨证体系"等各方面均有建树，对后世产生了深远影响；其在临床各科治疗上着重调理脾胃，兼顾滋补肾命；临床诊疗经验丰富，医案众多而真实，且医案说理甚明，选方用药精当，受到后世医家的欢迎；其治法方药均可师可法，治疗思路颇具启发性。

薛己

参考文献

［1］明·薛己著；胡晓峰整理.外科发挥［M］.北京：人民卫生出版社，
1983.

［2］明·薛己.女科撮要［M］.北京：人民卫生出版社，1983.

［3］明·薛己.外科枢要［M］.北京：人民卫生出版社，1983.

［4］明·薛己.疠疡机要［M］.北京：人民卫生出版社，1983.

［5］清·龙文彬.明会要［M］.上海：中华书局，1956.

［6］清·唐容川.血证论［M］.上海：上海人民出版社，1977.

［7］清·钱泳著；张伟点校.履园丛话［M］.上海：中华书局，1979.

［8］金寿山.金匮诠释［M］.上海：上海中医学院出版社，1986.

［9］明·周子干著；孟景春注.慎斋遗书［M］.南京：江苏科学技术出版
社，1987.

［10］吴县地方志编纂委员会.吴县志［M］.上海：上海古籍出版社，1994.

［11］明·薛己撰；张慧芳校注.薛氏医案［M］.北京：中国中医药出版社，
1997.

［12］吉常宏，吉发涵.古人名字解诂［M］.北京：语文出版社，2003.

［13］金·刘完素著；孙洽熙整理.素问病机气宜保命集［M］.北京：人民
卫生出版社，2005.

［14］明·江瓘著；苏礼等整理.名医类案［M］.北京：人民卫生出版社，
2005.

［15］明·赵献可著；郭君双整理.医贯［M］.北京：人民卫生出版社，
2005.

［16］清·林珮琴著；李德新整理.类证治裁［M］.北京：人民卫生出版社，
2005.

［17］明·武之望著；李明廉整理.济阴纲目［M］.北京：人民卫生出版社，
2006.

［18］清·李用粹著；竹剑平整理.证治汇补［M］.北京：人民卫生出版社，2006.

［19］清·沈金鳌著；田思胜整理.杂病源流犀烛［M］.北京：人民卫生出版社，2006.

［20］清·程国彭著；田代华整理.医学心悟［M］.北京：人民卫生出版社，2006.

［21］宋·陈自明著；盛维忠点校.外科精要［M］.北京：中国中医药出版社，2007.

［22］清·周学海著；闫志安，周鸿艳校注.读医随笔［M］.北京：中国中医药出版社，2007.

［23］明·李中梓辑注；胡晓峰整理.内经知要［M］.北京：人民卫生出版社，2007.

［24］清·徐大椿著；万芳整理.医学源流论［M］.北京：人民卫生出版社，2007.

［25］明·李东阳等著；明·申时行等重修.大明会典［M］.扬州：广陵书社，2007.

［26］元·朱震亨著；田思胜校注.丹溪心法［M］.北京：中国中医药出版社，2008.

［27］明·孙一奎著；张玉才校注.医旨绪余［M］.北京：中国中医药出版社，2009.

［28］明·王伦著；明·薛己注；孙迎春点校.明医杂著［M］.北京：学苑出版社，2010.

［29］明·吴崑校注；孙国中，方向红点校.黄帝内经素问吴注［M］.北京：学苑出版社，2012.

［30］明·薛己著；中玮红点校.内科摘要［M］.北京：中国医药科技出版

社，2012.

［31］明·薛己著.校注妇人良方［M］.太原：山西科学技术出版社，2012.

［32］明·张景岳著；王大淳等点校.景岳全书［M］.杭州：浙江古籍出版社，2013.

［33］明·薛己著；邸若虹点校.保婴撮要［M］.北京：中国医药科技出版社，2014.

［34］韩交信.明代薛立斋著"口齿类要"中的口齿科的齿痛［J］.上海中医药杂志，1958，6：32-34.

［35］沈仲圭.薛己临床经验简述［J］.江苏中医，1962，（3）：31-33.

［36］魏稼.薛立斋的针灸学成就探略［J］.江西医药，1963，（5）：22-24.

［37］蔡蒙.脾胃与肾命——薛己脾肾学说及骨科临证运用［J］.新中医，1978，（4）：1-5.

［38］施杞，石印玉，石幼山，等.论《正体类要》的学术思想［J］，上海中医药杂志，1980，（3）：38-39.

［39］张志远.明代温补三家传［J］.山东中医学院学报，1982，6（4）：46-53.

［40］王咪咪.浅析《妇人大全良方》与《校注妇人良方》之异同［J］.湖北中医杂志，1984，（5）：36-37.

［41］赵石麟.麻风病专书《解围元薮》《疠疡机要》《疯门全书》的学术成就［J］.山西中医，1984，5（11）：31-32.

［42］王道瑞.薛氏父子对儿科的贡献［J］.青海医学院学报，1984，（7）：76-80.

［43］王维佳.《正体类要》治肝法探述［J］.浙江中医学院学报.1986，10（3）：29-30.

［44］徐宜厚.学习薛己用小柴胡汤治疗皮肤病的体会［J］.中医杂志，1987，（1）：69.

［45］李玉玲.薛己对儿科学的贡献［J］.北京中医杂志，1987，（3）：15-16.

［46］胡剑北.《校注妇人良方》的因时诊治经验探讨［J］.山西中医，1987，8（6）：7-8.

［47］李玉玲.薛己温补方法探析［J］.中医杂志，1987，（9）：57-58.

［48］陈代斌.《保婴撮要》学术梗概［J］.山西中医，1988，4（1）：40-41.

［49］谭国俊.薛己对外科发展之贡献［J］.浙江中医学院学报，1988，12（1）：34-36.

［50］钱宗悫.从《正体类要》看薛己骨伤科学术思想［J］.广西中医药，1988，11（1）：22-23.

［51］鲁兆麟.薛己医案选析［J］.北京中医杂志，1988，（4）：59-60.

［52］周启俊，曹日隆.从《保婴撮要》看中医儿伤科学［J］.中国中医骨伤科杂志，1989，5（2）：41-43.

［53］朱炳林.薛己用补中益气的经验［J］.中医药学报，1989，（3）：26-28.

［54］曾琼清，韦以宗.《正体类要》对骨伤科的贡献［J］，中国中医骨伤科杂志，1989，5（4）：38-39.

［55］姜春华编著，姜光华整理.历代中医学家评析［M］.上海：上海科学技术出版社，1989.

［56］梅梦英.浅析薛、李二氏的化源论［J］.江中医学院学报，1991，（1）：6-7.

［57］李凡成.薛己喉科学术思想述略［J］.湖南中医学院学报，1991，11（1）：5-6.

［58］来雅婷.《校注妇人良方》并不迥同《妇人良方》［J］.中医药学报，1991，（4）：4.

［59］罗冬青.谈《口齿类要·口疮》篇一得［J］.山东中医杂志，1991，16（4）：13.

［60］唐学游.浅谈《校注妇人良方》的情志致病［J］.江西中医学院学报，1992，4（1）：21-23.

［61］杨义靖，班秀文，韦贵康，等.从《正体类要》看薛己的伤科学术思想［J］,中医正骨，1992，（4）：31.

［62］董兴武，刘惠.《内科摘要》学术思想浅析［J］.陕西中医函授，1992，（5）：43-45.

［63］陈熙甫.阴阳之橐籥生化之本源——薛己滋化源论治探析［J］.上海中医药杂志，1993，（2）：42-44.

［64］孙万森.薛己运用补中益气汤治疗妇科疾病初探［J］.中医药研究，1993，（3）：35-36.

［65］刘炜宏.《薛氏医案》中的灸与熨法［J］.中国针灸，1993，（4）：43-45.

［66］杨继军，董进洲.薛立斋灸治疮疡的学术特色［J］.上海针灸杂志，1994，13（1）:36-37.

［67］杨友发.《正体类要》脏腑内治特色探讨［J］.中医正骨，1994，6（4）：40.

［68］曹仁和.论薛己的整体疗伤观［J］.南京中医学院学报,1994,10（4）：6-8.

［69］杨卓寅.《妇人大全良方》与《校注妇人良方》［J］.江西中医药，1994，25（5）：2.

［70］孙田华，张玉芳，李雁.《薛氏医案》煮散次用量考［J］.中医药研究，1994，（6）：1.

［71］长青.薛己［J］.山西中医，1994，（6）：40.

［72］钱会南.薛立斋血证论治特色探析［J］.上海中医药杂志,1994,（8）:
28-30.

［73］龚金莲.《口齿类要》辨证论治精华浅探［J］.湖南中医学院学报,
1995,15（1）: 9-10.

［74］余景茂.薛铠与薛己儿科学术特点探讨［J］.浙江中医杂志,1996,
（1）: 32.

［75］张云杰,刘淑娟.薛己诊治疮疡病浅析［J］.四川中医,1996,14
（5）: 6.

［76］李禾,黄枫.从《正体类要》看薛己的治伤用药特点［J］.广州中医
药大学学报,1996,13（3-4）: 94-96.

［77］张树生,王芝兰.百病食疗奇验大观［M］.北京:中医古籍出版社,
1996.

［78］赵玲娣.《校注妇人良方》外治特色［J］.四川中医,1997,15（5）:
2-3.

［79］顼祺.论薛己对《内经》治则学说的发挥［J］.山西中医,1997,13(5):
1-3.

［80］张桂荣.薛己治疗口腔疾病探析［J］.中医杂志,1997,38（10）:
634-635.

［81］刘进虎.薛己朝夕分补法在小儿肾病综合征治疗中的引申应用［J］.
中国中医药信息杂志,2000,7（12）: 15.

［82］陈潮祖,中医治法与方剂［M］.4版,北京:人民卫生出版社,
2000.

［83］孙广仁,中医基础理论难点解析［M］.北京:中国中医药出版社,
2001.

［84］周宝宽,李德新.薛己补中益气汤抗疲劳作用评析［J］.中医药学刊,

2003，21（5）：707–710.

［85］王新智.薛己妇科学术特点探析［J］.中国中医基础医学杂志，2005，11（2）：156–160.

［86］韩向东，赵莉.薛己《内科摘要》学术思想探析［J］.辽宁中医学院学报，2005，7（4）：351–353.

［87］杨殿兴，罗良娟，邓宜恩，等.四川名家经方实验录［M］.北京：化学工业出版社，2006.

［88］胡菊英.浅议明代医家薛己调治妇科病临床特色［J］.山西中医学院学报，2006，7（2）：3–4.

［89］黄晓红，许文忠.薛立斋治疗足三阴虚损的组方思想初探［J］.北京中医药大学学报，2006，29（8）：523–529.

［90］袁久林，黄燕.薛氏父子儿科学思想探析［C］.中华中医药学会第九届中医医史文献学术研讨会论文集萃，2006，（8）：364–368.

［91］尹燕，张婷婷.《校注妇人良方》对外治法应用与发展的贡献［J］.陕西中医，2007，28（3）：366–367.

［92］费振钟.江南女科及薛己在明清的文化潜影［J］.苏州中医，2007，（6）：70–74.

［93］刘乾亮，余文景，曾一林.薛己运用小柴胡汤内治伤科疾病初探［J］.时珍国医国药，2007，18（7）：1759.

［94］王晓春.从《正体类要》初窥中医骨伤科诊疗思路［J］.中华中医药学刊，2007，25（10）：2179–2180.

［95］姜燕.《女科撮要》运用补中益气汤评析［J］.陕西中医，2008，24（1）：43–44.

［96］王和融.薛己论中风病因探要［J］.中国中医急症，2008，12（4）：355–356.

［97］焦丽娜，秦玉龙.薛己辨治心腹痛证经验［J］.江西中医药，2008，
　　　39（4）：21-23.

［98］焦丽娜，秦玉龙.薛己《内科摘要》治脱发医案考释［J］.实用中医
　　　内科杂志，2008，22（5）：13.

［99］江玉，和中浚，周兴兰等.薛立斋外科学术成就与特色［J］.四川中
　　　医，2009，27（4）：40-42.

［100］袁铄慧，童培建.从《正体类要》探讨膝骨性关节炎的脏腑内治思
　　　　路［J］.甘肃中医，2009，22（4）：14-15.

［101］张慧，陈贻廷.薛己对足三阴虚损认识浅析［D］.福建中医学院，
　　　　2009.

［102］李乃民，贾丹兵，张永丰.薛己在《内科摘要》中用补中益气汤治
　　　　疗疲劳病证的探析［C］.中国中西医结合学会诊断专业委员会2009
　　　　年会论文集，2009.

［103］李刚.《口齿类要》对口齿科的记载［J］.中国实用口腔科杂志，
　　　　2009，2（11）：702.

［104］王哲，杨晓娜，刘瑞芬.《校注妇人良方》相关不孕证的论述与理解
　　　　［J］.天津中医药，2010，27（1）：30-31.

［105］赵艳.薛己论治痄腮特色浅析［J］.陕西中医学院学报，2011，34（2）：
　　　　22-23.

［106］盛维忠.薛立斋医学全书·薛立斋医学学术思想研究［M］.北京：
　　　　中国中医药出版社，2011.

［107］李成文，刘桂荣，李建生.易水学派薛己辨治内伤咳嗽特色［J］.中
　　　　医药学报，2012，40（1）：4-6.

［108］刘桂荣，李成文.易水学派薛己从体质灵活论治内科咳嗽［J］.中医
　　　　药信息，2012，29（2）：1-3.

［109］石瑛，詹红生.从《正体类要》看石印玉教授治伤思路［J］.同济大学学报（医学报），2012，32（2）：122-124.

［110］李成文，刘桂荣，姚文轩.薛己补中益气汤治疗咳嗽经验［J］.河南中医，2012，32（3）：293-295.

［111］刘非，刘桂荣.薛己从脾胃论治外感咳嗽之医案浅析［J］.世界中西医结合杂志，2012，7（3）：187.

［112］柯岗，张洪亮.六味玄机［J］.新疆中医药，2012，24（3）：55-56.

［113］刘桂荣，李成文，姚文轩.薛己应用补中益气汤的经验［J］.河南中医，2012，32（4）：429-430.

［114］刘非，刘桂荣.薛己《内科摘要》医案研究［D］.济南：山东中医药大学，2012.

［115］郝福明，李元奎.薛己外科托法学术特色分析［J］.中华中医药学刊，2012，28（6）：1283-1284.

［116］姚文轩，刘桂荣.薛己运用八味丸温补命门考辨［J］.四川中医，2012，30（7）：26-27.

［117］周南阳，杨洪萍，赵虹，等.略论陈自明、朱丹溪、薛己、陈实功辨治乳岩的经验［J］.四川中医，2012，30（7）：22-24.

［118］姚文轩.薛己运用峻剂猛药治疗疑难杂症之医案荟萃［J］.四川中医，2012，30（9）：19-21.

［119］姚文轩，刘桂荣.薛己不药而愈的医案分析［J］.四川中医，2012，30（10）：22-23.

［120］陆海峰，王勇，李晓寅，等.从《女科撮要》看薛己的妇产科学术特点［J］.浙江中医药大学学报，2012，32（10）：1071-1073.

［121］王培荣，江蓉星，王翠平，等.论《保婴撮要》对中医小儿伤科的贡献［J］.浙江中医药大学学报，2012，12（14）：43-44.

[122] 张志斌. 明《食物本草》作者及成书考 [J]. 中医杂志, 2012, 53(18): 1588–1591.

[123] 王勇, 俞欣玮.《女科撮要》学术思想浅析 [J]. 内蒙古中医药, 2013, 30(10): 116.

## 汉晋唐医家（6名）

张仲景　王叔和　皇甫谧　杨上善　孙思邈　王　冰

## 宋金元医家（18名）

钱　乙　成无己　许叔微　刘　昉　刘完素　张元素

陈无择　张子和　李东垣　陈自明　严用和　王好古

杨士瀛　罗天益　王　珪　危亦林　朱丹溪　滑　寿

## 明代医家（25名）

楼　英　戴思恭　王　履　刘　纯　虞　抟　王　纶

汪　机　马　莳　薛　己　万密斋　周慎斋　李时珍

徐春甫　李　梴　龚廷贤　杨继洲　孙一奎　缪希雍

王肯堂　武之望　吴　崑　陈实功　张景岳　吴有性

李中梓

## 清代医家（46名）

喻　昌　傅　山　汪　昂　张志聪　张　璐　陈士铎

冯兆张　薛　雪　程国彭　李用粹　叶天士　王维德

王清任　柯　琴　尤在泾　徐灵胎　何梦瑶　吴　澄

黄庭镜　黄元御　顾世澄　高士宗　沈金鳌　赵学敏

黄宫绣　郑梅涧　俞根初　陈修园　高秉钧　吴鞠通

林佩琴　章虚谷　邹　澍　王旭高　费伯雄　吴师机

王孟英　石寿棠　陆懋修　马培之　郑钦安　雷　丰

柳宝诒　张聿青　唐容川　周学海

## 民国医家（7名）

张锡纯　何廉臣　陈伯坛　丁甘仁　曹颖甫　张山雷

恽铁樵